마음 졸이는 엄마를 위한 똑똑한 한방소아과

잘 아파야 건강한 아이

※ 이 도서의 국립중앙도서관 출판시도서목록(CIP)은 서지정보유통지원시스템 홈페이지(http://seoji.nl.go.kr)와
국가자료공동목록(http://www.nl.go.kr/kolisnet)에서 이용하실 수 있습니다.
(CIP제어번호: CIP2017004264)

잘 아파야 건강한 아이

마음 졸이는 엄마를 위한 똑똑한 한방소아과

잘 아파야
건강한 아이

최민형 지음

베가북스
VegaBooks

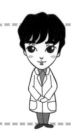

모던한의사

생활이 변하면 한의학도 변해야 합니다.
모던한의사는 현대적인 최신 한의학을 바탕으로
우리 아이를 위한 건강한 생각을 전합니다.

우리 아이가 아프면 많이 걱정되시죠?

잘 있던 아이가 열이 나고 콧물과 기침으로 잠을 못 자면 부모님은 걱정으로 불안한 밤을 보내곤 합니다. 인터넷에는 정보가 넘치는데 어떤 말이 맞는지 모르겠고, 병원은 많은데 가는 곳마다 말이 다릅니다. 모두들 항생제를 줄여야 한다지만, 병원에서는 여전히 항생제를 처방합니다. 항생제를 줄이기 위해 한의원이라도 가면 비싼 한약을 권해 부담도 되고요. 불필요한 약을 줄이고 싶지만, 막상 아이에게 문제가 생길까 고민하다가 결국 약을 먹이게 됩니다.

하지만 약을 먹은 우리 아이들이 더 건강해졌을까요? 그렇지 않습니다. 항생제 내성의 위험은 심각할 정도로 높아졌고, 아이들은 여전히 많이 아픕니다. 무엇이 문제일까요? 근본적인 원인은 우리나라의 의료 현실에 있습니다. 지금은 양심적인 의료인이 점점 늘고 있지만, 아직도 많은 병원이 부모님의 불안을 키우고, 심지어 불안한 마음을 부추겨 불필요한 치료를 권하기도 합니다. 우리 아이에게 꼭 필요한 약만 먹게 하고, 건강한 면역력을 키우려면 어떻게 해야 할까요?

변화의 포인트는 '불안한 마음'입니다.

우리 아이가 건강하게 자라기 위해서는 불안과 걱정을 크게 줄여야 합니다. 아이가 아프면 당연히 불안한 마음이 드는 게 부모님입니다. 하지만 안타깝게도 주변에는 부모님의 불안을 자극하는 유혹이 가득하고, 그 끝은 불필요한 약과 치료인 경우가 많습니다. 아이와 부모님에게 정말 필요한 것은 불안에 이끌려 어쩔 수 없이 먹는 불필요한 약물이 아니라 아이가 괜찮다는 안심입니다. 우리 아이가 괜찮다는 말, 요즘 병원에서는 듣기 힘든 이야기입니다. 가벼운 콧물로 병원에 가면 불안이 줄기보다 약이라는 혹을 더 붙이고 오는 경우가 많습니다. 이 책은 바로 부모님의 불안을 줄이기 위한 책입니다. 우리 아이가 괜찮다는 확신이 들면 불필요한 약물 복용은 저절로 줄어듭니다. 불안한 마음이 없어지면 아이의 건강과 면역력을 길게 보고 설계할 수 있습니다.

아이가 아픈 모습은 단순히 아이를 힘들게 하는 시간이 아니라, 우리 아이가 건강한 면역력을 배워가는 중요한 과정입니다. 우리 아이의 면역력이 성장하는 큰 흐름을 이해하면, 아이가 아플 때마다 언제 나을지 전전긍긍하며 끌려다니지 않고, 여유 있는 마음으로 길게 바라보고 아이의 면역력을 이끌어갈 수 있습니다. 지금까지 아이가 아플 때 인터넷을 검색하고, 여러 병원에 다니면서 누구 말이 맞는지, 어떤 결정을 내려야 하는지 중심을 잡지 못했다면, 이제는 이 책을 펼칠 때입니다. 〈잘 아파야 건강한 아이〉는 우리 아이의 건강을 위해 가장 믿을 수 있는 의학 정보를 담았습니다.

〈잘 아파야 건강한 아이〉는 부모님의 불안과 걱정을 없애고, 아이의 건강한 면역력을 키울 수 있는 건강한 생각을 알려드립니다. 건강한 생각의 출발은 면역력에 대한 이해입니다. 면역력은 우리 아이의 건강에서 가장 중요한 부분이지만, 막연하게 알고 있습니다. 그러나 면역력을 이해하면 우리 아이가 왜 아픈지 알고 걱정을 줄일 수 있습니다. 예를 들어, 열을 이해하면 열이 날 때 해열제를 찾지 않게 됩니다. 콧물을 이해하면 항생제를 찾지 않게 됩니다. 이렇게 아이의 면역력을 이해하면 불안한 마음이 줄고, 그만큼 불필요한 약물을 줄일 수 있습니다.

면역력을 정확히 이해하기 위해 정확하고 신뢰할 수 있는 전문 의학 정보를 바탕으로 쓰고, 수많은 최신 서양 의학 연구 자료와 전통적인 한의학의 관점을 종합해 우리 아이에게 가장 도움이 되는 정보를 망라했습니다.

우리 아이의 건강한 면역력 성장은 불안을 줄이는 생각의 변화에서 시작합니다. 그 변화를 모던한의사가 〈잘 아파야 건강한 아이〉와 함께 만들어 드립니다. 가장 중요한 우리 아이의 건강이기에 한 번 더 고민하고, 더욱 신중하게 썼습니다. 이 책이 오늘도 우리 아이를 위해 고민하는 부모님들께 위로와 용기가 되기를 바랍니다.

2017년 3월,
한방소아과 전문의 최민형

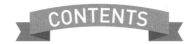

CONTENTS

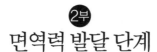

③부
면역력! 실전 활용하기

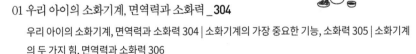

5장 소화기계 면역력, 잘 먹고 잘 크자 _ 303

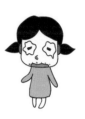

1부

면역력!
넌 누구니?

면역력은 아이가 자라는 동안 늘 따라다니는 걱정 거리입니다. 우리 아이의 면역력은 어떤가요? 어떻 게 해야 면역력이 발달한 건강한 아이로 키울 수 있 을까요?

1장

건강하게 자랄
우리 아이 면역력

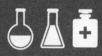

01

우리 아이 면역력,
지금 건강한가요?

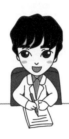

우리 아이의 건강에서 가장 중요한 것이 면역력입니다.

많은 엄마가 아이의 감기나 비염, 열이나 아토피 증상이 나타나면 면역력이 제대로 발달했는지 걱정합니다. 무작정 항생제만 믿을 수도 없지요. 면역력은 아이가 자라는 동안 늘 따라다니는 걱정거리입니다. 우리 아이의 면역력은 어떤가요? 어떻게 해야 면역력이 발달한 건강한 아이로 키울 수 있을까요? 해답은 아주 가까운 곳에 있습니다.

바로 '아이'입니다.

어른과 달리 아이의 면역력은 아프면서 쑥쑥 성장합니다. 아이와 함께 자라는 것이지요. 아이는 스스로 건강한 면역력을 키워나갈 힘이 있습니다. 엄마의 역할은 아이의 면역력이 건강하게 자라도록 방향을 잡아주고, 불필요한 약물을 줄이면서 응원하는 것입니다.

하지만 쉬운 일이 아닙니다. 엄마라면 누구나 항생제 사용을 줄이고 건강한 아이로 키워내고 싶지요. 하지만 막상 아이가 아플 때 약을 사용하지 않으면 오히려 더 큰 일이 날까 걱정과 불안이 앞섭니다. 이제 모던한의사가 엄마를 도와드립니다.

지금은 면역력이 약하고 자주 아프더라도 아이에게는 분명 건강한 면역력을 키우는 능력이 있습니다. 아이의 면역력이 건강하게 자라는 길. 앞으로 모던한의사가 알려드릴 내용입니다. 아이의 면역력이 어떻게 자라는지 살펴보고, 우리 아이의 상태를 파악해 바르게 대처한다면 아이와 면역력이 모두 건강하게 자랄 수 있습니다.

02

잘 아파야
건강해진다

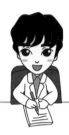

엄마는 모두 아이가 아프면 내 잘못인 것만 같습니다. 어떻게든 빨리 낫게 해주고 싶은 마음에 감기약과 항생제를 먹이고, 차도가 없으면 어떻게 해야 할지 몰라 밤이 늦어도 응급실로 달려갑니다. 한숨도 못 자고 온 밤을 걱정 으로 지새우곤 하지요. 아이를 키우는 부모라면 누구나 겪는 일이지요.

그러나 아이가 아픈 것은 엄마의 잘못이 아닙니다. 아이의 면역력은 아직 자라는 중이거든요. 오히려 아파야 질병과 싸우는 법을 알고 더 강해지는 것 이 아이의 몸이고, 아이의 면역력입니다.

이제 막 바깥세상을 경험하기 시작한 어린 면역력은 감기를 어떻게 이겨 내야 하는지, 장염과 독감, 수족구병과 어떻게 싸워야 하는지 전혀 알지 못합 니다. 그래서 아이는 아프기 시작하면 자주, 심하게, 오래 아픕니다. 그리고 이것은 아주 자연스러운 성장 과정입니다.

아이는 아프면서 더 건강해집니다.

아이의 몸은 열을 내 병균과 싸우면서 나중에 열을 내지 않고도 병균을 이기는 방법을 배우지요. 콧물과 기침으로 감기를 물리치고, 설사를 하면서 장염을 이기는 방법을 배우는 것입니다. 한 번도 아프지 않은 아이는 병을 이기는 방법을 모릅니다.

이제 우리 아이의 건강한 면역력을 위해서 '아프다'는 것을 다르게 봐야 합니다. 아이가 아프다는 건 '건강해지는 과정'으로 말이지요. 그러나 면역이 자라는 '잘 아프다'는 것이 아플 때 내버려 두거나 더 심하게 아파야 한다는 건 아닙니다.

잘 아프다는 것은 효율적으로 아프다는 의미입니다. 불필요한 약물의 사용을 줄이고 면역체계가 잘 작동하도록 도와주면 건강한 면역력을 키울 수 있다는 것입니다. 앞으로 모던한의사가 해드릴 이야기는 아이가 효율적으로 잘 아프면서 건강한 면역력을 키울 수 있도록 돕는 건강한 생각입니다.

03

필요한 약은 제대로 쓰고,
불필요한 약을 줄이자

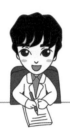

약이 아이에게 독이 아니라 약이 되기 위해서는, 약이 필요한 때가 언제인지 정확히 알아야 합니다. 아이가 아플 때 불안한 마음에 약을 찾는 생각을 줄이고, 꼭 필요할 때에만 영리하게 약을 사용해야 합니다. 약은 양약이나 한약 어느 한 분야에 치우치지 않고, 전문의와 상담을 통해 아이에게 가장 도움이 되는 것을 선택해야 하지요.

양약은 아픈 증상을 덜어주는 장점이, 한약은 몸에 부족한 기능을 더해주는 장점이 있습니다. 서양 의학과 한의학 양쪽의 장점을 균형 있고 현명하게 활용한다면 우리 아이의 면역력은 더욱 건강하게 성장할 수 있습니다.

무엇보다 아이의 면역력이 건강해지려면 불필요한 약물의 사용을 줄여야 합니다. 우리 아이를 건강하게 만드는 것은 약이 아니라 면역력입니다. 면역력은 약보다 강합니다. 약에 의존하면 오히려 아이의 면역력이 더 약해지게 됩니다.

아이가 아플 때 약을 먹이지 않고 지켜보는 일이 쉽지는 않습니다. 그러나 이제는 달라져야 합니다. 약은 올바르게 사용하면 약이 되지만, 잘못 사용하면 독이 됩니다. 안타까운 마음에 먹이는 약 한 알이 아이의 면역력을 약하게 할 수 있습니다.

앞으로 모던한의사와 함께 필요한 약은 알맞게 사용하고, 불필요한 약의 사용을 줄이는 건강한 생각을 시작하기 바랍니다. 꼭 필요한 약은 적절히 쓰고, 불필요한 약은 줄이면서 약에 의존하지 않고 면역력을 건강하게 자라게 하는 방법이 있습니다.

약을 전혀 안 쓰는 것보다 잘 쓰는 방법이 중요합니다.

이제부터 우리 아이의 건강한 면역력을 키우는 건강한 생각을 본격적으로 시작합니다.

면역력은 우리 아이의 몸을 지키는 건강한 힘입니다. 아이의 튼튼한 면역력 키우기와 올바른 면역력 방향 잡기가 바로 우리 아이 건강 관리 목표이지요.

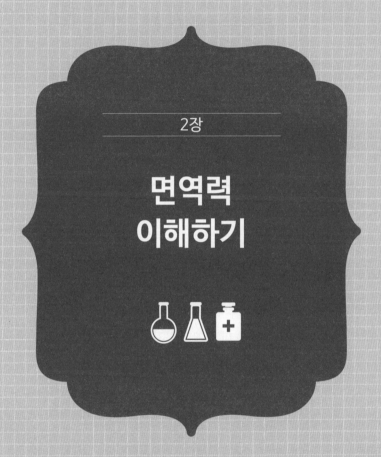

2장

면역력
이해하기

01

아이의 몸을 지키기 위한 힘, 면역력

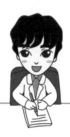

　면역력이 중요하다는 건 알지만, 정확히 어떤 작용을 하는지 살펴볼까요? 면역력은 우리와 함께 사는 수많은 세균, 바이러스 같은 외부 물질로부터 몸을 보호하는 작용을 합니다. 좀 더 쉽게 말하자면 '몸을 지키는 힘'이지요. 그래서 면역력이 떨어지면 몸속에 들어온 병균들을 물리치지 못해 아프게 됩니다. 우리 아이가 자주 감기에 걸리고 아픈 이유는 바로 몸을 지키는 면역력이 어른보다 약하기 때문입니다. 그래서 아이의 면역력을 키운다는 것은 아이의 몸이 병균으로부터 스스로 지키는 힘을 키운다는 의미입니다.

　아이의 면역력을 키우기 위해서는 약한 면역력을 강하게 해주는 것만이 아니라 면역력의 방향을 잘 잡아주는 것도 매우 중요합니다. 면역력이 약한 아이는 감기나 장염, 독감과 같은 감염성 질환에 걸리기 쉽고, 면역력의 방향이 틀어진 아이는 아토피, 비염, 천식과 같은 만성질환에 시달릴 수도 있습니다.

자, 이제 면역력이 무엇인지 이해가 되지요? 면역력은 우리 아이의 몸을 지키는 건강한 힘입니다. 아이의 튼튼한 면역력 키우기와 올바른 면역력 방향 잡기가 바로 우리 아이 건강 관리 목표입니다.

02

아프다?
면역력이 작용한다!

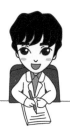

아이가 열이 나거나 콧물과 기침, 또는 설사를 하면 보통 나쁜 병균이 아이의 몸에 들어와 일으키는 작용이라고 생각하기 쉬운데요. 실제로는 그렇지 않습니다. 열과 콧물, 기침과 설사는 몸의 중요한 면역 작용입니다. 따라서 아이가 아프다는 것은 아이의 면역력이 잘 작용하고 있다는 표시이지요. 아이의 몸이 열을 내는 면역 작용을 통해 병균과 싸우고 있는데, 불안한 마음에 해열제를 먹인다면 어떻게 될까요? 오히려 아이 몸의 건강한 면역 작용을 없애는 것과 마찬가지입니다. 만약 아이에게 열이나 콧물, 기침, 설사 같은 무기가 없으면 아이는 몸에 침입한 바이러스와 세균을 이겨낼 수 없습니다. 뒤에서 자세하게 설명할 내용인데요. 실제로 의학적인 관점에서는 아이가 열이 날 때 무조건 해열제를 쓰도록 권하지 않습니다. 오히려 열을 두려워하지 말라고 하지요. 열이 곧 병균과 싸우는 아이의 무기이기 때문입니다.

열 뿐만이 아니라 감기로 기침을 하거나 장염으로 설사할 때에도 마찬가지입니다. 당장 기침을 멈추는 기침약이나 설사를 멈추는 지사제는 매우 신중하게 사용해야 합니다. 바로 이 점에서 아픈 아이를 바라보는 엄마의 생각 전환이 필요합니다. 병균과 싸우는 아이 몸의 면역 반응을 두려워하지 말고 잘 이용해야 하지요. 열과 콧물, 기침과 설사는 우리 아이가 몸을 지키기 위해 만드는 면역 작용인 것을 먼저 알아야 합니다. 물론 이런 면역 반응이 나타나면서 폐렴이나 뇌척수막염, 탈수와 같이 문제를 일으킬 수 있는 상황이 생길 수도 있습니다. 무작정 아픈 아이를 지켜보는 것도 좋은 것은 아니지요. 그래서 심각한 질환을 의심할 수 있는 신호가 어떤 것인지 함께 살펴보는 것입니다. 하지만 그 전에 먼저 아이가 아프다는 것은 면역력이 잘 작용하고 있다는 사실을 이해하고, 몸의 면역 작용인 열, 콧물, 기침, 그리고 설사에 대한 두려움을 줄이는 것이 필요합니다.

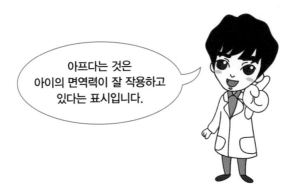

아프다는 것은 아이의 면역력이 잘 작용하고 있다는 표시입니다.

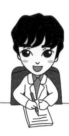

03

바깥 환경,
영리하게 넓혀가자

이번에는 시선을 돌려, 우리 아이의 면역력이 성장해가는 바깥 환경을 살펴볼까요? 면역력은 우리 몸의 바깥에 있는 바이러스, 세균과 같은 외부 물질로부터 우리 몸을 지키는 힘이라는 것! 기억하시죠? 우리 아이의 건강한 면역력을 키우기 위해서는, 바깥 환경에 대한 이해도 함께 필요합니다.

면역력이 함께 자라는 아이의 플레이그라운드

아무런 위험이 없는, 안전한 엄마의 뱃속에서 바깥세상으로 나온 아이는 그 순간부터 무서운 바깥 환경에 무방비 상태로 노출됩니다. 그런데 아이는 아직 자신을 지킬 면역력이라는 무기가 없습니다. 안타깝지만 면역력은 어느 순간 아이의 손에 쥐어지지 않습니다. 마치 게임에서 레벨을 올리듯 아이가 직접 병균과 싸워가며 조금씩 키우는 것이지요. 이때 아이가 면역력을 잘 키울 수 있도록 환경을 만들어줘야 하는데요. 처음에는 가벼운 적들을 통해 연습할 수 있도록 해야 합니다. 처음부터 너무 많거나 강한 적을 만나면 아이는 당연히 많이 아파하고 힘겨워 할 수밖에 없습니다. 다시 말해서 아이의 바깥 환경을 영리하게, 조금씩 넓혀 가야 합니다. 그런데 이렇게 중요한 시기에 엄마들이 간혹 하는 실수가 있습니다. 아이를 너무 싸매고 키우면서 바깥 환경에 노출을 차단하는 것입니다. 바깥 환경을 접하지 않는 아이는 당장 몸이 아프지 않아 걱정할 필요가 없지만, 아이에게 면역력이라는 무기를 함께 빼앗는 일이기도 합니다.

아이가 언제까지나 부모님의 통제에 있는 온실 속에서만 지낼 수는 없습니다. 아이는 점점 자라면서 어린이집에 가고, 학교에도 가야 합니다. 그런데 차근차근 면역력을 준비하지 못하고, 과잉보호 환경에서 자라 단체 생활을 시작한 아이들은 대부분 감기와 같은 감염성 질환을 달고 지냅니다. 실제로 아이들의 면역력 성장 과정에서 자주 볼 수 있는 모습이기도 합니다. 단체 생활을 하는 곳은 아이를 아프게 하는 병균이 있는 곳이지만, 앞으로 아이가 살아가야

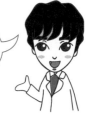

그래서 우리 아이의 바깥 환경, 부모가 영리하게 계획해야 합니다.

할 세상이기도 합니다. 아무런 준비 없이 맞닥뜨리는 것보다는 아이가 접할 바깥 환경을 영리하게 계획적으로 조금씩 넓혀가야 하지요. 바깥 환경을 어떻게 접하는지에 따라 병균은 무서운 괴물이 되기도 하고, 가벼운 연습 상대가 되기도 합니다.

더 넓은 세상, 단체 생활

면역력을 키우기 위한 바깥 환경에는 아이에게 매우 중요한 두 번의 환경이 있는데, 바로 어린이집과 같은 단체 생활과 초등학교 입학입니다. 아이의 바깥 환경은 어린이집과 같은 소규모의 단체 생활을 시작하며 조금씩 넓어지고, 초등학교에 가면서 더 크고 넓어집니다.

처음 어린이집에 가는 아이가 조금 아프더라도 가능하면 약물의 사용을 조금 줄여 아직 미숙한 아이의 면역력이 환경에 잘 적응할 수 있도록 도와줘야 합니다. 처음이라 조금은 힘든 과정이겠지만, 면역력이 조금씩 자라기 시작하는 단계입니다.

먼저 어린이집은 아이의 환경이 넓어지는 가장 중요한 변화입니다. 집 안에서만 지내던 아이가 처음으로 넓은 환경을 만나면 많이 아플 수 있습니다. 그래서 어린이집을 시작하기 전에 바깥 환경을 종종 접하고 아파보면서 기초 면역력을 먼저 만들어야 합니다. 그리고 어린이집을 다니면서 아프더라도, 건강한 면역력 성장을 위해 불필요한 약물의 사용을 줄여야 합니다. 어린이집은 아이의 면역력이 한 단계 성장하는 중요한 기회입니다.

아이의 몸은 소규모의 어린이집 단계를 지나 초등학교라는 더 넓은 환경을 접하면서 감기, 장염, 독감, 수족구병과 같은 감염 질환에 더 많이 노출됩니다. 그리고 학교와 학원을 오가는 바쁜 생활을 시작하면 기력과 컨디션이 떨어질 수 있지요. 그래서 전보다 감기에 한두 번 더 걸릴 수 있고, 괜찮았던 비염이 더 심해지기도 합니다. 아이가 학교생활을 시작한다는 건 전보다 조금 더 아플 수 있다는 뜻이기도 합니다.

하지만 아프다고 학교에 안 보낼 수는 없지요. 지금까지 거쳐왔던 과정과 마찬가지로 초등학교 시기를 건강하게 잘 보내면 고학년이 될수록 아이의 면역력은 차츰 완성 단계로 넘어가고, 잘 성장한 면역력을 바탕으로 아이의 꿈과 학업에 더 집중할 수 있게 됩니다.

아이의 바깥 환경이 커지면서 면역력이 성장하는 흐름을 잘 보셨나요? 우리 아이의 건강한 면역력을 위해서는 면역력의 성장 과정과 흐름을 미리 알고 조금씩 아이의 환경을 넓혀가야 합니다. 그래야 힘들지 않고 차근차근 면역력을 키워갈 수 있습니다. 그렇지 않으면 물장구도 치지 못하는 아이를 깊은 수영장에 밀어 넣는 우를 범할 수도 있습니다.

04
깨끗할수록
약해지는 면역력

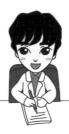

　우리 아이의 건강한 면역력을 위해서 알아두어야 할 생각의 전환이 한 가지 더 있습니다. 바로 세균입니다. 세균은 보통 우리 아이를 아프게 하는 원인으로 생각하지만, 사실 세균은 우리 몸에서 면역 작용을 도와주는 중요한 존재입니다.

　우리 몸에는 세포보다 훨씬 많은 수의 세균이 살고 있습니다. 아이의 피부나 코와 목 등은 물론 몸속 위장관에도 많은 세균이 살고 있지요. 그리고 이 세균들은 아이의 몸의 곳곳에서 중요한 면역 작용을 합니다.

　앞에서 면역력이 우리 몸의 바깥으로부터 몸을 지키는 힘이라고 했습니다. 몸 속 세균은 바깥 환경과의 경계가 되는 피부, 코, 목, 위장관에 살면서 외부의 병균들로부터 몸을 지키는 것이지요. 이런 작용은 사실 자신이 사는 곳을 지키려는 세균의 자기방어 작용이지만, 결과적으로 나쁜 병균으로부터 우리 몸을 지키는 효과를 가져오는 것입니다. 실제로 세균들이 없다면 정상적인 면역 작용이 이루어질 수 없을 정도로 우리 몸의 면역 작용에 중요한 역할을 하고 있습니다. 그래서 우리는 세균에 대한 관점을 바꿔야 합니다. 우리 몸에는 질병을 일으키는 나쁜 세균도 있지만, 도움을 주는 좋은 세균들이 훨씬 많다는 사실을 꼭 기억해두세요. 아이의 건강한 면역력을 위해서는 좋은 세균도 함께 키워야 합니다.

어떻게 해야 우리 몸에 좋은 세균을 키울 수 있는지 아직 의학적으로 명확하게 밝혀지지는 않았습니다. 세균의 수와 종류가 매우 광대하므로 우리 아이가 자라서 어른이 되고, 할아버지 할머니가 될 때까지 연구가 계속될지도 모르지요. 하지만 지금까지의 연구 결과를 바탕으로 아이의 몸에 좋은 세균을 더해줄 수 있는 몇 가지 유용한 방법들을 소개합니다.

자연분만과 모유 수유

아이는 엄마의 자궁에서부터 질을 통해 태어납니다. 이렇게 자연 분만으로 태어나는 아이는 산도를 통과하는 과정에서 엄마의 몸에 있는 좋은 세균을 물려받는 '세균 샤워'를 할 수 있지요. 자연분만이 중요한 이유가 바로 여기 있습니다. 이렇게 태어난 아이에게 그 다음으로 중요한 것이 모유 수유입니다. 아이가 먹는 모유는 아이의 성장 발달뿐 아니라, 몸 속에 좋은 세균들이 자리 잡기 위해서도 필요합니다.

하지만 반드시 자연분만이나 모유 수유를 해야 한다는 부담감과 책임감이나, 그러지 못한 죄책감을 느끼지 않아도 됩니다. 어떤 결정을 내리더라도 주어진 상황에서 최선의 결정을 하고, 그 결정에 따라 긍정적인 마음을 갖는 것이 더 중요하기 때문이지요. 제왕절개로 태어나 분유를 먹는 아이도 앞으로 바깥 환경과 접촉을 늘려감에 따라 출산 방법에 따른 면역력의 차이가 줄어들 수 있다고 합니다. 엄마의 세심한 관리가 아이의 면역력 성장을 좌우한다고 해도 과언이 아니지요.

너무 깨끗해도 문제

세상에 태어난 아이는 바깥 환경과의 만남을 통해서 조금씩, 그리고 끊임없이 세균을 받아들이게 됩니다. 하지만 엄마가 너무 깨끗이 키우려고 지나친 살균을 하면 아이가 받아들일 좋은 세균까지 받지 못하지요. 그러면 세균이 아닌 화학물질들만이 아이의 몸속에 쌓일 수 있습니다.

유산균보다 좋은 '골고루' 습관

몸에 좋은 세균에 대한 연구와 함께 좋은 세균을 더해주는 유산균 제품이 전 세계적으로 선풍적인 인기를 끌고 있습니다. 하지만 유산균보다 골고루 먹는 음식이나 엄마의 김치 한 조각이 아이의 면역력에는 더 도움이 됩니다. 유산균 제품은 보통 몇 가지의 세균과 세균의 먹이가 들어있는데요. 이렇게 인위적으로 만든 제품보다는 자연에서 그대로 만든 음식을 섭취하는 것이 우리 몸의 세균에 더 많은 도움이 됩니다. 음식에는 이미 다양한 종류의 좋은 세균들과 세균의 먹이가 조화롭게 구성되어 있습니다. 특히 잘 발효된 김치는 몸에 좋은 세균을 얻을 수 있는 가장 중요한 음식 중 하나입니다.

항생제는 조금만

항생제 사용은 위장관의 좋은 세균들에게 융단폭격과도 같습니다. 더구나 아이의 증상에 전혀 도움이 되지 않는 불필요한 항생제를 먹이면 한참 자라야 할 아이의 면역력에 해를 끼치게 되는 일입니다. 아픈 아이를 바라보는 엄마는 어쩔 수 없이 불안한 마음에 약을 먹이지만, 아이의 면역력에는 전혀 도움이 되지 않아 안타까울 때가 많습니다. 항생제는 꼭 필요한 만큼만 최소한으로 써야 하고, 조금씩 줄여나가야 합니다. 앞으로 항생제의 사용을 줄일 방법에 관해서 자세히 살펴볼 거에요.

05

면역력,
기다림의 미학

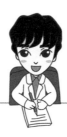

기다림

하루가 다르게 쑥쑥 크는 아이의 성장 발육처럼 면역력도 단숨에 성장한다면 얼마나 좋을까요? 하지만 면역력은 부모, 특히 엄마의 관심과 관리가 가장 중요한데요. 어렵지 않습니다. 아이의 건강한 면역력을 키우기 위해서, 아이를 믿고 기다리는 마음이 필요한 거지요.

아이의 면역력 단계가 한 단계씩 성장하기 위해서는 면역력 단계에 따라 보통 1~2년 정도의 시간이 필요합니다. 당장 면역력에 관한 건강한 생각을 하고, 불필요한 약의 사용을 줄인다고 해서 아이가 감기에 걸리지 않는 것은 아닙니다. 아이의 면역력이 성장하기 위해서는 지금과 같은 감기철을 앞으로 한두 번은 더 겪어야 하지요.

면역력 단계뿐만 아니라, 아이가 아플 때도 마찬가지입니다. 불필요한 해열제나 감기약, 항생제 사용을 줄이는 건강한 방법들을 살펴볼 텐데요. 아무리 건강한 생각으로 빈틈없이 무장한다고 해도, 막상 우리 아이가 아프면 엄마들은 끊임없이 약의 유혹을 참을 수 없게 됩니다. 이때의 가장 큰 포인트가 바로 기다림이지요.

엄마라면 면역력을 키워가는 아이의 몸을 믿어야 합니다. 벌써 수차례 강조했습니다. 우리 아이는 건강한 면역력을 키울 수 있는 건강한 힘이 있습니다. 아이를 믿고, 약의 사용을 줄이고, 기다려준 시간 동안 아이는 배우고 이겨내면서 건강한 면역력을 키워갈 수 있습니다.

자! 기다림의 중요성, 꼭 기억하세요!

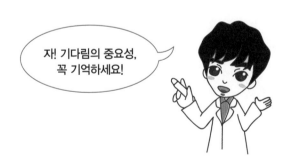

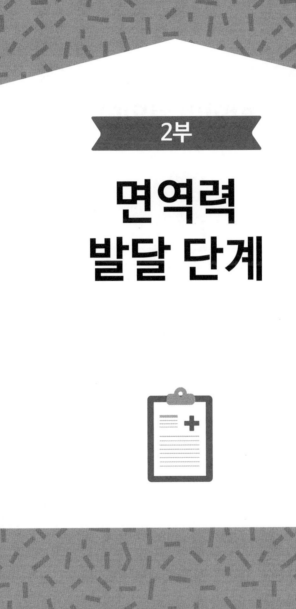

2부

면역력
발달 단계

01
면역력, 성장 흐름을 알면
방향이 보인다

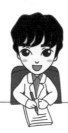

지금까지 면역력에 관해 간략하게 살펴봤습니다. 지금부터는 아이의 면역력 상태를 진단하고, 어떻게 하면 건강한 면역력을 키울 수 있는지 알아보겠습니다.

우리 아이 면역력은 약하다?

많은 부모님들이 아이의 면역력이 약하다고 합니다. 그리고 약한 면역력을 건강하게 키우기 위해서 이 책을 읽고 있지요. 하지만 아이의 면역력은 부모가 생각하는 것처럼 마냥 약한 것만은 아니랍니다. '면역력이 약하다'는 표현은 사실 모호한 표현이기도 합니다. 마치 "우리 아이가 공부를 못해요."라는 말과도 비슷한 느낌인데요. 공부를 말할 때 아이의 수준이 어느 정도인지, 또래에 비해 어느 정도에 있는지, 그리고 잘하는 부분과 뒤처진 부분이 무엇인지 알아야 성적을 올리는 방법을 찾을 수 있지요. 면역력도 공부와 마찬가지입니다. 우리 아이의 면역력이 또래의 다른 아이들보다 상대적으로 더 강하거나 더 약할 수도 있지요. 또 우리 아이가 열이 많은지, 중이염에 자주 걸리는지, 기침을 자주 하는지, 장이 약한지 등을 파악해야 면역력을 키우는 방법도 아이에게 맞게 할 수 있습니다. 아이의 면역력 상태를 먼저 파악하는 것이 중요하다는 것이지요.

그럼 아이의 면역력은 어떻게 판단할까요? 어렵지 않습니다. 일반적인 면역력 성장의 흐름을 바탕으로, 다음의 그림처럼 0단계부터 5단계까지 성장해가는 모습을 살펴보는 것입니다. 그리고 각각의 성장 단계마다 무엇을 중점적으로 관리해야 하는지 알아보면 되지요.

면역력 성장 단계별 흐름 _ 면역력 STEP 0~5

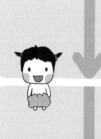

STEP 0 | 엄마가 지켜주는 6개월

출생 후부터 만 4~6개월까지
엄마에게 받은 면역력으로 잘 아프지 않는 시기

STEP 1 | 면역력 발달 시작

만 6개월부터 만 2세까지
감기, 장염, 수족구병과 같은 감염 질환에 쉽게 걸려 열이
자주 나고, 중이염과 모세기관지염을 걸리는 시기

STEP 2 | 기초 면역력 만들기

만 2세에서 만 3세까지
감기가 조금 줄지만 1~2달에 한 번, 2주 정도 지속
열이 조금 줄지만 아직은 열이 자주 나는 시기

STEP 3 | 면역력 방향 잡기

만 3세에서 만 6세까지
열과 감기가 줄어서, 2달에 1번, 10일~2주 정도 지속
비염으로 진행하지 않도록 관리해줘야 하는 시기

STEP 4 | 면역력 자리 잡기

만 6세에서 만 9세까지
감기는 환절기에 2~3번 정도, 7~10일 정도 지속
비염 아토피와 같은 만성 질환이 심해지는 시기

STEP 5 | 면역력 완성하기

만 9세에서 만 12세까지
감기는 1년 2~3번 정도 걸리고 1주일 정도 지속
어른 정도의 면역력으로 성장

02

우리 아이의
면역력 단계

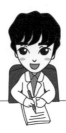

아이의 면역력이 성장하는 큰 흐름은 아래의 조건에 따라 판단할 수 있습니다.

> 감기와 같은 감염 질환의 빈도와 기간
>
> 아이의 연령
>
> 열이 나는 정도
>
> 비염 아토피와 같은 만성 질환의 상태

아픈 횟수와 기간으로 보는 면역력 단계

1~2개월에 한 번씩 아프다. 감기에 걸리면 2주 정도 지속하고 열이 자주

나는 편이다. → **면역력 2단계**

환절기에 두세 번 정도 아프다. 낫는 데 일주일이 걸리고, 열이 거의 나지 않는다. → **면역력 4단계**

연령으로 보는 면역력 성장 상태

만 3세 아이가 면역력 2단계라면 → 연령에 맞게 면역력도 잘 크고 있어요.

만 4세 아이가 면역력 4단계라면 → 또래보다 더 건강한 편이예요.

만 5세 아이가 면역력 2단계라면 → 또래보다 조금 약한 편이예요.

아플 때마다 열이 자주 난다면 면역력 1단계 또는 2단계입니다.

만 3세 이상인 아이인데 자주 열이 난다면, 아직 기초 면역력이 발달하지 못한 상태입니다.

한 달에 한 번 이상 열이 난다면 → **면역력 1단계**

두 달에 한 번 정도 열이 난다면 → **면역력 2단계**

만성 비염이라면 면역력 3단계 또는 4단계입니다.

만성 비염은 면역력의 방향이 틀어졌다는 표시입니다. 그래서 감기와 같은 급성 질환보다는 만성적으로 지속되는 증상으로 면역력 단계를 판단합니다.

만 4세 아이가 만성적인 비염 증상이 있다면 → **면역력 3단계**

만 7세 아이가 만성적인 비염 증상이 있다면 → **면역력 3단계**

만 9세 아이가 1년 내내 심각한 비염 증상이 있는 경우 → **면역력 3단계**

만 10세 아이가 가볍거나 중등도의 비염 증상이 있는 경우

→ **면역력 4단계**

아이들에 따라 면역력의 모습은 각기 다르므로 지금 아이의 면역력 상태가 단계별로 정확하게 맞지 않을 수도 있습니다. 감기에 걸리는 횟수는 많은데 열은 잘 안 날 수 있고, 두 달에 한 번 정도 감기에 걸리는데 2주 이상 길게 지속하는 아이들도 있습니다. 또 부모님이 볼때 비염과 아토피가 맞는지 명확한 구별하지 못할 수도 있지요. 아이의 면역력 상태를 파악하기 위해서는 정확한 진찰이 필요하지만, 지금은 면역력 성장의 큰 흐름을 이해하고, 우리 아이의 면역력이 어느 정도에 와 있는지 파악하면 충분합니다.

아토피는 감기나 비염 같은 호흡기계 면역력과는 다른 피부 면역력으로 분류합니다. 지금 살펴보는 면역력 단계는 먼저 호흡기계 면역력을 기준으로 하고, 피부 면역력은 뒤에서 따로 살펴봅니다.

03

면역력 0단계
엄마가 지켜주는 6개월

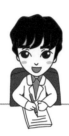

면역력 0단계 | 엄마가 지켜주는 6개월

01 출생 후부터 만 4~6개월까지

02 이 시기 아이는 잘 아프지 않아요.

03 면역력 성장을 위한 기초 체력을 키우자.

04 열을 주의깊게 관찰해야 하는 시기

05 약간의 콧물은 약을 사용하지 말자.

면역력 0단계의 **관리 포인트**	잘 아프지 않는 시기 본격적인 면역력 발달을 위한 기초 체력을 준비하자.

이 시기의 아이는 잘 아프지 않아요

아이가 태어나고 4~6개월까지는 엄마에게 물려받은 면역력이 남아 있는 시기입니다. 그래서 이 시기의 아이들은 잘 아프지 않습니다. 엄마의 면역력이 아이를 지켜주면서 본격적인 면역력 성장을 천천히 준비하는 단계입니다.

잘 먹고 잘 자면서 기초체력을 키우자

면역력 0단계 아이들의 건강에 가장 중요한 것은 건강한 생활 습관을 들이는 것입니다. 잘 먹고 잘 자면서 키와 체중이 쑥쑥 자라는 생활 방식은 본격적인 면역력 성장을 위한 기초 체력이 되지요.

아이의 첫 콧물, 면역력 성장의 첫 단추

아이가 자라면서 첫 감기, 첫 콧물을 겪는데요. 꼭 필요할 때는 약을 사용해야 하지만, 가벼운 콧물은 약을 사용하지 않고 지켜보는 것이 필요합니다. 아이의 몸은 콧물을 흘리면서 면역력이라는 무기를 사용해보는 첫 경험이기 때문입니다. 가벼운 콧물은 굳이 약을 먹지 않아도 저절로 좋아집니다. 아이는 이렇게 건강한 면역력 성장의 첫 출발을 시작합니다.

아이의 열을 주의 깊게 살펴보자

면역력 0단계 아이들의 열은 다른 시기보다 더 중요합니다. 열이 잘 나지 않지만, 열이 나면 폐렴이나 뇌척수막염, 요로감염과 같은 심각한 질환의 가능성도 있기 때문입니다. 그래서 3개월 미만의 아이가 38도 이상, 6개월 미만의 아이가 39도 이상일 때는 한밤이라도 즉시 응급실로 가야 합니다. 0단계 아이들에게 중요한 열은 4장에서 꼼꼼히 알아봅니다.

04

면역력 1단계
면역력 성장 시작하기

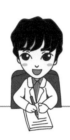

면역력 1단계 | 면역력 발달 START

01 만 6개월부터 만 2세까지

02 본격적인 면역력 발달 시작

03 이제부터는 아이가 쉽게 아파요.

04 열이 자주 나고 오래 지속되는 시기

05 중이염과 모세기관지염을 걸릴 수 있어요.

면역력 1단계의
관리 포인트

아이가 잘 아플 준비를 하자.
아이의 해열제는 꼭 필요할 때에만 사용하자.

아이가 잘 아플 준비를 하자

엄마에게 받은 면역력이 없어지면, 아이의 면역력은 이제 원점으로 돌아가 면역력 성장을 시작합니다. 그래서 면역력 1단계의 아이들은 쉽게 아픕니다. 열이 자주 나고, 감기와 장염에 자주 걸리며, 중이염과 모세기관지염에 걸리기도 하지요. 이 시기에는 아이가 아플 때 어떻게 대처하고, 어떻게 건강한 면역력을 키워야 하는지 준비하는 시기입니다.

면역력 성장이 시작하는 시기

면역력 1단계는 아프기 시작하면서 스스로 면역력을 키우는 시기입니다. 우리 아이가 건강한 면역력을 키워갈 수 있도록 엄마는 약물의 사용을 줄이고 아이의 몸이 스스로 이길 기회를 주세요.

열! 두려워하지 말고, 해열제는 꼭 필요할 때만

면역력 1단계의 아이들은 열이 많이 납니다. 보통 1~3일에서 길게는 1주일 이상 계속되기도 하는데요. 이 시기의 아이는 면역력이 약하기 때문에 사용할 수 있는 모든 무기를 사용해서 힘껏 싸우게 됩니다. 열이 자주 나고, 오래 지속되는 이유이기도 하지요. 하지만 걱정할 필요는 없습니다. 아이들은 열이라는 무기를 사용하면서 면역력이 성장할 수 있고, 이 과정을 통해 앞으로 열이 나지 않을 수 있습니다. 따라서 아이가 열이라는 면역 작용을 잘 배울 수 있도록 해열제는 꼭 필요할 때 사용해야 합니다.

아이의 바깥 환경, 조금씩 넓히기

아이의 면역력이 아직 미숙한 시기이므로, 새로운 바깥 환경에 노출되면 쉽게 아픕니다. 노출을 잘 조절해야 하는데요. 지나친 노출은 아이를 심하게 아프게 할 수 있고, 너무 노출을 꺼리면 아플 기회마저 없어 면역력 성장이 더딜 수 있지요. 이 시기에는 아이의 바깥 환경을 조금씩 넓혀주면서, 힘들지 않게 면역력을 키우는 연습이 필요합니다.

05

면역력 2단계
기초 면역력 만들기

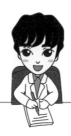

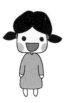

면역력 2단계 | 기초 면역력 만들기

01 만 2세부터 만 3세까지

02 기초 면역력을 완성하는 시기

03 매년 조금씩 아이가 덜 아파요.

04 한두 달에 1번은 아파요. 2주 정도 지속

05 열, 중이염, 모세기관지염이 많이 줄어요.

면역력 2단계의 **관리 포인트**	잘 아프면서 기초 면역력을 만드는 시기 면역력 성장을 방해하는 감기약과 항생제의 유혹을 이겨내자.

조금씩 배워가는 아이의 면역력

아무것도 모르던 아이의 면역력이 처음보다 조금씩 성장하는 시기입니다. 한 달에 한 번 정도 감기에 걸리고, 한 번 걸리면 2주 정도 지속합니다. 열이 전보다 줄지만, 그래도 많이 날 수 있습니다. 중이염도 많이 줄지만, 아이들에 따라 계속 앓을 수 있고, 모세기관지염은 거의 걸리지 않는 단계입니다.

감기약과 항생제의 유혹을 이겨내자

아직은 면역력 성장이 미숙해 많이 아플 시기입니다. 엄마들은 약을 사용할지 고민을 하지만, 감기약과 항생제는 꼭 필요할 때에만 신중하게 사용해야 합니다. 약을 먹지 않아도 아이가 스스로 잘 이겨낼 힘이 있고, 면역력이 건강하게 성장할 수 있습니다. 실제로 이 시기의 아이에게 감기약과 항생제는 대부분 효과가 없고, 부작용을 일으킬 수 있습니다.

아이의 기초 면역력을 만들자

아이들은 열과 콧물, 기침과 설사를 하면서 면역력을 사용하는 방법을 배웁니다. 그리고 이 과정을 통해 아이의 기초 면역력이 만들어지지요. 면역력 2단계에서 기초 면역력이 잘 만들어져야, 앞으로 아이의 면역력이 바르게 성장할 수 있습니다. 기초 면역력이 잘 만들어지지 않으면 면역력 3단계 이후 면역력 방향이 점차 틀어지게 되고, 비염이나 아토피와 같은 만성질환이 생길 수 있습니다.

아이의 면역력, 여유 있게 지켜보자

아이가 한두 해 동안 자주 아프고 병원을 자주 다니다 보면 아이의 면역력이 괜찮은지 걱정이 들게 마련입니다. 하지만 아이의 성장 과정에서 꼭 거쳐야 하는 단계입니다. 아이의 면역력은 단숨에 성장하지 않습니다. 항상 여유 있는 마음으로 일관성을 가지고 아이의 건강을 관리해주세요. 건강한 생각과 방법으로 쭉 밀고 나가면 아이의 면역력은 반드시 튼튼하게 자랍니다.

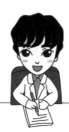

06

면역력 3단계
면역력 방향 잡기

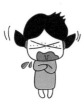

면역력 3단계 | 면역력 방향 잡기

01 만 3세부터 만 6세까지

02 면역력의 방향을 잡아줘야 하는 시기

03 이제부터는 아이의 비염 관리가 시작

04 두 달에 1번은 아파요. 10일~2주 지속

05 단체 생활을 시작하자.

면역력 3단계의 관리 포인트
기초 면역력을 바탕으로 면역력을 쑥쑥 키우자.
비염으로 진행하지 않도록 면역력의 방향을 잘 잡아주자.

면역력 방향이 정해지는 시기

1단계와 2단계까지 만들어진 기초 면역력은 앞으로 성장할 면역력의 뿌리가 됩니다. 뿌리가 튼튼하게 내렸다면 이제부터는 면역력의 방향을 잘 잡아서 쑥쑥 키워줘야 합니다. 기초 면역력이 잘 성장하지 못한 아이들은 면역력의 방향이 틀어져 비염과 같은 만성 질환으로 진행할 수도 있습니다.

기초 면역력으로 쑥쑥 자라는 아이의 면역력

지금까지 아이의 몸은 여러 번의 아픈 과정을 통해 면역력 사용법을 배웠습니다. 전보다 감기가 줄어서 두 달에 한 번 정도 아프고, 기간은 열흘에서 2주 정도 지속됩니다. 이제 아이의 열도 많이 줄어들고, 중이염도 잘 걸리지 않습니다. 이 시기는 잘 만들어진 기초 면역력을 바탕으로 면역력을 쑥쑥 키워 나가고, 아픈 빈도와 정도가 점점 줄어드는 시기입니다.

아이의 단체 생활

단체 생활은 가능하면 아이의 기초 면역력이 완성된 면역력 3단계 이후에 시작하는 것이 좋습니다. 기초 면역력이 완성되지 않은 너무 어린 시기의 아이의 몸은 아직 바깥 환경과 만날 준비가 되어 있지 않기 때문이지요. 하지만 워킹맘이라면 조금 일찍 놀이방에 보내야 하는 경우도 있지요. 만약 우리 아이가 조금 일찍 단체 생활을 시작해야 한다면 미리 바깥 환경에 조금씩 노출하고, 부족한 면역력을 미리 보충해야 합니다.

비염은 이제부터 시작

면역력 2단계까지는 코 증상이 오래 지속되더라도 만성적인 비염보다는 잦은 감기로 생각합니다. 하지만 기초 면역력이 부족한 아이는 면역력의 방향이 조금씩 틀어지면서 감기에 걸리지 않아도 코 증상이 오랫동안 지속되는 비염이 나타날 수 있습니다. 이런 아이들은 틀어진 면역력의 방향을 다시 바르게 잡아줘야 합니다.

07

면역력 4단계
면역력 자리 잡기

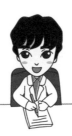

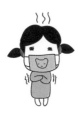

면역력 4단계 | 면역력 자리 잡기

01 만 6세부터 만 9세까지

02 면역력이 어느 정도 자리잡는 시기

03 비염 아토피가 진행하고 심해지는 시기

04 환절기에 2~3번은 아파요. 7~10일 지속

05 초등학교 생활에 적응하자.

면역력 4단계의
관리 포인트

초등학교 환경에 잘 적응하면서 면역력이 잘 자리
잡도록 도와주자.
틀어진 면역력의 방향은 바로 잡아주자.

면역력이 자리 잡거나 더 틀어지거나

지금까지 잘 성장한 면역력이 자리 잡는 시기입니다. 이 시기에는 아이가 아픈 횟수가 많이 줄어드는데요. 환절기에 두세 번 정도 감기에 걸리고, 7~10일 정도면 낫습니다. 그런데 면역력의 방향이 틀어진 아이는 비염이나 아토피 같은 만성 질환이 더 심해질 수 있고, 소화기계 기능이 부족한 아이는 체하고 탈이 나는 등 배가 아픈 증상이 자주 나타날 수 있습니다.

틀어진 면역력의 방향을 바로 잡자

만약 우리 아이의 면역력이 틀어졌다면 그 방향을 바로 잡아줘야 합니다. 아이의 면역력은 아직 성장하는 과정이기 때문에 조금만 관심을 두고 관리한다면 면역력이 바르게 성장할 수 있습니다. 아이에게 비염, 아토피 증상이 계속 나타나거나 소화기계 기능에 문제가 있는 경우, 그리고 다른 건강상의 문제가 생긴다면 아이의 면역력과 건강이 완성되기 전에 방향을 바로잡아주는 치료가 필요합니다.

한 번 틀어진 면역력은 다시 틀어질 수 있어

치료를 통해 틀어진 면역력의 방향을 바로 잡아주더라도 계절, 환경, 체력 부족 등으로 인해 증상이 심해지거나 방향이 틀어지는 경향이 있습니다. 비염 치료를 통해 증상이 호전되더라도 다음 환절기에 다시 증상이 심해지는 이유입니다. 면역력의 방향을 바로 잡아주는 치료는 아이의 면역력 상태에 따라 몇 차례 반복할 수 있습니다.

학교생활에 적응하자

초등학교는 아이의 바깥환경이 넓어지는 마지막 단계입니다. 지금까지는 많아야 수십 명의 환경이었다면, 이제부터는 수백 명의 환경으로 넓어집니다. 바깥 환경이 넓어진다는 것은 감염 질환에 노출되는 시간이 늘었다는 것입니다. 따라서 초등학교에 입학한 아이는 전보다 감기에 한두 번 정도 더 걸리고, 점차 좋아지던 비염도 다시 심해질 수 있습니다. 하지만 이 시기를 건강하게 잘 보내면 아이의 면역력은 넓어진 환경에 금방 적응하고, 한층 더 성장하면서 완성 단계로 넘어갑니다.

08

면역력 5단계
면역력 완성하기

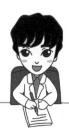

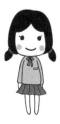

면역력 5단계 | 면역력 완성하기

- **01** 만 9세부터 만 12세까지
- **02** 면역력이 완성되는 시기
- **03** 면역력의 방향을 바로잡는 마지막 시기
- **04** 1년에 2~3번 아프고 1주일 정도 지속
- **05** 잘 만들어진 건강은 키 성장의 동력으로

면역력 5단계의
관리 포인트

면역력이 차츰 완성되고 이제는 건강을 기초로
꿈과 학업에 집중
면역력이 완성되기 전 틀어진 방향을 잡아주자.

아이의 면역력을 완성하자

지금까지 아이의 면역력이 건강하게 잘 자라왔다면 이제 완성 단계에 접어드는 시기입니다. 이 시기의 면역력은 이미 어른의 수준으로 올라온 상태이지요. 감기는 1년에 두세 번 정도 걸리고, 병원에 가지 않아도 일주일이면 금방 낫는 시기입니다. 면역력의 방향이 틀어진 아이라면 면역력이 완성되기 전 마지막으로 바로잡아야 하는 시기이기도 합니다.

잘 자란 면역력, 2차 성장 급진기의 성장 동력

아이의 면역력이 완성되는 초등학교 후반기는 대체로 2차 성장 급진기가 시작되는 시기입니다. 지금까지 아이의 면역력이 잘 성장했다면 아이의 몸이 어른이 되기 전 마지막 성장 단계로 넘어가는 것이지요. 이때 몸이 아프지 않고 건강해야 사춘기의 마지막 성장 급진기 동안 성장에 집중해서 키가 쑥쑥 자랄 수 있습니다.

완성된 건강을 바탕으로 꿈과 학업에 집중하자

지금까지는 아이의 면역력과 건강에 더 많은 관심을 가졌다면, 이제부터는 완성된 건강을 바탕으로 아이의 꿈과 학업에 더 신경 써야 하는 시기입니다. 아이가 체력적으로 튼튼하고 면역력이 건강해야 앞으로의 학업과 진로에 더 집중할 수 있습니다.

09

면역력,
우리 아이가 기준

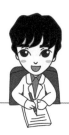

지금까지 우리 아이의 면역력이 성장하는 과정과 각각의 면역력 단계별로 특징들을 살펴보았습니다. 여기서 하나 기억해야 할 것이 있습니다. 면역력 단계는 우리 아이의 면역력을 더욱 쉽게 이해하기 위한 하나의 틀일 뿐이고, 이 틀에 우리 아이를 가둬서는 안 된다는 것이지요.

아이의 면역력 성장은 저마다의 건강과 체질에 따라 모두 다르게 나타납니다. 말이 늦게 트이고, 걸음도 늦게 걷는 아이들이 있는 것처럼 면역력이 조금 천천히 자라는 아이들도 있습니다. 신체적으로는 시기에 맞게 잘 자라는데, 초등학교에 갈 때까지 열이 많이 나거나 중이염에 걸리는 아이들도 있습니다. 또 피부가 예민해 첫돌부터 아토피 증세가 나타나거나 소화기계의 기능이 예민해 자주 토하고 탈이 나는 아이들도 있습니다.

지금까지 살펴본 면역력 단계는 단지 참고할 수 있는 일반적인 흐름일 뿐이고, 제각기 다른 아이의 성장과 발달처럼 면역력 성장도 항상 우리 아이가 기준입니다. 다른 아이와 다르고 조금 느리더라도 걱정할 필요가 없지요. 이제 우리 아이의 면역력을 건강하게 키워주는 구체적인 실전에 들어가 보겠습니다. 첫 출발은 우리 아이의 건강한 열 관리입니다.

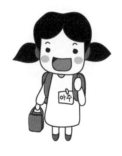

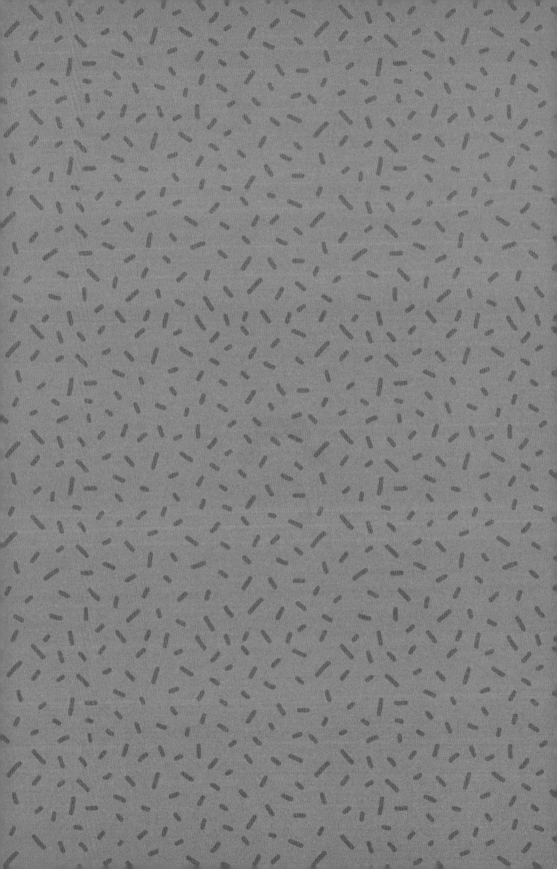

3부

면역력
실전 활용하기

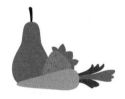

우리 아이의 건강한 면역력을 키우기 위해서는 열을 두려워하기보다는 오히려 이용해야 합니다. 열은 우리 몸의 건강한 면역 작용이기 때문입니다.

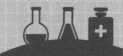

3부 1장

열!
두려워하지 말고
이용하자

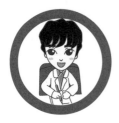

아이의 열,
두려워하지 말자

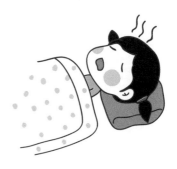

면역력이 건강하다는 증거, 열

열에 대한 건강한 생각을 이야기하기 전에 꼭 필요한 준비 과정이 있습니다. 먼저 열에 대한 두려움을 줄여야 합니다. 우리 아이에게 열이 나면 큰 일이 생길 것 같은 두려움 때문에 열이 조금만 올라도 해열제를 사용하고, 그래도 열이 내려가지 않으면 교차투여, 좌약, 해열 주사까지 사용해 기필코 열을 잡으려고 합니다. 하지만 열을 두려워할 필요는 없습니다. 우리 아이의 건강한 면역력을 키우기 위해서는 열을 두려워하기보다는 오히려 이용해야 합니다. 열은 우리 몸의 건강한 면역 작용이기 때문입니다.

앞에서도 살펴봤지만, 열은 해로운 작용이 아니라 병균을 이겨내기 위해 아이의 몸이 만드는 건강한 면역 작용입니다. 실제로 열이 나서 체온이 오르면 몸 속의 병균들의 복제와 성장이 억제됩니다. 그리고 병균을 이기는 아이 몸의 면역 작용이 계속 강화되면서 열의 원인인 병균을 더 잘 이길 수 있게 되지요.

결국 열은 나쁜 작용이 아니라 좋은 작용인 것입니다. 만약 열이 나야 하는 상황에서도 나지 않는다면 더 큰 문제입니다. 그런데 부모님이 병균을 물리치기 위해 만들어낸 아이의 열을 조급한 마음에 잠시도 지켜보지 못하고 해열제로 꺼버린다면 어떻게 될까요? 아이의 몸이 바이러스나 세균들과 제대로 싸울 수 없고, 면역력도 건강하게 성장할 수 없게 됩니다.

열은 뇌손상을 일으키지 않는다

또 한 가지 중요한 생각이 있습니다. 열은 아이에게 뇌손상을 일으키지 않습니다. 정말인지 의아해하는 분들도 있겠지만, 열이 아이의 뇌손상을 일으키지 않는다는 것은 이미 의학적으로 인정받은 사실입니다. 열의 원인이 무엇인지 알고, 물을 충분히 마신다면 열은 아이에게 아무런 문제를 일으키지 않습니다.

하지만 모든 열이 그렇다고 100% 장담할 수는 없습니다. 드물지만 열과 함께 심한 간질 증상을 동반하거나 열사병에 걸린다면 뇌에 영향을 줄 수도 있습니다. 하지만 매우 예외적인 상황이니까 크게 걱정하지 않아도 좋습니다. 간혹 아이의 심폐기능에 문제가 있거나 다른 기저 질환이 있는 경우에는 열에 대한 대처방법이 달라질 수 있는데요. 이런 경우라면 자주 다니는 병원의 의사 선생님과 상담이 필요합니다. 그러나 이런 예외적인 상황이 아닌 이상, 열은 아이에게 뇌손상이나 해로운 작용을 일으키지 않습니다.

해열제는 필요 없을까?

해열제를 복용하지 않아도 열은 저절로 떨어집니다. 아이의 몸에서 생긴 열은 병균을 이겨낼 만큼 충분히 난 후 자연스럽게 내려갑니다. 아이 몸의 면역력은 아직 미숙하기 때문에 병균과 싸우면서 오랫동안 열을 내기도 하지만, 그렇다고 해열제를 복용할 필요는 없습니다. 약을 먹지 않았다고 해서 열이 끝없이 올라가지도 않지요.

열은 아이 몸의 건강한 면역 작용
열은 아이에게 뇌손상을 일으키지 않아
열은 해열제를 복용하지 않아도 저절로 떨어져

아이의 열을
두려워하지
않아도
괜찮습니다.

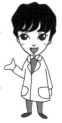

아이의 열은 해롭지 않은 우리 몸의 건강한 면역 작용이고, 해열제를 먹지 않아도 저절로 떨어진다면 이제 열을 두려워할 필요가 없지요.

열을 내며 배우는 면역력

열은 아이의 면역력이 약한 면역력 1단계와 2단계에서 주로 많이 나는데요. 이 시기에 열이 많이 나는 이유는 아이의 면역력이 미숙하기 때문입니다. 아직 병균과 싸우는 방법을 잘 모르는 것이지요. 결국 아이가 싸울 수 있는 모든 힘을 동원해서 있는 힘껏 이기려는 모습으로도 볼 수 있습니다. 열을 내보면서 아이의 몸은 열이라는 무기 사용법을 알게 되고, 필요할 때에만 효과적으로 쓰는 방법을 배우게 됩니다. 그리고 면역력이 차츰 성장하면서 열이 나는 빈도와 기간이 점차 줄어들지요.

그런데 열이 날 때마다 해열제를 먹여 열을 떨어뜨린다면 면역력을 배우는 과정이 혼란스러울수 밖에 없겠지요? 그러면 아이는 열이라는 무기 사용법을 제대로 배울 수 없습니다. 다시 말해서 아이는 열이 잘 나야 나중에 열이 나지 않을 수 있습니다.

지금부터는 아이의 열을 지혜롭게 이용하는 방법을 살펴볼 텐데요. 열을 잘 이용하기 위해서 아이의 정상 체온이 몇 ℃인지, 그리고 몇 ℃부터 열이라고 보는지 알아보겠습니다.

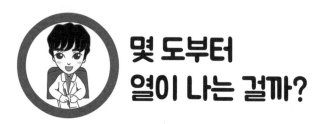

우리 아이 정상 체온은?

이 책을 읽는 부모님 세대만 하더라도 우리 몸의 정상체온을 36.5℃로 알고 있을 겁니다. 하지만 지금은 예전과는 다르게 **37℃를 정상 체온으로 봅니다.** 예전에 비해서 정상 체온의 기준이 더 높아졌지요? 그러나 이것은 측정 방법의 변화 때문입니다. 예전에는 수은 체온계를 사용해 겨드랑이의 체온을 측정했지만, 최근에는 주로 편하고도 정확한 적외선 체온계를 사용해 고막의 체온을 측정합니다. 이렇게 측정한 고막의 체온은 중심 체온에 더 가깝기 때문에 지금 우리가 '정상 체온'이라고 부르는 체온은 **36.5℃가 아니라 37℃ 정도입니다. 그리고 37.5℃까지 정상 체온 범위에 포함**하고 있지요. 따라서 수은 체온계로 측정하던 시절엔 37.3℃가 나오면 열이 난다고 생각했지만, 적외선 체온계로 측정하는 요즘은 37.3℃가 나오더라도 열이 난다고 보지 않는답니다.

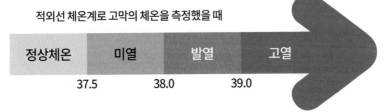

적외선 체온계로 고막의 체온을 측정했을 때

정상체온	미열	발열	고열

37.5   38.0   39.0

3개월 미만은 38℃
6개월 미만은 39℃
밤중이라도 응급실에 가야 합니다.

우리 아이의 기초 체온을 알자

충분한 수면을 취한 뒤 일어나 아무런 활동도 하지 않은 상태의 체온을 '기초 체온'이라고 합니다. 기초 체온은 아이마다 조금씩 다르기 때문에 우리 아이의 기초 체온은 평소에 체크해서 기억해야 합니다. 그리고 아이의 기초 체온을 바탕으로 열이 있는지 여부를 판단하는 것이지요. 만약 기초 체온이 조금 낮은 편의 아이라면 발열의 기준도 그만큼 낮게 생각해야 합니다. 기초 체온은 다음과 같은 특징이 있습니다.

기초 체온은 하루 중에도 변화가 있습니다.

체온은 아침에 가장 낮고 늦은 오후와 이른 저녁에 가장 높습니다. 그래서 아프지 않은 아이도 하루 중에 0.5℃정도의 체온 변화가 나타날 수 있습니다.

어린 아이일수록 기초 체온이 높습니다.

어린 아이일수록 대사율이 높기 때문에 기초 체온이 높게 나타납니다. 그리고 아이가 자랄수록 기초체온은 점점 내려가지요. 실제로 신생아는 정상 체온의 평균이 37.5℃이고, 38℃까지를 정상 체온으로 봅니다.

미열은 몇 도?

의학적으로 명확한 미열의 기준이 있는 것은 아닙니다. 그러나 대체로 심하지는 않지만 평소의 기초 체온보다 약간 열이 오르면 미열이 있다고 생각하는데요. 정상 체온을 37.5℃까지 보고, 발열은 38℃이상으로 보기 때문에 보통 **37.5℃부터 38℃ 사이를 미열**로 생각할 수 있습니다. 아이에게 이러한 미열이 있으면 대체로 두 가지의 상황을 생각할 수 있습니다.

하나. 아이의 컨디션이 저하되면서 미열이 오를 수 있습니다.

아이가 외출을 하거나 실컷 놀고 나면 저녁에 미열이 나는 경우가 있습니다. 이때 생기는 미열은 몸의 피로를 빨리 풀고 회복하기 위해서 활발한 신진대사가 일어나는 작용으로 볼 수 있지요.

둘. 열감기 초기 증상일 수 있습니다.

감기는 첫 날 미열로 시작해 다음 날 열이 더 오르면서 심해지게 됩니다. 따라서 아이가 미열이 있다면 다음 날까지 아이의 컨디션과 체온을 주의 깊게 살펴봐야 합니다.

이렇게 미열의 두 가지 경우를 살펴봤는데요. 두 가지 모두 아이 몸의 건강한 면역 작용이기 때문에 굳이 해열제를 사용할 필요는 없습니다.

열은 몇 도부터?

아이의 체온이 38℃가 넘는다면 열이 나는 상태입니다. 그리고 연령에 따라 발열의 기준과 체온의 의미가 달라지지요.

6개월 미만의 아이는 체온 값이 매우 중요합니다.

앞에서도 보았듯이 생후 3개월 미만의 아이가 38℃ 이상, 생후 3~6개월 사이의 아이가 39℃ 이상의 열이 나면 한밤이라도 즉시 응급실로 가야합니다. 이 시기의 아이는 잘 아프지도 않고 열도 잘 나지 않지만, 일단 열이 나면 폐렴이나 뇌수막염, 요로감염과 같은 심각한 질환의 가능성이 있기 때문에 신속하게 병원으로 가서 진찰을 받아야 합니다.

6개월 이상에서는 39℃ 이상을 고열로 생각합니다.

6개월 미만의 아이 역시 체온의 값이 매우 중요하지만, 6개월 이상의 아이는 체온과 함께 여타 다른 증상들을 함께 보면서 상태를 판단해야 합니다. 만약 생후 5개월의 아이가 39.3℃라면 즉시 응급실로 가 진찰을 받아야 하지만, 생후 10개월의 아이는 39.3℃까지 오르더라도 반드시 병원에 갈 필요는 없습니다. 열이 날 때 언제 응급실에 가야 하는지에 관해서는 뒤에서 더 자세히 살펴보겠습니다.

아이의 열은 이렇게 나요

열은 아이들의 면역력 단계가 낮을수록 길게 납니다.

1~2일만에 그치는 열도 있지만, 3~4일에서 일주일 이상 지속되는 열도 있습니다. 따라서 어린 아이들에게 열이 한 번 오르면 '며칠은 날 수 있겠구나'하는 마음의 준비가 필요하지요. 하지만 아이가 열감기를 여러 차례 겪으면서 면역력이 점차 성장하면 열이 지속되는 시간이 조금씩 줄어듭니다.

열이 오를 때는 아이의 손발이 차가워질 수 있습니다.

열이 날 때 아이의 몸은 체온을 올리기 위해 손발로 보내는 혈액의 양을 줄이게 됩니다. 그래서 머리와 몸통은 뜨겁고, 손발은 차게 느껴질 수 있는데요. 이런 현상은 아이 몸에서 자연스럽게 나타나는 작용이므로 걱정하지 않아도 됩니다.

열은 밤에는 오르고 낮에는 떨어집니다.

한밤에 오르는 아이들의 열은 응급실로 당장 갈지 고민 될 정도로 오르다가도 아침을 지나 낮이 되면 조금 떨어지는 양상을 보입니다. 아이의 정상 체온도 이와 비슷한 변화가 나타나는데요. 열이 나면 이러한 경향이 더 심해지면서 체온이 오르락내리락 하는 양상을 며칠 동안 보일 수 있습니다. 그래서 아침에 열이 떨어졌다고 다 나은 것은 아닙니다. 아침에는 떨어졌더라도 저녁이 되면 다시 오를 수 있기 때문에 밤까지는 체온 변화를 주의 깊게 살펴봐야 합니다.

03 열! 두려워하지 말고 이용하자

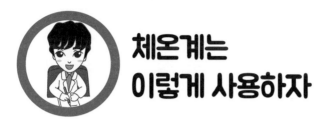

체온계는
이렇게 사용하자

적외선 체온계 사용법

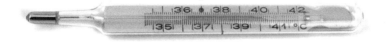

수은 체온계

예전에는 겨드랑이에 넣어 체온을 재는 수은 체온계를 사용했습니다. 그런데 최근에는 사용법이 간단하고 더 정확한 적외선 체온계를 사용해 고막의 체온을 측정합니다. 그런데 적외선 체온계로 측정하는 고막의 체온 역시 그 측정 방법에 따라서 달라질 수 있는데요. 정확한 체온 측정을 위해서 적외선 체온계의 사용방법을 알아보겠습니다.

양쪽을 2번씩 측정

적외선 체온계는 측정하는 방법에 따라 체온이 달라집니다. 측정할 때마다 다르고, 좌우의 체온이 달라서 헷갈리는 경우가 많지요. 그래서 양쪽 귀의 체온을 번갈아 두 번씩 측정해 가장 높은 값을 아이의 체온으로 생각해야 합니다.

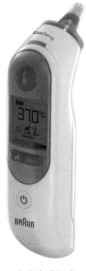

적외선 체온계

고막을 향해서 측정

적외선 체온계의 끝이 귓구멍 속 고막을 향해야 합니다. 고막이 아닌 바깥의 벽을 향하면 체온이 낮게 측정될 수 있기 때문이지요. 고막은 귓구멍에서 조금 위 뒤쪽 방향에 있는데, 엄마가 손으로 아이의 귀를 뒤쪽으로 드는 것처럼 살짝 잡아당기면 정확히 측정할 수 있습니다.

간혹 아이의 체온이 35℃ 후반에서 36℃ 초반으로 조금 낮게 나와서 저체온이 아닐까 걱정하는 경우가 있는데요. 대부분 적외선 체온계의 끝이 고막을 향하지 않아 잘못 측정된 경우가 많답니다. 그러니 정확히 여러 번 측정하는 것이 좋습니다.

아이의 체온을 측정할 때 자주 하는 실수도 있습니다. 체온을 잴 때는 아이의 얼굴이 아니라 귓구멍을 보면서 측정해주세요. 그래야 체온계의 끝이 고막을 정확히 향할 수 있지요.

귀지가 많으면 병원에서 제거하자

귓속에 귀지가 많으면 고막이 가로막혀 정확한 체온을 측정할 수가 없습니다. 귀지가 많다면 자주 다니는 병원에서 제거해주는 것도 좋습니다. 아이가 다칠 수도 있으니 집에서 직접 하기 보다는 가능하면 병원에서 해주세요.

6개월 미만은 펜타입 체온계

6개월 미만의 아이는 귀가 작기 때문에 적외선 체온계를 넣기가 쉽지 않지요. 그래서 그림과 같이 가는 펜 타입의 체온계를 사용해 항문의 체온을 측정합니다. 가격이 저렴해서 적외선 체온계와 함께 구비해 두면 좋습니다.

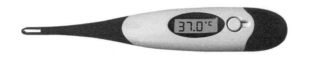

펜타입 체온계

펜타입 체온계를 사용할 때는 따뜻한 물이 아닌 찬물로 깨끗이 씻어야 합니다. 그리고 끝에 바세린을 묻힌 다음 항문에 1~2cm정도 들어가도록 살살 넣어 측정합니다. 측정한 체온은 적외선 체온계로 고막을 측정하는 체온과 동일하기 때문에 위에서 살펴본 체온 상태를 기준으로 아이의 체온 상태를 판단하면 됩니다.

최근에는 이마 체온계를 사용하는 경우도 있는데요, 이마 체온계는 이마에 대면 바로 측정할 수 있어 매우 편하다는 장점이 있지만, 아이가 땀을 조금만 흘려도 정확도가 떨어지는 단점도 있습니다.

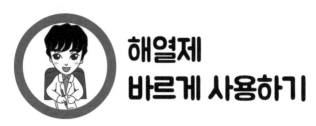

해열제
바르게 사용하기

해열제는 아이의 열에서 가장 중요한 부분입니다. 열에 현명하게 대처하기 위해서는 해열제를 바르게 사용해야 합니다. 그래야 열로 나타나는 아이의 면역 작용을 효과적으로 이용할 수 있지요. 지금까지 아이가 열이 날 때 바로 해열제를 먹였다면, 지금부터는 건강한 면역력을 위해서 해열제를 지혜롭고 영리하게 사용해 주세요.

해열제는 아이가 힘들어할 때만 사용하자

먼저 생각해봅시다. 열이 아이 몸의 건강한 면역 작용이고, 아이의 머리에 영향을 주거나 다른 해로운 작용이 없다면 해열제를 사용해서 체온을 내릴 필요가 있을까요? 아이가 열이 나더라도 잘 먹고, 잘 놀고, 잘 잔다면 해열제를 사용해서 체온을 내릴 필요가 없습니다. 열은 병균을 이기기 위한 아이의 중요한 무기인데, 이 열을 기필코 잡아내기 위해서 해열제를 먹인다면 오히려 병균과 잘 싸우는 아이의 건강한 면역 작용을 방해할 수 있습니다. 결국 아이가 열이 날 때 꼭 해열제를 사용해서 열을 내리지 않아도 괜찮습니다.

그럼 해열제는 언제 사용 하나요?

해열제는 아이가 열이 나서 힘들어할 때 사용해주세요. 열이 많이 올라서 힘들어할 때 해열제를 복용하면 해열제의 진통 작용으로 아이가 편안해질 수 있습니다. 열은 건강한 면역 작용이기 때문에 꼭 해열제를 복용해서 열을 떨어뜨릴 필요가 없지만, 아이가 많이 힘들어하는 기색이 보이면 해열제를 먹여야 하겠지요.

실제로 아이들은 체온이 39℃가 넘어도 열을 재보지 않는 한 열이 난다는 것을 모를 정도로 신나게 뛰노는 경우가 많은데요. 이때는 해열제를 먹이지 않아도 괜찮습니다. 만약 38℃에서 아이가 많이 처지고 힘들어하거나 아파하면 해열제를 먹이는 것이 좋습니다.

의학적으로도 해열제의 해열 작용보다 진통 작용에 더 주목합니다. 미국 소아과학회에서도 아이가 힘들어할 때 불편함을 덜어주기 위해서 해열제를 먹이라고 권장하고, 해열 작용은 부수적인 효과라고 보고 있지요.

아이가 약간 처질 때 해열제를 먹이나요?

아이가 약간 처지거나 누워 있으려고 하는 정도라면 해열제를 사용하지 않아도 괜찮습니다. 열이 나면 아이는 당연히 힘들 수 있습니다. 하지만 가만히 누워서 충분한 휴식을 취하면 열을 비롯한 몸의 면역 작용이 원활해지고,

병균을 잘 이겨낼 수 있습니다. 이때는 아이의 몸이 병균과 싸우기 위해 집중하고 있는 때입니다. 아이의 머리가 병균을 이겨내는 면역 작용을 위해 '지금은 뛰어 놀지 말고 가만히 있어'하고 몸에 지시하는 상태이지요.

그런데 이 상태에서 해열제를 먹이고 아이의 컨디션이 멀쩡해지면 아이는 열이 나기 전처럼 멀쩡하게 뛰놀면서 엄마의 마음을 편하게 해줄 수 있습니다. 그러나 이런 모습은 해열제의 약효가 발휘되는 몇 시간 동안 만 유효합니다. 오히려 아이가 병균을 이기며 써야 할 힘을 뛰놀며 써버렸기 때문에 해열제의 약효가 떨어지면 더 힘들어할 수 있습니다.

아이가 많이 힘들어하면 해열제를 먹이세요

아이가 가만히 누워 있기를 힘들어하고, 잠을 못 자거나 두통, 복통, 인후통과 같이 통증이 심한 경우에는 해열제를 사용해주세요. 아이가 많이 힘들어하면 열로 인해서 얻을 수 있는 면역 작용보다 힘들어서 생기는 손해가 더클 수 있습니다. 특히 아이가 힘들거나 아파서 잠을 푹 자지 못하면, 충분한 휴식을 취하지 못한 아이의 몸은 병균을 이겨내지 못합니다. 이때는 용량을 꼭 지켜서 정해진 시간 간격으로 해열제를 먹여야 합니다.

그럼 체온은 신경 쓰지 않아도 되나요?

아이가 열이 나는데 체온을 신경 쓰지 않을 수는 없습니다. 감기의 경과를 파악하기 위해서도 체온은 정확히 측정해야 하지요. 하지만 체온이 해열제의 사용 기준은 아닙니다. 체온이 올라갈수록 아이가 힘들어할 가능성도 함께 커지기 때문에 해열제의 사용 빈도가 많아지는 것이지요.

해열제는 아이의 열을 치료하는 약이 아니다!

가장 중요한 사실입니다. 많은 부모님들이 해열제를 먹이고, 열이 떨어지면 아이가 나았다고 오해하곤 합니다. 하지만 그렇지 않습니다. 열은 감기나 장염, 수족구병과 같이 열을 일으키는 질환으로 나타나는 하나의 증상일 뿐이고, 해열제를 먹여 열이 떨어져도 그 질환들이 낫지는 않습니다. 오히려 아이 몸의 면역 작용을 방해해서 질환이 낫는 과정을 방해할 수 있습니다. 따라서 해열제의 사용을 줄이고, 아이가 힘들어 할 때만 사용해야 합니다. 줄어드는 해열제 사용만큼 아이는 열의 면역 작용을 효과적으로 이용해 병균을 잘 이겨낼 수 있고, 면역력도 건강하게 성장할 수 있습니다.

해열제의 사용 원칙 세 가지

해열제는 체온을 내리기 위해서가 아니라 아이가 힘들 때 사용한다는 사실, 꼭 기억하세요. 이것을 바탕으로 해열제를 바르게 사용하는 원칙을 살펴보겠습니다.

원칙1 자기 전에 체온이 오르면 해열제를 사용하자

보통 아이가 열이 나면 자기 전에 체온이 오르는 경향이 있습니다. 체온이 많이 오르고 컨디션이 저하되면, 몸이 편해지고 잠을 푹 잘 수 있도록 자기 전에 해열제를 주세요.

원칙2 자다가 체온이 올라도 잘 잔다면 깨워서 먹이지 말자

해열제의 약효가 떨어지는 4~6시간 후에는 아이의 체온이 다시 오를 수 있습니다. 이때 체온이 다시 오르더라도 아이가 잘 자고 있다면 억지로 깨워서 해열제를 먹일 필요는 없습니다. 아이가 푹 자면서 열이라는 면역 작용이 잘 작용할 수 있도록 해주세요. 잘 자는 아이를 깨워서 해열제를 먹이면 건강하게 작용하는 열의 면역 작용을 방해하는 것뿐만 아니라, 숙면을 하지 못해 나빠진 컨디션이 더 안 좋아질 수도 있습니다.

원칙3 낮에 체온이 조금 떨어지고, 아이가 힘들지 않다면 해열제는 그만

보통 아이들의 열은 밤에는 오르다가 낮에는 조금 떨어지는 경향이 있습니다. 열이 떨어지면 아이의 컨디션이 좀 더 좋아집니다. 이때는 해열제를 복용하지 말고, 열의 면역 작용이 잘 작용할 수 있도록 해주세요. 혹시 낮에도 아이가 많이 힘들어하고 아파하면 해열제를 복용하는 것이 좋습니다. 하지만 평소와 같지는 않더라도 약간 처진 정도의 모습이라면 해열제를 사용하지 않아도 괜찮습니다.

해열제의 사용 기준, 0.5℃만 올려보자

지금까지 해열제의 건강한 사용법을 알아봤는데요. 지금까지 살펴본 내용대로 침착하게 잘 대처하는 부모님도 있겠지만, 사실 많은 부모님들은 선뜻 따라 하기가 쉽지 않습니다. 아무리 이론적으로 많이 공부하고 준비해도, 막상 우리 아이가 열이 오르면 어떻게 해야 하는지 몰라 당황하기 쉽습니다. 특히 지금까지 해열제 사용에 익숙한 엄마들은 해열제를 갑자기 줄이기가 더 어렵겠지요. 그래서 모던한의사가 제안합니다.

해열제의 사용 기준을 0.5℃만 높여서 사용해보세요

37.5℃에 사용했다면 38℃를 기준으로, 38℃에 사용했다면 38.5℃를 기준으로 사용해보세요. 새로운 기준이 익숙해지면, 다시 0.5℃만큼 기준을 높여보세요. 처음에는 0.5℃ 올려 지켜 보기가 힘들고 걱정이 들겠지만, 아이의 열을 한 번씩 이겨내다 보면 39℃까지는 충분히 해열제의 사용을 줄일 수 있습니다. 그리고 아이는 0.5℃만큼 더 큰 면역력을 가질 수 있습니다.

해열제의 종류, 타이레놀과 부루펜

해열제를 어떻게 사용하는지 이제 어느 정도 감이 잡히지요? 그럼 이번에는 해열제의 종류에 관해 알아보겠습니다. 해열제는 크게 타이레놀과 부루펜의 두 가지 계통으로 구분합니다.

	타이레놀	부루펜
성분	아세트아미노펜	이부프로펜
간격	4~6시간 간격으로 최대 5번	6시간 간격으로 하루에 4번
안전성	정해진 용량으로 사용하면 거의 안전	음식과 함께 복용하면 보통 안전 간혹 위염, 위출혈의 부작용
종류	타이레놀, 챔프, 세토펜, 타노펜	부루펜, 맥시부펜

사진출처 : 제약사 각 홈페이지

두 가지 중 어느 것을 사용하나요?

아이가 힘들어하고 열이 올라 해열제를 사용해야 한다면 타이레놀 계통의 해열제를 먼저 사용하는 것이 좋습니다. 두 가지 모두 큰 부작용이 있는 약물은 아니지만, 연구에 따르면 타이레놀이 조금 더 안전하다고 합니다.

해열제의 효과는 아이마다 다르고, 또 열을 내는 원인 병균에 따라 잘 듣는 해열제가 다를 수 있습니다. 따라서 타이레놀을 복용하고 4~6시간 후에도 여전히 아이가 힘들어하면, 부루펜 계통의 해열제로 바꿔서 사용하는 것도 좋은 방법입니다. 아이에게 부루펜이 더 잘 듣는다면 아이의 해열제로 부루펜을 쓰면 됩니다.

해열제를 먹고 꼭 체온이 내려가지 않아도 괜찮습니다

앞에서도 살펴봤지만, 해열제를 먹이는 이유는 체온을 떨어뜨리는 목적이 아닙니다. 힘들고 아파하는 아이를 편하게 해주기 위해서이지요. 그래서 체온보다 아이의 불편함이 줄어드는지를 더 우선으로 생각해야 합니다. 체온이 내려가지 않아도 아이의 불편함이 줄어든다면 아이에게 먹인 해열제는 효과가 있다는 거지요. 그리고 체온이 함께 내려가더라도 정상 체온으로 완전히 내려가지는 않고 보통 1~2℃정도만 내려갑니다.

해열제를 준비하는 지혜의 팁 세 가지

이번에는 해열제를 준비할 때 도움이 되는 지혜의 팁 세 가지를 알려드릴게요.

Tip 1 병원에서 감기약을 처방 받아 약국에서 조제할 때는 약사 선생님에게 해열제를 따로 달라고 말해주세요.

해열제가 다른 감기약에 포함되면 해열제가 필요 없어도 함께 먹어야 합니다. 더구나 열이 올라서 다른 해열제를 주게 되면 복용 간격이 헷갈리거나 정해진 용량과 횟수 이상으로 복용할 수 있습니다. 그래서 해열제를 따로 조제해야 꼭 필요할 때 해열제를 복용할 수 있습니다.

 Tip 2 편의점에는 한 가지 계통의 해열제만 있는 경우가 많아요.

해열제는 병원에서 처방전을 받지 않아도 약국과 편의점에서 구입할 수 있는 일반의약품이지요. 가정 상비약은 일반의약품에 한해 편의점에서도 살 수 있습니다. 그런데 편의점에는 한 가지 계통의 해열제만 준비되어 있는 경우가 많아요. 그래서 아이가 한밤에 열이 날 때 급하게 해열제를 사기보다는 미리 약국에서 사두면 좋습니다.

 Tip 3 약국에서는 일회용 해열제도 살 수 있어요.

해열제를 한 번 개봉하면 다 쓰지 못하고 버리는 경우가 많은데요. 최근에는 일회용으로 한 번씩 복용할 수 있는 해열제도 나와 있으니 아이의 상황에 맞는 제품을 고를 수 있습니다.

해열제 교차투여, 괜찮은가요?

교차투여에 대한 전문가들의 견해

열이 나는 아이에게 해열제를 사용해도 떨어지지 않던 경험을 한 부모님들은 해열제 교차투여를 들어본 적이 있을 겁니다. 교차투여에 관해 조금만 살펴보지요.

교차투여란, 위에서 살펴본 타이레놀과 부루펜처럼 서로 다른 성분인 두 가지의 해열제를 번갈아 사용하는 방법을 말합니다. 보통 아이의 열이 특정 해열제에 반응하지 않을 때 고려하는 방법이지요. 그런데 과연 교차투여는 아이에게 괜찮을까요?

의학 학술 단체마다 의견이 조금씩 다릅니다. 먼저 미국소아과학회와 미국의학커뮤니티인 〈업투데이트〉(UPTODATE: 근거중심의학의 최신 연구 결과를 발표하는 학술연구단체)는 교차투여를 권장하지 않습니다. 정확하지 않은 많은 용량을 복용할 수 있고, 열에 대한 두려움을 키울 수 있기 때문입니다. 반면, 영국의 국립보건임상연구원(NICE)은 해열제를 복용해도 아이가 지속적으로 불편함을 느낀다면 교차투여를 권고합니다. 그러나 교차투여를 하더라도 그 기준은 체온이 아닌 아이가 힘들어 하는 정도입니다. 교차 투여를 허용하는 NICE는 애초에 체온을 내리는 목적으로 해열제를 사용하지 말라고 이야기합니다.

교차투여 간격

교차투여를 연구한 논문에서는 적어도 3~4시간의 간격을 두고 해열제를 사용합니다. 하지만 우리나라는 해열제를 먹고도 체온이 내려가지 않으면 2

시간 간격으로 교차투여를 하라는 식으로 잘못 알려졌습니다. 타이레놀이나 부루펜의 복용 간격 사이에 다른 해열제를 복용할 경우 그 간격은 2시간으로 충분하다는 것인데요. 해열제의 종류가 다르더라도 아이의 몸에 주는 부담은 같습니다. 결국 타이레놀이든 부루펜이든 몸에 들어온 약물을 대사하는 것은 우리 몸입니다. 두 가지 약물을 같이 복용하면 자연히 아이 몸에 주는 부담도 2배가 됩니다.

교차투여, 줄여주세요

체온을 기준으로 생각하지 않는다면 교차투여를 해야 할 상황은 현저하게 줄어들게 됩니다. 그래도 혹시 교차투여가 필요한 상황에서는 다음 세 가지 조건을 꼭 기억해두세요.

하나 체온이 내려가지 않아도 아이가 힘들어하지 않으면 교차투여를 할 필요가 없다.

둘 해열제를 먹고도 여전히 힘들어하면 다른 계통의 해열제를 복용한다.

셋 다른 계통의 해열제라도 3~4시간 간격으로 사용한다.

약물 전문가가 아닌 부모님들에게 조금 어려운 내용일 수도 있습니다. 혹시 아이의 열이 떨어지지 않아 불안한 마음에 잠들지 못하고 인터넷 검색을 했는데, 교차투여가 좋다는 내용을 보셨다면 다시 한 번 책을 펼쳐 읽어보시고, 올바른 교차투여 방법으로 해열제를 사용해주세요.

해열제는 미리 먹는 게 아니다

교차투여와 함께 잘못 알려진 또 다른 해열제 사용을 알아보겠습니다. 아이가 아프지도 않은데 미리 해열제를 먹이는 것이지요. 간혹 어떤 부모님들은 아이가 물놀이를 하거나 체험학습을 하며 실컷 놀고 돌아온 날, 열이 나지 않아도 자기 전에 미리 해열제를 주곤 합니다. 하지만 해열제는 체력이 소모된 아이에게 어떤 도움도 되지 않습니다. 오히려 해열제 복용이 체력을 회복해야 할 아이의 신진 대사와 면역 작용을 방해할 우려가 있습니다.

아이들이 실컷 놀고 나서 지친 날은 열감기에 걸리지 않더라도 자연스럽게 체온이 올라갈 수 있습니다. 이렇게 올라간 체온은 신진대사를 원활하게 해서 아이의 피로를 빨리 회복하게 해줍니다. 또 혹시 아이가 감기에 걸렸더라도 열이 나지 않고 아이가 힘들어하지 않는다면 미리 해열제를 먹이지 않아도 괜찮습니다.

만약 한참 뛰놀고 온 아이가 지치거나 감기에 걸릴 것 같다면 한의학의 방법을 사용해 주세요. 한의학에는 일시적으로 체력이 떨어진 아이의 기력을 더해주고, 감기 기운이 올듯 말듯 한 아이들에게 감기가 더 진행하지 않게 하는 효과적인 방법이 있습니다. 한의학의 방법에 대해서는 뒤에서 좀 더 자세히 살펴보겠습니다.

해열제의 부작용

지금까지 아이에게 올바르게 해열제를 주는 방법을 살펴봤습니다. 해열제 사용을 줄이거나 조심해서 사용하고, 교차투여를 신중하게 하자는 이유는 결국 해열제의 부작용 때문입니다. 앞에서도 여러 차례 설명했지만, 부작용을 알아보며 다시 한번 정리하겠습니다.

해열제는 간독성, 신독성, 위출혈 등의 부작용을 일으킬 수 있습니다. 하지만 이러한 부작용이 실제로 나타나는 경우는 드뭅니다. 그런데 우리가 주목해야 하는 것은 드물게 나타나는 이런 부작용이 아니라, 해열제를 먹을 때마다 나타나는 부작용입니다. 바로 아이 몸의 면역 작용을 방해하는 부작용입니다.

열은 기본적으로 아이 몸의 건강한 면역 작용입니다. 아이는 열을 내면서 병균과 힘껏 싸우는데, 해열제로 열을 꺼버리면 아이의 몸은 병균을 이겨낼 수 없습니다. 그리고 열을 내보는 과정을 통해 몸의 면역력이 함께 성장하는데, 열을 제대로 내보지 못해 면역력을 제대로 작용해보지 못하면 결과적으로 면역력이 건강하게 성장할 수 없습니다. 다시 말해서 아이를 위해 복용하는 해열제가 오히려 해가 될 수 있다는 것입니다. 따라서 해열제는 꼭 필요할 때만 신중하게 복용해야 합니다.

아이가 열이 나면 부모의 처지에서 아이를 지켜본다는 것이 쉽지는 않겠지요. 하지만 아이의 몸은 이미 잘 싸우고 있습니다. 면역력이 아직은 약하고 미숙하더라도 병균과 있는 힘껏 잘 싸우고 있지요. 그러니 이제는 아이에게 불필요한 약물을 먹이지 말고, 병균과 잘 싸우는 모습을 응원하며 지켜봐줘야 합니다. 해열제는 아이가 힘들어 보일 때만 주면 됩니다. 해열제를 줄인 만큼 아이의 면역력이 더 건강하게 성장할 수 있습니다.

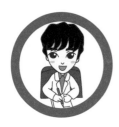

응급실에 가야 할
열 증상

아이가 열이 날 때 해열제보다 더 고민이 되는 순간이 있습니다. 아이의 몸이 열로 펄펄 끓는 한밤중인데요. 열은 이상하게도 낮에는 괜찮다가 꼭 밤이면 오릅니다. 낮이라면 바로 병원에 가겠는데, 밤에는 물어볼 곳도 없고, 응급실에 가야 하나 고민하면서 인터넷을 뒤져 봅니다. 인터넷에서는 응급실에 가면 애만 잡는다는 이야기가 가득하고, 어찌해야 하나 안절부절못하고 밤은 깊어갑니다. 아이를 키우는 부모님이라면 한 번쯤은 겪었을 법한 상황입니다.

아이가 열이 날 때 꼭 응급실에 가야 할까?

열은 아이 몸의 건강한 면역 작용이라는 사실, 자주 언급해서 이젠 익숙하시겠지요? 실제로 아이들이 열이 날 때 응급실에 가야 하는 상황은 많지 않

습니다. 밤에 오르는 열은 부모님을 놀라게 하지만, 열 자체가 위험한 증상은
아니기 때문이지요.

　밤에 자는 아이를 깨워서 응급실에 데려가는 것은,
　① 아이를 더 힘들게 하고,
　② 응급실에서 다른 질환에 전염될 위험이 커지고,
　③ 걱정되는 부모님의 마음만 위로할 가능성이 큽니다.

　아이가 열이 나는 대부분의 경우에는 밤새 푹 쉬도록 해주고, 다음 날 병
원에 방문해 정확한 진찰을 받는 것이 더 좋습니다. 응급실에 가서 불필요한
검사를 하고 아이를 더 힘들게 하는 것보다는 밤새 충분한 휴식을 취해야 열
을 더 빨리 이겨낼 수 있습니다.
　그러나 빠른 처치가 필요한 위험한 경우에는 당연히 응급실로 가야 합니
다. 따라서 아이가 열이 있을 때 무엇을 확인해야 하는지, 그리고 언제 응급
실에 가야 하는지 살펴보겠습니다.

체온을 확인하자

　만약 3개월 미만의 아이가 38℃ 이상, 3~6개월 사이의 아이가 39℃ 이상
이라면 한밤중이라도 응급실에 가야 합니다. 이 시기의 아이들은 잘 아프지
않고 열도 잘 나지 않는 편이지만, 일단 열이 나면 폐렴이나 뇌수막염, 요로
감염과 같은 심각한 질환일 가능성이 있기 때문에 서둘러 병원으로 가 정확
한 진찰을 받아야 합니다. 한밤중에 응급실에 가면 여러 가지 검사를 하기도

하고, 경우에 따라서는 입원할 수도 있습니다. 이런 경우들을 대비해 미리 준비를 하고 가면 좋습니다.

6개월 이상의 아이는 체온 자체가 중요하지 않다

바로 아래에서 설명할 '살펴야 할 다른 증상'이 없다면, 생후 6개월 이상 된 아이의 체온이 40℃에 가깝더라도 응급실에 갈 필요는 없습니다. 하지만 해열제를 먹여도 체온이 40℃ 이상 지속된다면 응급실에서 정확한 진찰을 받아도 괜찮습니다.

체온과 함께 다른 증상이 있는지 살펴야 할 것들(6개월 이상)

꼭 기억하세요. 아이가 한밤중에 열이 나면 눈, 코, 입 순으로 아이의 상태를 확인합니다.

눈

엄마가 볼 때 아이가 심하게 처지는지, 피부 상태가 괜찮은지 확인

가야 할 때	가지 않아도 될 때
아이가 몸을 가누기 힘들 정도로 심하게 처지거나 피부상태가 평상시와 달라졌다면(얼룩덜룩한 피부, 창백하거나 파란 피부, 또는 붉어지는 경우) 빨리 응급실로 가야 합니다.	조금 처지고 끙끙 앓더라도 잘 자고 있다면 그대로 집에서 푹 자도록 하는 것이 더 좋습니다.

코

아이의 호흡이 빨라지는지, 숨쉬기 힘들어 보이는지 확인

가야 할 때	가지 않아도 될 때
아이가 폐렴에 걸리면 호흡이 힘들어질 수 있습니다. 폐렴이 아니더라도 아이가 호흡을 힘들어하면 빨리 응급실에 가야 합니다.	코가 막혀서 숨쉬기 답답해 하거나, 기침이 심해서 자꾸 깨더라도 가쁘게 숨을 쉬지 않고, 힘들어하지 않으면 응급실에 가지 않아도 괜찮습니다.

입

아이가 물을 잘 마시는지, 탈수의 위험이 있는지 확인

가야 할 때	가지 않아도 될 때
탈수의 위험이 있다면 바로 응급실에 가야 합니다. 탈수는 아이가 물을 너무 안 마시거나, 구토나 설사가 심할 때 의심할 수 있는데요. 손가락 끝을 손톱으로 누르고 떼서 하얗게 변한 부분이 3초 안에 다시 붉어지는지 확인합니다.	하지만 물을 어느 정도 마시는 아이에게 탈수는 잘 나타나지 않습니다.

그 외 열성 경련, 심한 두통 또는 목과 귀의 통증이 심할 때, 설사, 구토가 심할 때, 다른 심각해 보이는 증상이 있을 때는 응급실에서 정확한 진찰이 필요합니다. 그리고 이러한 증상들 외에도 아이의 상태를 가장 잘 알고 있는 부모님이 본능적으로 위험하다고 판단되면 응급실에 가는 것이 좋습니다.

이렇게 심각한 증상들을 쭉 나열해보니, 응급실에 가야 하는 경우가 많아

보이지요? 하지만 실제로 열이 나는 아이를 데리고 응급실에 가야 하는 경우는 그리 많지 않습니다. 응급실에 갈 증상은 아니더라도 다음 날에는 병원에서 꼭 정확한 진찰을 받아야 합니다.

아이가 열이 날 때 응급실에 언제 가야 하는지에 대해서 최대한 알기 쉽게 설명했는데요. 사실 이 내용을 모두 기억하기는 어렵습니다. 지금은 아이의 눈, 코, 입을 확인한다는 정도만 기억해두고, 아이가 밤중에 열이 나서 응급실에 가야 하는지 고민이 된다면 그때 책을 펼쳐서 다시 한 번 읽어보세요. 그리고 아이의 상태를 꼼꼼히 체크하면서 언제 응급실에 가야 하는지 판단하면 됩니다.

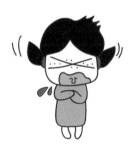

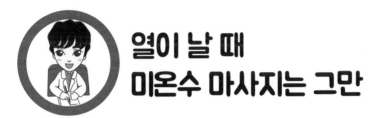

열이 날 때 미온수 마사지는 그만

미온수 마사지, 꼭 필요한 걸까?

아이가 열이 날 때 미온수 마사지를 해본 경험이 많을 겁니다. 옷을 벗기고 미지근한 물에 적신 수건으로 아이의 몸을 닦아주는 미온수 마사지는 아이의 체온을 조금이라도 더 내려주기 위해서 하는 처치입니다. 하지만 막상 아이들은 대체로 싫어하지요. 아이가 이렇게나 싫어하는 미온수 마사지를 꼭 해야 하는 걸까요?

최근의 연구 결과에 따르면, 아이가 열이 날 때 옷을 벗기는 것과 미온수 마사지는 추천하지 않습니다. 엄마의 생각만큼 체온 저하 효과가 크지 않고, 대체로 아이들이 더 힘들어하기 때문이지요. 예전과는 달리 지금은 더 이상 추천하지 않는 방법입니다.

사실 지금까지 공부해 온 내용들을 토대로 생각해보면, 미온수 마사지는 당연히 할 필요가 없습니다. 열은 아이 몸의 좋은 면역 작용이라서 해열제의 사용도 가능하면 줄여야 하는데, 굳이 미온수 마사지로 아이를 힘들게 하면서까지 체온을 내릴 필요가 없지요.

열이 날 때 중요한 것은 아이를 힘들지 않게 하는 것입니다. 줄여야 하지만, 꼭 필요할 때 해열제를 사용하는 이유도 체온을 내리기 위해서가 아니라 아이의 불편함을 덜어주기 위해서이지요. 미온수 마사지는 열이 날 때 필요한 관리와는 정반대의 방법입니다. 더구나 미온수 마사지로는 체온 저하의 효과를 거의 볼 수 없습니다. 아이가 열이 날 때는 옷을 평상시처럼 입혀 주고, 젖은 양말을 신게 한다거나 미온수 마사지 등은 하지 않아도 괜찮습니다.

병원에서 권장하는 미온수 마사지?

간혹 자주 다니는 병원에서 아이에게 미온수 마사지를 권하곤 합니다. 병원에서 의사선생님이 권해줬으니 부모님이 충분히 헷갈릴 만도 하지요. 누구 말이 맞을까요?

사실 얼마 전까지만 해도 소아과 교과서에는 열이 나면 옷을 벗기고 미온수 마사지를 하라고 나와 있었습니다. 하지만 최신 연구 결과를 토대로 새롭게 개정된 현재의 소아과 교과서는 미온수 마사지를 해주라고 하지 않아요. 그럼 병원에서는 왜 여전히 미온수 마사지를 권할까요? 그 의사선생님이 예전에 배운 내용이기 때문에 지금도 여전히 미온수 마사지를 하라고 권할 수 있습니다.

병원마다, 책마다, 인터넷마다 다른 이야기

조금 더 이어가면, 과학의 한 분야인 의학은 새로운 연구를 통해서 늘 내용이 바뀌고 업데이트 됩니다. 예전과는 달라지는 내용이 생기는 것이 당연한 겁니다. 그래서 예전에는 맞는 것이 지금은 안 맞을 수 있습니다. 그리고 새로 바뀐 내용들을 찾아 공부하고, 환자에게 처치하는 것이 의료인의 당연한 역할입니다. 하지만 그 동안 내 아이의 건강을 믿고 맡기기에는 의료인들이 충분히 신뢰 있는 모습을 보여주지 못했고, 이런 상황들 속에서 부모님들이 아이의 건강을 위해 조금이라도 공부하려는 마음으로 이 책을 읽는다고 생각합니다.

여기 저기 다른 의견을 내는 전문가들이 많아서 조금 헷갈리시겠지만, 일단 미온수 마사지에 관해서는 바로 저, 모던한의사의 말을 믿으셔도 좋습니다. 저와 함께 차근차근 공부하다 보면 혼란스러웠던 우리 아이의 건강 관리 방향도 잘 잡아가실 수 있을 거라고 생각합니다. 모던한의사 역시 부모님들에게 신뢰 있는 정보를 드리기 위해서 끊임없이 공부하고 있답니다.

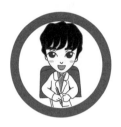

열에는 물이 보약

해열제도 복용하지 말아라, 응급실도 가지 말아라, 미온수 마사지도 하지 말아라 등등 '하지 말라'고 알려드린 내용이 더 많은 것 같은데요. 이번에는 아이가 열이 날 때 부모님이 꼭 해야 할 중요한 대처 방법을 알려드립니다.

물을 충분히 마셔야 합니다

아이가 열이 나면 몸의 신진대사가 평소보다 활발하게 일어나고, 호흡이 빨라지면서 수분 손실이 많아집니다. 이럴 땐 아이의 몸에 부족할 수 있는 물을 충분히 보충해줘야 합니다. 아이들은 보통 열이 나면 목이 아파 음식을 잘 안 먹고, 물도 잘 마시려 하지 않는데요. 아이가 싫어하더라도 물은 조금씩 마시게 하는 것이 좋습니다. 물을 마시지 않으면 탈수의 위험이 높아지기 때문입니다.

충분한 물마시기는 열과 자주 동반하는 감기나 장염에도 좋습니다. 감기 걸린 아이에게 물은 코와 목, 기관지의 점막을 촉촉하게 하는데 도움이 되고, 콧물과 가래를 묽게 만들어서 감기 증상이 낫는데 도움을 줍니다. 장염으로 구토나 설사를 할 때에도 수분 손실이 많아져서 탈수의 위험이 더욱 높아지기 때문에 물을 충분히 마시는 것이 중요합니다.

따뜻하거나 미지근한 물을 충분히

아이에게는 따뜻하거나 미지근한 물이 좋습니다. 찬 물을 마시면 아이의 열감기가 더 심해질 수 있기 때문이지요. 하지만 아이의 편도가 심하게 부어서 삼키기가 힘들거나 수족구병으로 입 안에 생긴 수포로 통증이 심해 물을 마시기 힘들 때도 있는데요. 이럴 때는 시원한 물이나 얼음 조각, 아이스크림을 조금씩 삼키게 해도 괜찮습니다. 찬 물로 인한 손해보다 탈수의 예방의 더 중요하기 때문이지요.

가장 기본적인 것이자 가장 중요한 물 마시기, 꼭 기억하시고 우리 아이가 열이 나면 물을 충분히 마시게 해주세요!

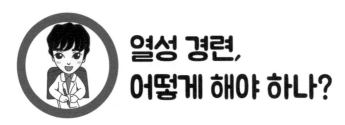

열성 경련, 어떻게 해야 하나?

부모는 아이가 열만 나도 놀라고 걱정이 되는데, 열이 나면서 경기까지 일으키면 정말 무섭고 겁이 납니다. 이러다 아이가 잘못 되지는 않을까 하는 생각이 들기도 하지요. 그래서 이번에는 열과 함께 경련이 일어나는 열성 경련이 무엇인지 알아보면서, 열성 경련에 대한 두려움과 걱정을 줄여보도록 하겠습니다.

열성 경련은 생각보다 흔하고, 걱정만큼 문제 없다

아이들 20명 중 한 명은 자라면서 한 번 이상 열성 경련을 겪는다고 합니다. 초등학교 교실에 있는 아이들 중 1~2명은 어릴 때 열성 경련을 겪는다는 거지요.

이러한 열성 경련은 거의 대부분 아이에게 해로운 영향을 주지 않습니다. 아이가 열성 경련을 했더라도 뇌손상을 일으키지 않고, 아이의 지능과 발달에도 영향을 주지 않습니다.

아이가 열성 경련을 일으키는 모습

- 몸이 뻣뻣해지고 떠는 모습이 나타납니다.
- 눈이 한 방향으로 치우칩니다.
- 외부 자극에 반응하지 않고, 호흡이 불안정합니다.
- 경련은 대부분 1분 이내에 그치나, 간혹 5분 이상 지속되는 경우도 있습니다.
- 경련이 그치면 곧 평소의 상태로 돌아옵니다.

아이들은 가끔씩 몸을 떨면서 경련처럼 보여

몸을 떠는 오한과 경련은 이렇게 구분합니다

- 오한으로 떠는 경우, 의식을 잃지 않고 외부 자극에 반응합니다.
- 오한은 손으로 잡으면 떠는 모습이 억제되고, 경련은 억제되지 않습니다.
- 아이들이 잠들기 전에 체온이 약간 내려가면서 오한으로 몸을 떨 수 있습니다.

혹시 아이가 열성 경련을 하면 이렇게 해주세요

- 아이를 편평한 곳에 눕히고, 아이가 부딪힐 수 있는 주변 물건을 치웁니다.

- 아이의 고개를 옆으로 살짝 돌려, 토사물이나 침이 입 밖으로 나오도록 합니다.
- 아이를 안거나 붙들지 말고 그대로 눕혀둡니다.
- 입 안에는 어떤 물건이나 약물도 넣어서는 안 됩니다.
- 경련을 하는 아이에게 해 줄 수 있는 일은 없습니다. 침착하게 아이의 모습을 관찰하고 동영상 촬영을 해 두면 병원에서 정확한 진찰을 받는 데 도움이 됩니다.
- 부모님 중 한 분은 경련이 그치고 아이가 안정되면 바로 병원에 갈 수 있도록 준비합니다.

열성 경련은 대부분 별다른 문제를 일으키지 않지만, 아이의 상태가 안정되면 곧바로 병원에 가서 정확한 진찰을 받아야 합니다. 매우 드물지만 아이에게 뇌수막염이 있거나, 심각한 열성 경련의 경우 간질의 위험성이 있습니다. 혹시 열이 없이 경련을 했거나, 경련 시간이 길었다면 조금 더 우려해야 하는 상황입니다.

열성 경련을 일으킨 아이들의 30% 가량은 나중에 다시 열성 경련을 일으킬 수 있습니다. 혹시 열성 경련이 재발하더라도 대부분 아이에게 별다른 문제는 없지만, 만약을 대비해서 정확한 진찰을 받아야 합니다.

해열제는 열성 경련을 예방할 수 없어

열성 경련을 겪은 아이에게 해열제를 매우 강하게 사용하는 경우가 있는데요. 열이 올라가지 못하게 미리 해열제를 사용하면 열성 경련이 일어나지 않을 것 같지만, 연구에 따르면 해열제가 열성 경련을 예방하지는 않습니다. 그러니 열성 경련을 겪었던 아이라도 해열제는 앞에서 언급한 내용을 기준으로 사용해야 합니다. 해열제는 아이의 열성 경련을 막을 수도 없을 뿐더러, 지나치게 복용하면 오히려 아이의 건강한 면역력 성장을 방해할 수 있습니다.

열성 경련, 어떻게 해야 하나?

일단 열성 경련에 대한 걱정을 줄여야 합니다. 가능하면 아이가 겪지 않으면 좋겠지만, 대부분의 열성 경련은 아이에게 해로운 영향을 주지 않습니다. 아이가 열성 경련을 했더라도 크게 걱정할 필요는 없습니다. 부모님의 두려움과 걱정으로 지나친 해열제를 사용하는 실수가 오히려 아이에게 득은 없고 해로운 영향만 주는 결과를 가져올 수도 있지요. 해열제는 부모님의 걱정을 줄여주는 것 뿐입니다.

아주 간혹 있는, 간질과 같은 심각한 경우라면 병원의 의사선생님을 믿고 따라 주세요. 병원에서 별다른 문제가 없다는 소견을 받았다면, 열성 경련은 그만 잊고, 아이의 건강한 면역력 성장에 집중해주세요. 아이가 자라면서 면역력이 건강하게 성장할수록 열성 경련이 다시 나타날 가능성은 점차 줄어들게 됩니다.

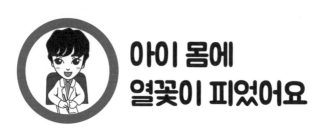

아이 몸에
열꽃이 피었어요

열꽃은 대체로 바이러스성 피부 발진입니다. 쉽게 설명하면, 아이의 몸에 침입한 바이러스는 대부분 감기 또는 장염과 같은 증상을 일으키지만, 간혹 피부 발진을 일으키는 경우도 있습니다. 용어가 어렵고 무서워 보이지만, 사실 감기와 비슷한 상태라고 생각하면 됩니다. 다만 그 증상이 피부로 나타나는 것뿐이지요. 수족구병 역시 바이러스성 피부 발진 중의 하나입니다. 수족구병은 손발과 입에 발진이 나타나는 명확한 특징이 있지만, 다른 바이러스성 발진들은 구분이 쉽지 않지요.

열꽃이 피면 열이 떨어진다?
아이에게 열꽃이 피면 보통 열이 떨어진다고 알고 있습니다. 하지만 꼭 그렇지는 않습니다. 열꽃은 여러 종류의 바이러스에 의해서 나타날 수 있습니다. 돌발진의 경우에는 열꽃이 나타나면 열이 떨어지고 증상이 호전될 수 있지만, 열꽃이 핀 후에도 열이 떨어지지 않고 증상이 지속되는 경우가 있습니다. 또 홍역이나 풍진에 의한 발진은 열이 오르는 시기에 나타날 수 있어요.

열꽃은 대부분 자연스럽게 없어진다

대부분의 열꽃 증상은 바이러스에 의해서 나타나는 발진이기 때문에 별다른 치료가 없어도 자연스럽게 없어집니다. 흉터까지 말이지요. 감기가 자연스럽게 좋아지는 것과 마찬가지입니다. 간혹 세균성에 의해서 나타나는 발진이 있는데요, 이때는 항생제 복용이 필요할 수 있습니다.

열꽃이 피면 정확한 진찰이 필요해

가벼운 질병이라고 해도 열꽃의 모습만으로 그 원인을 정확히 판단하기는 어렵습니다. 의사선생님도 열꽃과 함께 열의 양상이나 동반한 다른 증상들을 함께 살펴보면서 열꽃의 원인을 판단하게 됩니다. 그러니 아이에게 열꽃이 생기면 병원에서 진찰을 받아보는 것을 권합니다.

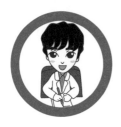

단계별 열 관리 매뉴얼

열, 이렇게 관리하자

지금까지 열을 두려워하지 않고 영리하게 이용할 수 있는 여러 가지 생각들에 대해서 이야기해봤습니다. 올바른 체온계 사용법과 해열제 이야기 등… 사실 모두 기억하기에는 내용이 좀 많았습니다.

부모님들은 보통 아이가 열이 나면 당황하고 걱정부터 앞서, 당장 무엇을 해야 하는지 헷갈리고 혼란스러우실 수 있지요. 그래서 우리 아이가 열이 났을 때 무엇부터 어떻게 해야 하는지 한 눈에 알 수 있도록 열 관리 단계별 매뉴얼을 보며 정리할까 합니다. 혹시 아이가 열이 난다면 이 매뉴얼을 살펴보면서 단계별로 차근차근 필요한 조치를 해주세요.

STEP 01	먼저 아이의 체온을 확인한다	- 적외선 체온계로 고막을 향해서 양쪽을 2회씩 측정합니다. - 6개월 이하는 펜타입 체온계로 항문 체온을 측정합니다. - 37.5℃까지는 정상, 38℃까지는 미열, 38℃부터는 발열입니다 ※6개월 이하에서는 체온의 값이 중요합니다. 3개월까지는 38℃, 6개월까지는 39℃ 이상이면 응급실에서 정확한 진료를 받는 것이 좋습니다.
STEP 02	병원에 가야 할 때를 결정하자	- 낮이라면 즉시 병원에 가서 정확한 진찰을 받습니다. - 밤이라면, 부모님의 눈으로 아이가 심하게 쳐지는지, 피부에 변화가 있는지, 아이의 코를 확인해서 호흡을 편하게 하는지, 아이의 입을 확인해서 물을 충분히 마시는지 확인합니다. - 그 외에 본능적으로 심각하다고 판단되는 모습이 있다면 한밤중이라도 응급실에 가서 정확한 진찰을 받습니다.
STEP 03	병원에 가지 않는다면, 아이가 푹 쉬도록 하자	- 아이의 옷을 벗기지 말고 평상시대로 입히고, 미온수마사지는 하지 않습니다. - 밥은 아이가 잘 먹는 음식으로 먹을 수 있는 만큼만 주고, 물은 꼭 충분히 마시도록 신경 써주세요.
STEP 04	미리 해열제를 준비하고, 용량을 체크한다	- 열이 오를 것을 막기 위해 미리 해열제를 복용할 필요는 없습니다. - 열이 오르더라도 아이의 컨디션이 나쁘지 않으면 복용하지 않아도 괜찮습니다.

STEP 05	열이 오른 아이가 힘들어하면 해열제를 사용하자	- 아이가 잠들기 전에 해열제를 복용하면 잠을 푹 잘 수 있습니다. - 자는 도중 체온이 올라도 아이가 잘 자면 깨워서 먹일 필요는 없습니다. - 해열제에 반응하지 않고 아이가 여전히 힘들어하면 3~4시간 후에 다른 계통의 해열제로 바꿔 먹이고, 응급실에 가야 하는 증상인지 다시 한번 확인합니다. - 체온이 내려가지 않아도 시간간격에 맞춰 해열제를 사용하면 해열제의 진통효과로 아이가 더 편해질 수 있습니다.
STEP 06	별다른 문제없이 밤을 보냈다면, 오전에 병원 진찰을 받자	- 열의 원인이 무엇이지 병원에서 정확한 진찰을 받아보세요. - 아침에 열이 떨어져도 저녁이 되면 열이 다시 오를 수 있습니다. 저녁까지는 아이의 상태를 주의 깊게 살펴봐 주세요.

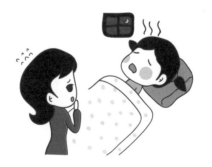

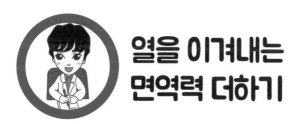

열을 이겨내는 면역력 더하기

아직 완전히 성장하지 못해 약한 아이의 면역력은 병균을 이겨내기 위해 열이라는 강력한 면역 작용이 필요합니다. 그래서 면역력이 미숙한 면역력 1, 2단계에서 열이 많이 나고, 한번 열이 나면 오래 지속하는 것이지요. 아이의 연약한 면역력이 강해지기 위해서는 아이의 몸이 여러 차례 열을 내보면서 그 방법을 배우는 과정이 필요한데요. 특히 면역력이 약한 아이는 한의학적인 방법을 사용해 부족한 힘을 더해주는 특별한 관리가 필요합니다.

아이에게 부족한 면역력을 더해주는 것은 한의학의 가장 큰 장점이기도 합니다. 한의학의 장점을 살려 열이 나는 아이가 건강하게 이겨낼 수 있는 세 가지 방법을 소개해드리겠습니다.

한의원에서도 열을 치료합니다

아이가 갑자기 열이 날 때 한의원에서도 아이의 열을 치료할 수 있습니다. 앞에서 살펴본 것처럼 한의학에서는 열을 무조건 잡아야 하는 대상으로 보지 않습니다. 아이가 열을 내면서 질병을 이겨내는 면역력을 한의학에서는 발산(發散)하는 힘으로 생각합니다. 발산하는 힘은 아이의 질병이 경락 깊이 들어가지 않도록 바깥으로 몰아내는 힘입니다. 아이의 열과 감기가 심하고 오래 지속되는 이유는 발산하는 힘이 약하기 때문입니다. 그래서 아이가 열이 날 때 열을 억지로 끄기보다는 발산시키는 힘을 더해줘서 아이가 열을 잘 이겨낼 수 있도록 도와줍니다.

면역력을 더해주는 한의학 치료로 열을 더 잘 이겨낼 수 있습니다.

면역력을 더해주는 치료를 하면서 필요할 경우 적절한 해열제를 사용해 아이의 불편함을 덜어주면 아이는 열을 더 잘 이겨낼 수 있습니다. 하지만 열이 나는 아이를 진료하는 한의원이 많지는 않기 때문에 미리 확인하고 방문할 필요가 있습니다.

가벼운 미열은 미리 관리하자

앞에서도 잠깐 언급한 내용입니다. 아이에게 미열과 감기 기운이 약간 있을 때 예방을 위해 해열제를 미리 먹이는 경우가 있습니다. 그러나 해열제 복용은 아이 몸의 건강한 면역 작용을 방해할 수 있습니다. 이때 한의학의 접근이 아이에게 도움이 됩니다.

한의학에서는 질병이 침입한 경락의 깊이로 열과 감기의 진행, 그 정도를 판단합니다. 가벼운 미열은 아직 질병이 제대로 침범하지 않고 얕은 경락에 머물러 있는 단계입니다. 이 때 앞에서 살펴본 발산시키는 힘을 더해주는 한약을 복용하면, 질병이 경락 깊숙이 침입하지 더 심해지지 않도록 미리 관리해줄 수 있습니다.

그래서 **아이에게 미열과 약한 감기기운이 있을 때 한의학적인 방법을 사용해보세요.** 많은 한의원에서 이러한 목적으로 복용할 수 있는 한약을 준비하고 있어요. 건강보험 적용도 되기 때문에 가격 부담도 적습니다.

열을 이겨내는 면역력을 키우자

찬바람을 쐬면 열이 나는 아이, 감기에 걸릴 때마다 고열이 나는 아이, 열이 나면 5일 이상 길게 지속되는 아이. 기초 면역력이 약하거나 제대로 만들어지지 못한 아이들은 열이 자주 날 수 있습니다. **한의학에서는 이러한 아이들에게 부족한 기초 면역력을 더해줍니다.**

앞에서 설명한 발산 작용과 함께 음(陰)을 더해주는 치료를 해주는데요. 발산하는 힘이 감기를 이겨내는 면역력이라면, 음은 발산하는 힘이 더 잘 작용하도록 연료의 역할을 합니다. 이 두 가지 힘을 함께 더해주면 아이에게 부족한 기초 면역력을 키워줄 수 있습니다.

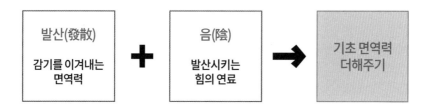

그리고 이러한 면역력 보충과 함께 해열제 사용을 줄이고 열을 이겨내는 연습을 꾸준히 이어가면 아이의 면역력이 차츰 성장하면서 열이 점차 줄어들 수 있습니다.

이렇게 한의학의 더해주기 치료를 통해 아이가 열을 잘 이겨내고, 면역력을 튼튼하게 하는데 도움을 줄 수 있습니다. 튼튼해진 면역력은 열과 감기를 잘 이겨낼 수 있지요. 부족한 면역력을 더해주는 한의학의 장점을 활용해 면역력이 쑥쑥 크는 건강한 아이로 만들어 주세요.

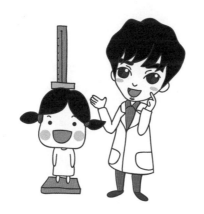

이제 불안할 필요 없는 감기약 줄이기를 제대로 시작해 보겠습니다. 효과적으로 약을 줄일 수 있는 건강한 방법을 알아보고, 약이 꼭 필요한 순간을 함께 알아봅니다.

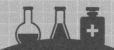

3부 2장

감기약은 줄이고
면역력은 키우고

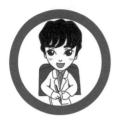

감기는
저절로 낫는 질환

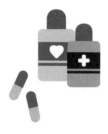

불안한 감기약 줄이기

감기. 우리 아이가 앓는 가장 흔한 질환입니다. 하지만 많은 부모님들이 어떻게 아이의 감기를 관리해야 하는지 늘 고민합니다. TV에서는 아이들이 감기에 걸렸을 때 감기약과 항생제 복용을 줄여야 한다고 하는데, 병원에 가면 여전히 감기약과 항생제를 처방하지요. 가능하면 약의 사용을 줄여보고 싶은데, 막상 어떻게 할 지 모르는 경우도 많습니다.

무엇보다 우리 아이가 아픈데 약을 먹이지 않는 게 쉽지는 않습니다. 그래서 감기약 보다는 보약이나 배즙이라도 먹여보고, 이것저것 생활 관리를 함께 해보지만, 이것만으로는 뭔가 부족한 것도 같고요. 잠깐이라도 감기 걸린 아이에게 약을 먹이지 않으면 증상이 심해질까 금세 불안한 마음이 앞섭니다.

이제 불안할 필요 없는 감기약 줄이기를 모던한의사와 함께 제대로 시작해 보겠습니다. 효과적으로 약을 줄일 수 있는 건강한 방법을 알아보고, 약이 꼭 필요한 순간을 함께 알아봅니다. 또 명확한 의학적 연구 결과들과 전통적인 한의학을 함께 활용한 건강한 생각과 방법들을 배워봅니다.

감기를 이해하자

감기약을 줄이기 위해서는 열과 마찬가지로 먼저 감기에 대한 명확한 이해가 필요합니다. 사실 감기는 열에 비해서 조금 더 복잡합니다. 열이 하나의 단일한 면역 작용이라면, 감기는 열과 콧물, 기침과 같은 여러 가지 증상들이 복합적으로 나타나고, 증상도 빠르게 변화하는 급성 질환입니다. 그래서 감기는 아이들마다, 감기의 종류마다 무척 다양한 형태로 나타납니다. 무엇보다 체온처럼 명확한 수치로 나타나지도 않지요.

하지만 복잡한 감기도 정확하게 파악할 수 없는 건 아닙니다. 감기의 흐름과 패턴에 좀 더 주목해서 살펴보면 숨겨진 감기의 진짜 모습이 나타납니다. 그리고 이렇게 분석한 감기를 바탕으로 아이의 콧물과 기침을 없애기 위한 감기약이 아닌, 꼭 필요할 때에만 영리하게 복용하는 지혜를 배워봅니다.

감기는 저절로 낫는다

첫 출발이 되는, 가장 먼저 기억해야 하는 사실! **감기는 저절로 낫는 질환입니다.** 감기약과 항생제를 복용하지 않아도 감기는 저절로 낫습니다. 좀 더 정확히 말하자면, 감기약을 복용하든 복용하지 않든 감기가 낫는데 걸리는 시간은 같습니다. 흔한 우스갯소리로 감기에 걸렸을 때 병원에 가면 일주일

만에 낫고, 안 가면 7일 만에 낫는다는 소리가 있습니다. 아이가 감기에 걸리면 대부분 물을 많이 마시고, 충분한 휴식을 취하면 어느 정도의 시간이 지나면서 깨끗하게 낫습니다. 바로 이 점에서 출발해 감기의 회복에 도움이 되지 않는 감기약 복용을 줄이는 것입니다.

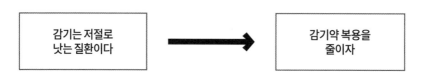

하지만 우리의 출발과 목표 사이에는 꽤 거리가 있습니다. 감기가 저절로 낫는다는 이유만으로 감기약을 복용하지 않기는 현실적으로 어렵습니다. 많은 부모님들이 감기약의 사용을 줄이고 싶지만, 실제로는 어떻게 해야 하는지 막연하고, 쉽지 않은 이유이기도 합니다.

그래서 모던한의사와 함께 이 거리를 좁혀보도록 할 텐데요. 감기는 저절로 낫는 질환이라는 생각으로부터 어떻게 우리 아이의 감기약을 줄일 수 있는지, 건강한 생각과 방법들에 대해서 앞으로 하나씩 자세한 이야기를 해보도록 하겠습니다. 이와 함께 감기약을 줄이는 우리의 최종 목표는 바로 아이의 건강한 면역력입니다.

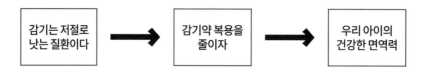

감기약과 면역력의 관계
감기약을 줄이면 아이가 잘 아플 수 있습니다. 여기서 '잘 아프다'는 감기약을 먹지 않아 더 심하게 아프다는 것이 아닙니다. 아이의 면역력이 감기약의 간섭과 방해를 받지 않고 스스로 감기를 이겨내면서 '효과적으로 아프다'는 의미입니다. 아이는 이렇게 잘, 효과적으로 아프면서 건강한 면역력을 키울 수 있습니다.

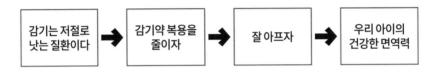

감기는 저절로 낫는 질환이다 → 감기약 복용을 줄이자 → 잘 아프자 → 우리 아이의 건강한 면역력

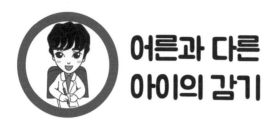

어른과 다른 아이의 감기

이제 감기에 대해 더 자세히 살펴보겠습니다. 아이는 어른에 비해 감기를 심하게 앓습니다. 그래서 오래 지속되는 아이의 감기를 보면 아이가 건강이나 면역력이 약한건 아닌지 걱정이 들지요. 하지만 아이의 감기는 면역력의 성장 과정에 있는 아이 건강의 특성을 고려해야 합니다.

〈2부 면역력 발달 단계〉에서 살펴봤듯이, 면역력 단계가 낮은 아이들은 자주 감기에 걸리고, 오래 지속되며 앓는 모습도 어른과는 많이 다릅니다. 하지만 아이의 면역력이 한 단계씩 성장하면서 점차 감기의 빈도와 앓는 기간이 어른과 비슷해집니다.

다시 말해서, 아이의 감기는 어른과 같지 않습니다. 따라서 어른의 감기를 치료하듯이 감기약을 먹이면 오히려 아이의 건강과 면역력 성장에 해를 끼칠 수 있습니다. 결국 우리 아이의 감기약을 줄이기 위해 먼저 아이들 감기의 특징을 이해해야 합니다. 아이들의 감기가 어른과는 어떻게 다른지 아이들 감기의 중요한 다섯 가지 특징에 대해서 알아보겠습니다.

아이들의 감기는 오래 지속된다

아이의 감기는 평균 2주

부모님이 감기에 걸리면 3일~1주일 정도면 낫지만, 아이들의 감기는 그렇지 않습니다. 아이들의 감기는 평균 2주 정도 지속되고, 어릴수록 앓는 기간이 길어집니다. 그리고 지난 감기가 깨끗이 낫기도 전에, 또는 지난 감기가 나은 후 금세 새로운 감기에 걸리면서 1~2달 동안 감기에 걸려 지내기도 합니다.

구체적으로 살펴보자면 면역력 1단계의 아이들의 감기는 2주 이상 지속될 수 있고, 아래 그림과 같이 면역력이 차츰 성장해 5단계에 이르면 어른과 비슷한 일주일 정도로 줄어들게 됩니다.

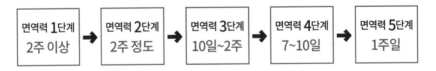

면역력 1단계 2주 이상 → 면역력 2단계 2주 정도 → 면역력 3단계 10일~2주 → 면역력 4단계 7~10일 → 면역력 5단계 1주일

여유롭게 낫기를 기다리자

아이들은 아직 면역력이 약하기 때문에 감기를 이겨내기 위한 충분한 시간이 필요합니다. 우리 아이의 건강한 감기 관리를 위해서는 시간이 걸리더라도 아이가 감기를 이겨낼 때까지 기다리는 부모의 여유 있는 마음이 필수 조건입니다. 아이의 감기가 언제 나을지 불안해하고 조급해하는 마음은 불필요한 감기약의 복용으로 이어지고, 아이의 건강한 면역력 성장을 방해합니다.

아이의 감기는 시간이 좀 더 필요하다는 사실을 이해하고, 아이가 스스로 이겨낼 때까지 기다려주는 여유 있는 마음을 가져주세요. 우리 아이를 믿고 기다려 줘야, 아이는 스스로의 면역력으로 건강하게 감기를 이겨낼 수 있는 기회를 가질 수 있습니다.

아이들은 원래 감기에 많이 걸린다

감기를 달고 사는 아이?

만 6세 이하의 아이들은, 9월부터 4월까지의 감기철 동안 평균 6~8회 감기에 걸리고, 한 달에 한 번씩 2주 정도 감기가 지속됩니다. 아이들은 이렇듯 환절기와 겨울의 절반을 감기에 걸려서 보내게 됩니다.

더 구체적으로 살펴보면, 아이들의 면역력 단계에 따라 감기의 횟수는 조금씩 달라집니다. 낮은 단계일수록 자주, 길게 걸리고, 면역력 단계가 성장하면서 아이의 감기 횟수가 점차 줄어들게 되지요.

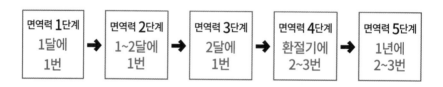

어른의 기준으로 아이의 감기 횟수와 면역력을 판단해서는 안 되는 이유입니다. 우리 아이는 왜 이렇게 감기에 많이 걸리고 면역력이 약할까 하는 생각이 들어도, 아이는 사실 지금 연령에 맞는 면역력을 갖고 있고, 성장 단계에 맞게 감기에 걸리고 있는 모습인 것이지요.

다시 말해서, **지금 우리 아이가 감기에 많이 걸리더라도 연령과 면역력 단**

계에 맞춰서 적절한 정도로 아프다면 크게 걱정할 필요가 없습니다. 걱정은 조금 줄이고 우리 아이의 면역력 단계를 고려하여 차근차근 면역력을 키워가야 합니다. 아이들에게 감기가 많이 걸리는 시기는 성장 과정에서 한 번은 거쳐가야 하는 단계입니다. 지금 많이 걸리는 우리 아이의 감기가 밑거름이 되어 건강한 면역력을 만들어갈 수 있습니다.

아이들은 원래 열이 많이 난다

감기에 걸리면 열이 난다

열에 대해서는 앞에서 많은 이야기를 해봤는데요. 다른 질환으로 인해서 나타나는 하나의 증상이라는 사실을 기억하시죠? 아이들이 가장 많이 걸리는 질환은 감기이고, 감기는 열의 가장 중요한 원인이기도 합니다. 열은 아이의 면역력 단계가 낮을수록 많이 나기 때문에 면역력 단계가 낮은 1~2단계 아이일수록 감기에 걸리면 열이 더 많이 납니다. 열이 나는 빈도가 많기도 하고, 한 번 열이 나면 3~4일에서 일주일 이상 지속되는 경우도 있지요.

아이는 태어나 감기라는 적을 처음 만났기 때문에 감기와 싸우는 방법을 전혀 모르지요. 열은 아이가 할 수 있는 모든 방법을 동원해서 감기와 싸우는 모습이기도 합니다. 이렇게 열을 내면서 몇 차례 감기를 이겨내고, 면역력이 차츰 성장하다 보면, 열이라는 무기를 효과적으로 사용하는 방법을 배우게 되고 열의 빈도가 점차 줄어들게 됩니다.

열은 면역력 발달을 판단하는 척도

잘 만들어진 아이의 기초 면역력을 바탕으로 면역력이 성장하면 열은 점차 줄어들게 되는데요. 유치원이나 초등학생 아이가 열이 자주 난다면 아직 기초 면역력이 튼튼하게 만들어지지 못했다고 볼 수 있습니다. 이러한 아이들은 지금이라도 열이 날 때 해열제의 사용을 줄이면서 아이가 열의 면역 작용을 배울 수 있도록 관리해야 합니다. 그리고 기초 면역력이 많이 약한 경우에는 〈2장〉에서 설명한 한의학의 방법을 사용해서 부족한 면역력을 더해주는 것이 좋습니다.

아이들 감기는 심해 보인다

아이들이 조금만 콧물을 흘리고 기침을 해도 어른보다 더 증상이 심해 보입니다. 아직 감기의 경험이 적어 코를 풀거나 기침을 잘 하지 못하고, 신체 구조상 코 안쪽의 좁은 공간 때문에 쉽게 코가 막히기 때문입니다.

콧물이 나면 '흥'을 잘 못 한다

어른들은 코에 콧물이 차면 코를 풀 수 있습니다. 하루에 2~3번 정도 코를 풀고, 세수할 때 한 번 풀 정도의 약간의 콧물로는 있어도 감기에 걸렸다고 느끼지 않지요. 하지만 아이는 코를 잘 풀지 못합니다. 그래서 콧물이 조금만 나도 콧구멍에 맺혀 있거나 줄줄 흘러 실제보다 더 심해 보일 수 있습니다.

기침을 효율적으로 못 한다

기침은 목과 기관지에 있는 가래를 제거하기 위한 몸의 반사 작용입니다. 어른은 기침을 한두 번만 하면 가래를 쉽게 제거할 수 있지만, 아이는 어른에 비해서 기침을 효과적으로 하지 못합니다. 그래서 여러 번 기침을 해야 하는데, 엄마가 보기엔 심하게 기침하는 것처럼 보일 수가 있습니다. 또 어른은 콧물이 목 뒤로 넘어가면 삼킬 수 있는 반면, 아이는 어릴수록 콧물이나 가래를 잘 삼키지 못해서 기침을 해야만 제거할 수 있는데요. 이것도 실제보다 아이의 기침이 심한 것처럼 보이게 합니다.

코가 쉽게 막힌다

아이들은 체구가 작기 때문에 코에서 통하는 숨길이 어른에 비해서 많이 좁습니다. 어릴수록 콧물이 조금만 차거나 코가 조금만 부어도 쉽게 막히고 답답할 수 있지요. 그래서 가벼운 감기에도 코가 막혀 잠을 못 자고 보챌 수 있습니다. 결과적으로, 어릴수록 아이의 감기 증상은 실제보다 좀 더 심해 보일 수 있습니다.

아이는 코를 잘 풀지 못합니다.

아이는 기침을 효과적으로 못합니다.

아이는 코가 쉽게 막힙니다.

아이의 감기는 실제보다 더 심해 보일 수 있습니다.

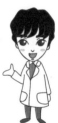

반대로 생각하면, 아이의 감기 증상에 비해서 실제 감기의 정도는 더 가벼울 수 있어요. 두 가지 경우의 예를 들어 생각해보겠습니다.

① 먼저 아이가 아침에 콧물을 약간 흘리고, 기침을 한두 번씩 하는 증상은 가볍게 생각해도 괜찮습니다. 어른이라면 세수하면서 코를 풀고 기침 한 번으로 가래를 뱉어 내면 그만이지만, 아이에게는 어른처럼 간단한

테크닉도 아직 힘들 수 있습니다.

② 아이가 자다가 일어나 토할 듯이 기침을 하더라도, 기관지염이나 폐렴이 아닌 감기일 가능성이 더 큽니다. 아이들은 단순히 감기 때문에 생긴 가래이지만, 한 번에 가래를 제거할 수 없어서 여러 번 기침을 해야 하고 심하면 기침을 하면서 토하기도 합니다.

아이의 콧물과 기침은 아이의 눈높이에서 바라봐야 합니다. 아이들은 콧물과 기침을 잘 못해서 감기가 더 심해 보일 수 있다는 사실을 기억하세요.

아이들은 콧물과 가래, 기침을 여러 번 겪어보면서 차츰 가래를 삼키는 방법, 콧물을 푸는 방법, 기침을 잘 하는 방법을 배워가게 됩니다. 이렇게 콧물과 기침 테크닉을 완전하게 습득하기 위해서는 면역력 5단계, 즉 초등학생 후반기에서 중학생까지 성장해야 합니다.

아이들 감기는 여러 증상을 동반한다

아이들의 감기는 어른과 달리 여러 가지 증상을 동반하는 경우가 많습니다.

대변이 묽어진다

감기는 코나 목과 같은 호흡기계에 염증이 나타나는 질환이지만, 아이는 아직 면역력이 미숙하기 때문에 소화기계의 상태도 함께 저하되면서 대변이 묽어질 수 있습니다. 이러한 경우 식사는 평상시처럼 하고 군것질, 기름진 음식은 줄여주는 것이 좋습니다.

눈곱이 많이 낀다

감기에 걸리면 아이의 결막에도 살짝 염증이 생기면서 눈물의 양이 많아질 수 있습니다. 그리고 코로 연결되는 눈물관이 좁아지면서 눈물이 눈에 많이 머물러 눈곱이 많이 생길 수 있어요. 심한 경우에는 아침에 일어날 때 눈곱이 많이 껴 눈을 잘 뜨지 못할 수도 있습니다. 이럴 땐 조심해서 눈곱을 제거하고, 눈 마사지를 하면 도움이 됩니다.

눈 마사지 방법은 결막염을 설명한 395페이지를 참조하세요.

목소리가 변한다

감기에 걸려서 목소리가 변하는 경우는 두 가지입니다. 먼저 코가 막혀서 코맹맹이 소리가 날 수 있고, 성대가 있는 후두 가까이에 염증이 생기면 목소리가 잠길 수 있습니다.

그 외 증상들

중이에 염증이 생길 수 있고(중이염), 두통과 복통, 근육통과 같은 통증을 호소할 수 있습니다. 또 피부에 발진이 나타나거나, 열성 경련을 동반하는 경우도 있지요. 함께 동반하는 증상에 따라서 감기가 아닌 다른 질환에 걸렸을 가능성도 있습니다. 걱정이 되는 증상이 나타날 때는 병원에서 아이의 정확한 상태를 확인해보는 것이 좋습니다.

아이의 감기를 이해하고 약의 사용을 줄이자

아래의 그림처럼 아이 감기의 특징을 알아봤는데요. 아이들은 감기에 자주 걸리고, 낫는데도 시간이 많이 필요합니다. 감기에 걸리면 열도 많이 나지요. 아이들은 면역력이 약하기 때문에 감기가 심할 수밖에 없다는 다소 비관적인 이야기이기도 합니다.

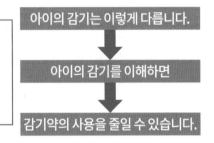

그래도 아이는 괜찮습니다. 만약 어른이 아이처럼 감기를 달고 지낸다면 큰 문제입니다. 하지만 아이는 면역력이 약하기 때문에 당연히 감기 증상이 심합니다. 하지만 아이들은 이렇게 아프면서 면역력을 사용하는 방법을 배울 수 있고, 점차 열과 감기가 줄어들게 되지요. 아이에게 감기는 잘 아프면서 면역력이 쑥쑥 성장하는 중요한 과정입니다.

아이가 많이 아프다는 감기의 특징을 이야기하는 이유는 많이 아픈 만큼 약을 쓰기 위해서가 아닙니다. 아이의 감기를 이해하고, 불필요한 약의 사용을 줄이기 위해서입니다. 아이의 감기를 같은 눈높이에서 바라보면 불필요한 걱정을 줄이고, 감기약의 사용도 줄일 수 있습니다.

열이 3일 이상 나더라도 면역력 1단계의 아이라면 크게 잘못된 것이 아닙니다. 면역력 2단계의 아이가 콧물이 2주째 지속되더라도 조금씩 좋아지고 있다면 감기약을 복용하지 않아도 괜찮습니다. 이렇게 면역력이 성장하는 과정과 아이들 감기의 특징을 이해하면 불필요한 감기약의 사용을 줄일 수 있습니다. 그리고 줄어든 감기약 만큼 우리 아이는 잘 아프면서 건강한 면역력을 만들어갈 수 있습니다.

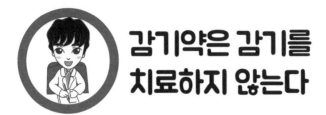

감기약은 감기를 치료하지 않는다

감기약과 항생제가 아이의 감기에 도움이 되지 않고, 오히려 심각한 부작용의 가능성이 있다는 사실. 뉴스와 다큐멘터리에서 자주 접할 수 있는 이야기입니다. 이번에는 아이가 감기에 걸릴 때 복용하는 약에 대해서 알아보겠습니다.

감기약은 치료가 아닌 부작용

미국 소아과학회에서는 만약 감기 증상이 아이를 힘들게 하지 않는다면, 약물과 생활 관리가 필요하지 않다고 얘기합니다. 아이가 기침을 하고 코가 막혔더라도 행복하고 즐겁게 놀다가 평화롭게 잠든다고 말이지요.

아이의 감기 증상은 사실 아이보다 부모님의 마음을 더 불편하게 합니다. 부모님들은 아이의 콧물과 기침을 빨리 낫게 하고 싶은 바람과 함께 이대로 놔두면 더 심해지지 않을까 하는 걱정에 감기약을 찾게 됩니다. 하지만 여기서 꼭 알아둬야 하는 사실이 있습니다.

감기약은 감기를 낫게 하지 않습니다.

이 글을 읽는 부모님들은 어릴 때 병원에 가서 감기약을 받아 복용했습니다. 당연한 일이었지요. 하지만 그 동안 감기약에 대한 많은 연구를 통해 이러한 인식이 바뀌었습니다. 90년대부터 감기약이 아이들에게 효과가 없다는 연구 결과들이 나오기 시작했고, 2000년대 중반, 그러니까 10여 년 전부터는 오히려 이러한 감기약이 아이에게 해로울 수도 있다는 연구 결과들이 나오고 있습니다. 다시 말해서, 감기약은 아이의 감기에 효과가 없고, 오히려 부작용을 줄 수 있습니다.

감기약이 아이에게 일으키는 부작용은 드물지만 꽤 심각합니다. 미국식품의약국 FDA는 감기약이 의식 저하, 빠른 심박동, 경련, 심지어 죽음까지 일으킬 수 있다고 경고합니다. 그래서 미국소아과학회에서는 만 4세 이하의 아이에게 절대 감기약을 먹이지 말라고 권고합니다. 미국 〈업투데이트〉도 만 6세 이하의 아이는 물론, 만 12세 이하의 아이들까지 감기약을 사용하지 않도록 권고하고 있습니다.

다시 말해서, 아이들에게 감기약은 필요하지 않습니다. 아이가 아프지 않기 위해서 복용하는 감기약이 오히려 아이를 더 아프게 할 수 있기 때문입니다.

항생제는 강한 감기약이 아니다

많은 부모님들이 항생제를 강한 감기약으로 생각합니다. 항생제를 먹어야 감기가 낫는다고 생각하고, 빨리 낫기 위해서 항생제를 복용하기도 합니다.

실제로 항생제가 경이로운 약물이긴 합니다. 역사적으로 수많은 생명을 살린 항생제의 발견은 인류 의학의 황금 시대를 이끌었다고 해도 과언이 아니지요. 우리 아이가 아플 때에도 항생제를 잘 사용하면 많은 도움이 될 수 있습니다. 하지만 항생제는 감기와는 전혀 관계가 없는 약물입니다.

감기는 바이러스가 원인인 감염 질환인데, 항생제는 바이러스가 아닌 세균에 의한 질환을 치료합니다. 그래서 감기에는 어떤 효과도 주지 않고, 오히려 심각한 부작용만 줄 수 있습니다. 이 부작용은 몇 가지로 나타나는데요.

첫 번째 부작용은 바로 내성입니다.

항생제의 과도한 복용으로 몸에 내성이 생기면, 정말 항생제가 필요한 심각한 질환에서 그 효과를 볼 수 없습니다. 예를 들어 많은 부모님이 폐렴으로의 진행을 걱정해서 감기 증세가 있는 아이에게 미리 항생제를 먹이는 경우가 있습니다. 하지만 불필요한 항생제 복용으로 아이 몸에 내성이 생기면, 나중에 아이가 폐렴이 걸렸을 때 사용할 수 있는 약이 없어집니다. 항생제와는 전혀 관계 없는 감기 때문에 정말 필요할 때 써야 할 항생제를 쓰지 못한다면 안타까운 일이겠지요.

두 번째 부작용은 장내 세균총의 파괴입니다.

앞에서 이야기한 대로 우리 몸에 살고 있는 세균들이 면역 작용을 함께 담당한다는 사실을 기억하시죠? 항생제는 이러한 세균들에 융단 폭격을 가하는 것과 같습니다. 단 한 알의 항생제로도 몸 속 세균의 20~50%가 죽게 됩니다. 이로운 세균들과 함께 면역력을 키워가야 하는 시기에 불필요하게 먹인 항생제가 아이 몸에 너무나도 큰 부작용을 줄 수 있습니다.

물론 항생제가 감기로 인한 합병증에 도움이 되는 경우도 있습니다. 아이가 급성 중이염, 급성 세균성 축농증, 급성 세균성 폐렴에 걸렸을 때는 도움이 될 수 있습니다. 하지만 이러한 경우에도 꼭 필요할 때 신중하게 사용해야 합니다. 실제로 아이들의 중이염과 축농증에서 항생제가 잘못 사용되는 경우가 정말 많습니다. 이러한 질환에 대해서는 뒤에서 더 자세한 이야기를 해보도록 할게요.

아프도록 내버려두는 것이 아니다

아이가 감기에 걸렸을 때 감기약과 항생제는 치료가 아닌 부작용만을 줄 수 있다고 했습니다. 하지만 아이가 아플 때 약을 사용하지 않고 지켜본다는 것이 쉽지는 않습니다. 마치 아픈 아이에게 아무것도 해주지 않고 내버려두는 것 같아 죄책감이 들기도 합니다. 하지만 꼭 기억하세요. 아이가 아프도록 내버려두는 것이 아닙니다. 아이가 스스로 이겨낼 수 있는 기회를 주고 기다리는 것입니다. 그래야 아이가 건강한 면역력을 만들 수 있습니다.

이제부터는 아이를 위해서 감기약의 사용을 줄여야 합니다. 그렇다고 갑자기 사용을 줄이는 것은 아닙니다. 또 아이에게 아무것도 해주지 않고 그저 지켜보는 것도 아닙니다. 아이의 감기가 어떻게 진행하는지 면밀히 살펴보면서 영리하고 지혜롭게 감기약의 사용을 줄이고, 건강한 방법을 사용해서 아이의 감기를 관리해야 합니다. 이제 감기약 사용을 줄일 마음의 준비를 하고 구체적인 방법을 알아보겠습니다.

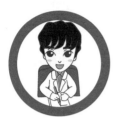

감기약, 이렇게 줄이자

감기의 흐름을 이해하자

감기의 흐름

아이가 감기에 걸렸을 때 언제 감기약을 먹이고, 줄여야 하는지 감기의 흐름과 패턴을 통해 판단할 수 있습니다. 감기는 다른 질환에 비해 상대적으로 짧게 진행하는 급성 질환이고, 2주 동안의 짧은 진행 속에서도 이렇게 변화무쌍한 형태가 나타납니다. 바로 이 변화를 잡아내 감기의 흐름을 파악하면서 감기약의 복용을 줄일 수 있습니다.

그리고 지금까지 감기약을 복용하면서 언제 아이의 감기가 나을지 기다려왔다면, 이제부터는 감기의 진행을 미리 예측하면서 아이의 감기를 관리할 수 있게 됩니다.

감기의 진행 세 단계

1단계 감기가 시작하고, 심해지는 단계. 보통 1~3일 정도의 시기입니다.

2단계 감기 증상이 가장 심한 단계. 보통 3~6일 정도의 시기입니다.

3단계 감기에서 서서히 회복하는 단계. 보통 6~14일 정도의 시기입니다.

감기의 흐름은 감기의 평균 진행 기간인 2주를 기준으로 구분합니다. 면역력 단계가 높은 아이들이 일주일에서 열흘 사이에 낫는다면, 각 단계의 기간은 조금씩 줄어들 수 있습니다.

감기의 진행을 그래프로 살펴보면 이렇게 나타납니다.

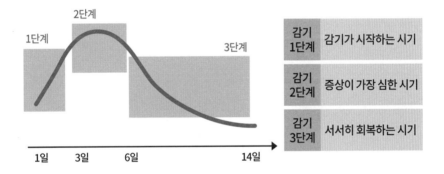

이 그래프를 잘 기억해두세요. 지금은 간단한 형태의 그래프이지만, 앞으로 아이의 감기에 대해 하나씩 배워가면서 점점 더 자세하고 복잡해집니다.

그리고 아이의 감기는 어른에 비해서 길게 지속된다는 사실을 기억해야 합니다. 아이의 감기가 낫기 위해서는 평균 2주 정도가 걸리고, 어릴수록 더 오래 갑니다. 하지만 시간이 걸리더라도 아이의 감기는 깨끗하게 낫습니다. 따라서 우리 아이는 왜 이렇게 감기가 오래 갈까 하고 조급해 할 필요가 없습니다. 충분한 시간이 지나면 나을 거라고 생각하면서 아이를 믿고 기다려야 합니다. 아이의 감기에 대한 지나친 걱정과 조바심이 불필요한 감기약 복용으로 이어집니다.

감기는 기다림이다

이러한 감기의 흐름과 함께 어떻게 감기약을 사용하지 않고 기다려야 하는지 기다림의 원칙 세 가지를 살펴봅니다.

기다림의 원칙1: 가벼운 감기는 지켜보자

감기 1단계는 아이의 감기 증상이 조금씩 시작하는 1~3일 정도의 시기입니다. 이 시기의 아이는 콧물과 함께 기침을 살짝 하고, 컨디션이 조금 떨어집니다. 부모님들은 아이를 데리고 병원에 가야 하지 않을까 고민하게 되지요. 미국소아과학회에서 권고하는 '아이가 감기에 걸렸을 때 병원에 가야 하는 증상'은 이렇습니다.

• 아이의 호흡이 빨라지고 힘들어 보일 때	• 기침이 1주일 이상 지속될 때
• 입술이나 손톱이 파랗게 변할 때	• 귀에서 통증을 느낄 때
• 콧물이 10일 이상 지속될 때	• 열이 39℃이상일 때
• 지나치게 잠만 자거나 심하게 보챌 때	

미국 소아과 학회에서 권고하는 3개월 이상의 아이가 병원에 가야 하는 증상

병원에 가야 하는 기준이 꽤 높습니다. 그리고 병원에 간다고 해서 꼭 감기약을 복용하는 것도 아닙니다. 실제로 전 세계 의학계는 공통적으로 감기를 일컬어 저절로 낫는 질환이고, 감기를 낫게 하는 약은 없다고 하면서 불필요

한 치료를 하지 말라고 권고합니다.

하지만 우리나라는 어떤가요? 아이를 둔 가정에서 이렇게 하기란 정말 어렵습니다. 열흘 동안 콧물을 흘리는 아이를 두고 병원에 가지 않는 부모님은 드물 겁니다. 병원에 갔는데 괜찮다고 감기약을 받지 못하면, 왠지 다른 병원에 가서 다시 약을 처방 받아야 할 것 같은 마음까지 듭니다. 하지만 우리 아이의 건강한 면역력을 위해서 이제는 달라져야 합니다.

아이의 면역력을 위한 기다림의 원칙 1번. 증상이 가벼운 감기 1단계에서는 감기약을 줄이고 기다려주세요. 감기는 초반에 잡아야 한다는 생각으로 증상이 심하지 않아도 감기약을 먹이는 경우가 많습니다. 하지만 이때 먹는 감기약은 아이의 감기에 어떠한 영향도 주지 않습니다. 감기약을 먹지 않고도 가볍게 지나가는 경우가 있고, 감기약을 먹어도 3~6일까지는 감기의 자연스러운 경과에 따라 점차 심해질 수도 있습니다. 감기약을 먹고도 증상이 심해지면 효과가 없다는 생각에 항생제까지 찾기도 합니다.

꼭 기억해둬야 할 사실! 감기약을 미리 복용해도 감기가 심해지는 것을 막을 수 없습니다. 감기약은 아이의 감기 치료에 효과가 없고, 부작용만 줍니다. 감기약의 사용을 참고 기다리는 만큼 아이는 건강하게 감기를 이겨내고 면역력이 성장할 수 있습니다.

기다림의 원칙2: 감기약 사용 기준을 높이자

이번에는 아이의 감기 증상이 심한 2단계 감기에서 약의 사용을 줄이는 방법입니다. 사실 감기 증상이 심해지는 2단계에서도 의학적인 관점에서 감기약이 필요하지는 않습니다. 하지만 많은 부모님들이 아이의 감기약 사용을 갑자기 끊기는 어렵습니다. 조금씩 점진적으로 줄이는 것이 가장 효과적인 데요. 아이의 감기약 사용기준을 높이는 것입니다.

아이가 어느 정도의 증상에서 감기약을 복용했는지 먼저 살펴보고, 감기약을 복용하는 기준을 조금씩 올리는 방법입니다. 아이의 콧물과 기침 정도를 세분화해서 살펴보겠습니다.

콧 물		기 침	
Grade1	아침에 약간 콧물과 코막힘	Grade1	아침에 약간의 기침
Grade2	아침, 저녁에 콧물이 있고 낮에는 괜찮아	Grade2	아침, 저녁에 기침이 있고 낮에는 괜찮아
Grade3	아침, 저녁에 심하고 낮에도 훌쩍거려	Grade3	아침, 저녁에 기침이 심하고 낮에도 한 두번
Grade4	아침, 저녁에 심하고 낮에도 줄줄 흐르거나 자주 풀어	Grade4	아침, 저녁에 기침이 심하도 낮에도 자주해
Grade5	자기 전에 콧물과 코막힘이 심하고 잠들 때 약간 불편	Grade5	자기 전에 기침이 심하고 잠들 때 약간 불편
Grade6	자면서 콧물과 코막힘이 심해서 한 두번 깨기도 해	Grade6	자기 전에 기침이 심해서 한 두번 깨기도 해
Grade7	자면서 콧물과 코막힘이 심해서 잠을 푹 못 자	Grade7	자면서 기침이 심해서 잠을 푹 못자

아이들에 따라 증상의 모습과 심해지는 정도는 다릅니다.
우리 아이의 감기 증상에 맞춰서 만들어 보세요.

지금까지는 어느 정도의 증상에서 감기약을 복용 했나요? 'Grade1' 처럼 약간의 콧물에서도 감기약을 먹였다면, 이제부터 아침에 흘리는 콧물은 조금만 더 기다려보고, 저녁까지 콧물이 나면서 심해진다면 감기약을 먹여보세요.

'Grade2'에서 감기약을 복용했다면, 이제부터는 아침 저녁에 나오는 콧물은 조금 더 기다려보고, 낮까지 훌쩍거린다면 감기약을 복용해보세요.

앞에서 해열제의 사용 기준을 0.5℃ 높인 것처럼 감기약의 사용 기준도 한 단계씩 높이는 겁니다. 지금 아이가 감기약을 복용하는 기준에서 한 단계씩 높이면서 감기약 사용을 줄여보세요. 감기약을 줄이는 과정을 그래프를 통해서 살펴보겠습니다.

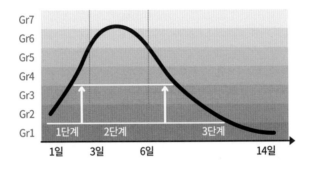

그래프에서 흰색 선으로 표시한 부분이 감기약을 복용하는 기간인데요. 'Grade1'에서 'Grade3'으로 감기약을 복용하는 기준을 올리면, 감기약을 복용하는 전체 기간이 절반으로 줄어들게 됩니다. 이렇게 복용 기준을 조금만 올려도 아이의 감기약 복용은 많이 줄어들 수 있습니다.

막상 기준을 높여서 감기약 사용을 줄이면 증상이 심해질까 걱정하는 부모님도 있을 겁니다. 하지만 괜찮습니다. 증상은 더 심해지지 않습니다. 지금까지 수 차례 살펴본 것처럼, 감기약은 감기에 전혀 효과가 없으며, 미리 복용하는 감기약은 감기의 경과에 전혀 영향을 주지 않습니다.

혹시라도 약의 복용이 필요한 증상이 보인다면 빨리 병원에 가서 필요한 조치를 받는 것이 최선입니다. 병원에 가야 할 타이밍은 뒤에서 자세히 살펴볼 것입니다. 일반적인 감기 증상은 가능하면 불필요한 약의 사용을 줄이는 것이 아이의 건강한 면역력을 위한 영리하고 현명한 선택입니다.

기다림의 원칙3: 끝까지 먹이지 말자

아이의 감기 증상이 가장 심한 2단계를 지나면서 감기는 서서히 증상이 회복되는 3단계로 들어갑니다. 이때 많은 부모님들이 깨끗이 감기를 잡아야 한다는 생각으로 감기약을 끝까지 오랫동안 먹이는 경우가 많습니다. 하지만 이러한 생각도 이제는 바꿔야 합니다.

위에서 살펴본 감기약을 복용하기로 결정한 'Grade3' 아래로 아이의 증상이 좋아지면, 그때부터 다시 감기약의 복용을 중단해주세요. 그러면 나머지 기간 동안은 아이가 스스로의 힘으로 감기를 이겨내는 연습을 할 수 있습니다. 만약 아이의 감기약이 나을 때까지 감기약을 복용하면, 아이가 얻는 도움은 없이 감기약의 부작용만 점점 커지게 되고, 몸 안에는 불필요한 화학성분들이 쌓여가게 됩니다.

그런데 이렇게 생각하시는 부모님도 계실 거에요. "감기약을 끝까지 복용하지 않으면 꼭 중간에 감기 증상이 심해져요!" 아이들이 앓는 대부분의 감기가 이렇게 보이면서 부모님들에게 걱정과 오해를 일으키지만, 그것은 감기가 심해진 게 아니라 새로운 감기가 온 것입니다. 그래서 아이의 감기는 이 그래프처럼 진행합니다.

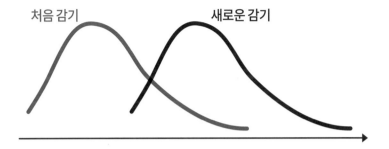

처음 감기　　　　　　새로운 감기

　면역력이 약한 아이들은 첫 감기가 깨끗이 낫기 전에 다시 새로운 감기에 걸리는 경우가 많습니다. 그래서 감기약을 복용하는 도중에도 새로운 감기에 다시 걸려서 콧물과 기침이 심해지기도 하고, 열이 나는 경우도 있지요. 이럴 때는 면역력 1단계로 돌아가 아이의 감기 관리를 다시 시작해야 합니다.

　"약도 안 먹이고 잘 이겨냈는데, 또 감기야…"라는 생각으로 마음이 지치고 걱정도 많이 들겠지만, 일관된 생각으로 꾸준히 밀고 나가야 합니다. 만약 포기하고 감기약을 먹이면 아이는 몇 주에서 몇 달 동안 감기약을 끊지 못하는 악순환에 빠지게 됩니다.

아이의 감기, 기다림의 지혜

　지금까지 감기약 사용을 줄일 수 있는 세 가지 기다림의 원칙을 살펴봤습니다. 가장 중요한것은 역시 기다림입니다. 아이가 약간의 콧물을 흘리더라도 약을 먹이지 말고 기다려야 합니다. 콧물이나 기침을 하면서 낫지 않고 오래 지속되더라도 조금 더 기다려주세요. 아이에게 감기약을 먹이지 않고 하루를 기다리면, 아이의 면역력도 그만큼 성장합니다. 만약 조급함과 걱정을 이기지 못하고 약을 주면, 아이의 면역력은 그만큼 더 후퇴합니다.

기다림의 원칙1	감기 1단계 - 가벼운 감기는 지켜보자
기다림의 원칙2	감기 2단계 - 감기약 사용 기준을 높이자
기다림의 원칙3	감기 3단계 - 감기약, 끝까지 복용하지 말자

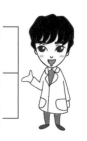

　기다림의 지혜야 말로 부모님이 우리 아이의 건강한 면역력을 키우기 위해 꼭 필요한 생각입니다. 그리고 이렇게 기다릴 수 있는 이유는 바로 우리 아이에 대한 믿음입니다. 어른들에 비해 다소 감기가 오래 지속될 수 있지만, 우리 아이에게는 감기와 싸워 이길 수 있는 힘이 있습니다. 아이가 스스로 이겨낼 수 기회를 만들어줘야 합니다. 더구나 감기는 저절로 낫는 질환이기 때문에 더욱 아이를 믿고 기다려도 됩니다. 아이를 믿고 기다리는 만큼, 아이의 건강한 면역력을 만들어갈 수 있습니다.

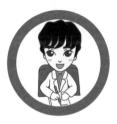

병원에 가야 할 때

아이가 감기에 걸렸을 때 아무런 조치도 없이 무작정 기다리라는 것은 아닙니다. 영리하고 현명하게 기다려야 합니다. 병원에 가야 할 때를 잘 알고 있어야 한다는 것이지요. 아이에게 열이 나거나, 감기가 합병증으로 진행할 때는 자세한 진찰이 필요합니다. 경우에 따라서는 약물 복용이 필요할 수 있지요 이런 경우는 무작정 집에서 감기가 낫기를 기다리는 것보다 적시에 병원에 가야 합니다. 무작정 아이가 낫기를 기다리는 것은 오히려 간단한 치료 적기를 놓쳐서 더 심하게 앓는 경우가 있기 때문입니다. 따라서 어떤 증상이 있을 때 병원에 가야 하는 지 정확히 알아야 합니다.

지금까지는 합병증을 예방하기 위해 미리 약을 먹이던 부모님도 있을 텐데요. 아이의 감기 증상이 가벼울 때 미리 감기약과 항생제를 먹여도 합병증을 예방할 수는 없습니다. 이러한 증상에 대한 최선의 관리는 신속하게 아이의 증상을 파악하고, 병원으로 가는 것입니다. 약을 먹이지 않고 기다리는 중이나 병원에서 처방 받은 약이 남아 있더라도 합병증 증상이 있다면 빨리 병원으로 가 정확한 진찰을 받는 것이 우선입니다.

그래도 너무 걱정할 필요는 없습니다. 병원에 가야 할 상황이 생긴다고 해서 반드시 아이가 심각한 증상이 있는 것은 아니기 때문입니다. 병원에 간다고 해서 꼭 약을 복용해야 하는 것도 아니지요. 병원에 가는 이유는 아이의 정확한 상태를 확인하기 위해서입니다.

그리고 이런 증상들이 있다 하더라도 약물 사용은 꼭 필요한 상황에서 신중하게 해야 합니다. 지금까지 반드시 약을 먹어야 한다고 알고 있던 증상들에서도, 최신 의학 연구에서는 약을 줄이라고 말합니다. 그럼 아이의 감기에서 언제 병원에 가야 하는지, 어떻게 약을 줄일 수 있는지 하나씩 자세히 살펴보겠습니다.

열: 열로 파악하는 감기의 흐름

우리가 앞에서 많이 공부했던 열의 가장 흔한 원인은 감기입니다. 열은 주로 감기 1단계에서 나타납니다.

보통 감기 1단계의 증상은 가볍기 때문에 감기약을 먹지 않고도 기다릴 수 있는 시기이지만, 열이 나면 상황이 달라집니다. 특히 고열이 나고 열이 지속되면 병원에서 정확한 진찰을 받는 것이 좋습니다. 열은 대부분 별다른 치료가 필요 없는 감기가 원인인 경우가 많지만, 혹시라도 치료가 필요한 다른 원인일 가능성도 생각해야 하기 때문입니다.

열은 다른 증상들과는 달리 몇 가지 특징을 갖고 있는데요. 아이가 감기에 걸렸을 때 열이 나타나는 시기를 통해 감기의 흐름을 파악할 수 있습니다.

열은 새로운 감기의 시작

열은 감기가 시작하는 감기 1단계에서 주로 나타납니다. 열은 감기가 시작하는 증상이라고 볼수 있지요. 열이 떨어진 이후에도 아이의 감기는 평균 2주 간 지속될 수 있습니다. 또 아이의 콧물이 완전히 낫지 않았는데 열이 나는 경우가 있습니다. 이때는 아이의 감기가 깨끗하게 낫지 않아 심해진 것이 아니라, 새로운 감기가 온 것입니다. 따라서 아이의 콧물이 완전히 낫지 않은 상태에서 열이 난다면 새로운 감기의 시작으로 보고, 감기 1단계로 돌아가 적절한 관리를 다시 시작해야 합니다.

열은 며칠 지속할 수 있고, 목의 통증을 동반할 수 있다

열은 감기의 유형이나 아이의 체질, 그리고 면역력 상태에 따라 1~3일 정도에 그치기도 하고, 5~7일까지 지속되는 경우도 있습니다. 또한 열과 함께 편도가 부으면서 목의 통증을 호소하는 경우도 많습니다. 경우에 따라 두통, 근육통, 아이의 짜증, 몸이 처지는 등의 모습이 함께 나타나기도 합니다.

열이 떨어지면 코 증상이 심해질 수도

열이 떨어지면 아이의 콧물과 코막힘, 기침과 같은 호흡기계 증상이 더 심해질 수 있습니다. 이때 부모님은 심해지는 아이의 콧물과 기침을 걱정하면서 더 강한 감기약이나 항생제를 찾기도 합니다. 하지만 이러한 흐름은 자연스러운 감기의 진행이고, 감기약이나 항생제 복용은 필요하지 않습니다. 다시 말해서 감기약과 항생제를 미리 복용해도 기침과 콧물은 영향을 받지 않고 심해집니다. 따라서 열이 떨어지고 코 증상이 심해지는 시기에 불필요한 감기약과 항생제 복용은 하지 않아야 합니다.

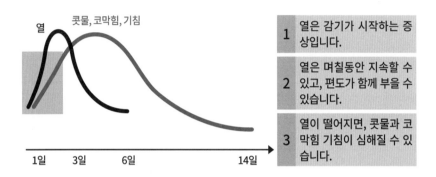

1	열은 감기가 시작하는 증상입니다.
2	열은 며칠동안 지속할 수 있고, 편도가 함께 부을 수 있습니다.
3	열이 떨어지면, 콧물과 코막힘 기침이 심해질 수 있습니다.

앞에서 배웠던 열이 감기에서 어떻게 나타나는지, 파악이 되셨나요? 하지만 감기가 아닌 다른 질환에서도 열이 나타날 수 있기 때문에, 고열이 나거나 열이 지속되면 열의 원인이 무엇인지 병원에서 정확한 진찰을 받는 것이 좋습니다.

중이염: 항생제를 줄여보자

면역력이 약한 면역력 1, 2단계 아이들은 감기에 걸리면 중이염을 동반하는 경우가 많습니다. 아이가 귀에 통증을 호소할 때는 병원에서 중이염 여부를 확인하는 것이 좋습니다. 중이염이 생소한 부모님들을 위해 먼저 중이염에 대해서 알아보겠습니다.

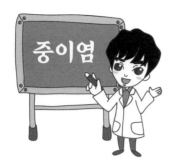

귀 안쪽, 고막 뒤에 위치하는 중이에 염증이 생기는 질환

코와 귀는 연결되어 있어서, 감기로 코에 염증이 생기면 중이에도 염증이 생길 수 있습니다.

주로 감기 1단계에서 나타나는 편입니다.

많은 부모님들이 중이염에 걸리면 당연히 항생제를 복용해야 한다고 알고 있습니다. 심지어 항생제를 복용하지 않으면 큰 일이 난다고 생각하는 경우가 있는데요. 이 생각도 이제는 바꿔야 합니다. 아이의 중이염에 꼭 항생제를 복용해야 할 필요는 없습니다.

중이염도 예전과는 달리 치료 방법이 변하고 있는 질환입니다. 예전에는 중이염에 걸리면 무조건 항생제를 복용했지만, 세계의 의학계가 한 목소리로 중이염의 항생제 복용을 줄이라고 이야기합니다. 중이염은 항생제를 복용하지 않아도 대부분 자연스럽게 좋아지고, 항생제에 따른 부작용이 훨씬 크기 때문입니다.

의외라고 생각하는 부모님도 있겠지만, 미국소아과학회에서는 아이의 급성중이염에 2~3일 정도 항생제를 복용하지 말고 저절로 좋아지기를 기다리라고 권고합니다. 영국 국립보건임상연구원에서는 더 강하게 권고하는데, 대부분의 중이염은 3~5일이면 자연스럽게 좋아지기 때문에 특별한 치료가 필요 없다고까지 말하고 있지요. 따라서 이제는 중이염에 걸렸을 때 공식처럼 무조건 항생제를 복용하지는 않습니다.

항생제를 복용하기보다 자연스럽게 좋아지기를 기다려주는 것이 우선입니다. 저절로 낫고 별다른 문제를 일으키지도 않을 중이염을 치료하기 위해 항생제를 먹고 내성이 생기면, 나중에 항생제가 꼭 필요한 다른 질환에서 항생제의 효과를 볼 수 없게 됩니다.

물론, 아이의 상태에 따라 항생제가 도움이 되는 경우도 간혹 있습니다. 하지만 이러한 경우에도 항생제가 아닌 한의학 치료를 통해 아이의 중이염을 효과적으로 관리할 수 있습니다. 한의학의 치료는 뒤에서 더 자세히 살펴보겠습니다.

중이염에 걸리면 귀머거리와 같은 합병증이 생긴다?

걱정하지 마세요. 중이염으로 합병증이 생기는 경우도 있지만, 그런 경우는 매우 드뭅니다. 합병증을 걱정해 불필요한 항생제를 복용할 필요는 없습니다. 병원에서 중이염의 경과를 정확히 확인하고, 혹시 필요하다면 적절한 치료를 받으면 됩니다.

중이염에 걸려 몇 달 동안 항생제를 복용하는 경우는?

아이들의 경우 귀에 물이 차면 완전히 빠지는데 평균 6주 정도가 필요합니다. 이 시기에 감염으로 인한 염증 증상은 보통 초기 1주일 정도이고, 나머지는 감염 증상 없이 물만 차있는 상태입니다. 이러한 상태를 **삼출성 중이염**이라고 하는데요. 삼출성 중이염은 자연스럽게 물이 빠지면서 별다른 치료 없이도 좋아지기 때문에 항생제를 먹이지 않아도 됩니다.

그런데 삼출성 중이염에서 물이 완전히 빠질 때까지 몇 달씩 항생제를 복용하는 경우가 있습니다. 항생제 복용은 중이염의 경과에 영향을 주지 않고 오히려 심각한 부작용을 줄 수 있습니다. 혹시 다니는 병원에서 아이의 중이염으로 몇 달째 항생제를 처방하고 있다면 다른 병원으로 바꾸는 것을 고려해야 합니다.

아이가 귀의 통증을 호소하면 해열제 주자

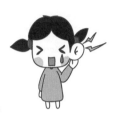

사실 항생제보다 중이염에 더 유용한 약물은 해열제입니다. 해열제는 해열 작용과 함께 진통 작용이 함께 있습니다. 그래서 열이 나면서 힘든 아이에게 도움이 될 수 있고, 어른들도 두통이나 생리통이 있을 때 바로 이 해열제를 복용합니다. 따라서 중이염으로 귀에 통증을 느낄 때도 해열제를 먹으면 도움이 되지요. 이러한 통증은 대체로 중이염이 회복되면서 며칠 사이에 자연스럽게 좋아집니다.

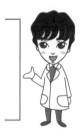

> 아이가 귀의 통증을 호소하면 병원에서 정확한 진찰을 받아보세요.
>
> 중이염에 꼭 항생제를 복용해야 하는 것은 아닙니다.
>
> 중이염은 항생제를 복용하지 않아도 대부분 자연스럽게 좋아집니다.
>
> 아이가 귀의 통증을 호소하면 해열제를 복용하게 해주세요.

자, 아이의 중이염을 관리하는 건강한 생각들을 기억해두셨나요? 중이염이 있으면 아이의 귀 상태를 확인하는 것이 좋지만, 아이의 건강한 면역력을 위해서 불필요한 항생제의 사용은 꼭 줄여주세요.

축농증: 아이의 콧물, 열흘의 법칙

아이들의 콧물이 오래 가고 노랗다면 부모님은 대부분 축농증이 아닌지 걱정합니다. 이번에는 아이의 축농증을 건강하게 관리하는 방법을 살펴보겠습니다. 먼저, 축농증이 어떤 질환인지 알아봅니다.

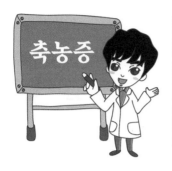

코 옆에 있는 부비동에 염증이 생기는 질환

코와 부비동은 바로 옆에 붙어 있어서, 아이들의 감기에는 축농증이 동반되는 경우가 많습니다.

항생제 치료가 필요한 경우는 단 6~9%정도입니다.

축농증을 심각하게 생각하지 말자

많은 부모님들이 축농증을 심각한 질환으로 생각하고 걱정을 하는데요. 실제로 축농증은 아이들에게 흔하게 나타납니다. 아이들이 코감기에 걸리면 코의 바로 옆에 연결된 부비동에 흔히 염증을 동반하지만, 별다른 문제없이 자연스럽게 좋아집니다. 그리고 대부분 바이러스가 원인이기 때문에 항생제가 필요 없습니다.

하지만 항생제가 필요한 축농증도 있습니다. 가끔 나타나는 세균성 축농증인데요. 이때는 항생제가 도움이 됩니다. 따라서 세균성 축농증을 구별하는 것이 콧물과 축농증 관리의 포인트입니다.

항생제가 필요 없는 노란 콧물

세균성 축농증을 구별하기 위해서 먼저 아이가 코감기에 걸렸을 때 콧물의 변화를 살펴보겠습니다. 감기 1단계에서는 맑은 콧물로 시작합니다. 2단계에서는 콧물의 양이 많아지고, 노란 콧물이나 초록색 콧물이 나타날 수 있습니다. 그리고 3단계에서는 다시 맑은 콧물로 돌아가고, 콧물의 양도 조금씩 줄어듭니다.

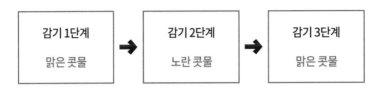

감기 1단계에서는 맑은 콧물로 시작합니다. 2단계에서는 콧물의 양이 많아지고, 노란 콧물이나 초록색 콧물이 나타날 수 있습니다. 그리고 3단계에서는 다시 맑은 콧물로 돌아가고, 콧물의 양도 조금씩 줄어들게 됩니다.

여기서 한 가지 중요한 포인트가 있습니다. 많은 부모님들이 2단계에서 노란 콧물이 나타나면, 세균성 축농증에 걸렸다고 생각해 아이에게 항생제를 주곤 하는데요. 실제로는 그렇지 않습니다. 노란 콧물은 아이들의 감기에서 자연스럽게 나타나는 증상이지, 노란 콧물이 꼭 세균성 축농증을 의미하지는 않습니다. 따라서 아이의 콧물이 노란색이라고 항생제를 먹일 필요는 없습니다.

병원에 가야 하는 축농증 증상은?

자연스러운 감기 증상으로 나타나는 축농증과 병원에서 정확한 진찰을 받을 필요가 있는 세균성 축농증을 구분하기 위해 **'축농증 열흘의 법칙'**이 필요합니다.

축농증	만약 감기가 시작하고 10일째에도 콧물이 전혀 호전이 없고, 심한 상태로 유지가 되면 세균성 축농증을 의심할 수 있습니다.
열흘의 법칙	만약 10일째에 콧물이 서서히 좋아지고 있다면 일반적인 감기이고, 세균성 축농증일 가능성은 적습니다.

10일이라면 우리가 앞에서 살펴본 감기의 흐름 3단계에 해당하는 시기입니다. 이 시기는 감기가 서서히 회복하는 단계인데요. 만약 감기 3단계에서도 2단계처럼 똑같이 콧물이 심하다면 축농증을 의심할 수 있고, 병원에서 정확한 진찰을 받아보는 것이 좋습니다. 이때의 콧물은 반드시 노란 콧물일 필요는 없고, 맑거나 하얀 콧물일 수도 있습니다. 또 한 가지 축농증의 중요한 특징이 있는데요. 축농증은 콧물과 함께 반드시 낮에 기침 증상이 나타나야 합니다. 정리해보면,

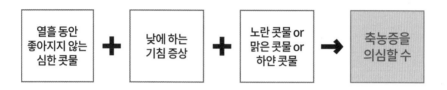

이런 증상이 있을 때 세균성 축농증을 의심할 수 있고, 이때는 병원에서 정확한 진찰을 받는 것이 좋습니다.

세균성 축농증은 반드시 항생제?

세균성 축농증의 경우 항생제를 복용하면 조금 더 빨리 나을 수 있지만, 복용하지 않아도 자연스럽게 낫습니다. 또 중이염과 마찬가지로 세균성 축농증도 항생제 대신 한의학의 치료로 관리할 수 있습니다. 이 부분은 뒤에서 좀 더 자세히 살펴보겠습니다.

세균성 축농증은 드물다

마지막 중요한 사실이 하나 있습니다. 아이의 감기에서 세균성 축농증이

합병증으로 나타나는 경우는 6~9% 정도에 불과합니다. 세균성 축농증은 아이들에게 자주 나타나는 모습이 아니기 때문에 축농증에 대한 막연한 걱정은 조금 줄이셔도 괜찮습니다.

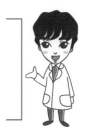

> 노란 콧물이 난다고 해서 항생제를 복용할 필요는 없습니다.
>
> 열흘 째에도 콧물이 여전히 심할 때 세균성 축농증을 의심합니다.
>
> 세균성 축농증은 반드시 낮에 기침을 하는 증상을 동반해야 합니다.
>
> 항생제를 복용하면 조금 빨리 낫지만 반드시 필요하지는 않습니다.

자, 이제 축농증에 대해서 정리가 되지요? 축농증은 아이의 감기에 흔하게 나타나는 질환이고, 불필요한 항생제 복용은 줄여야 합니다.

폐렴: 기침보다는 호흡이 중요하다

폐렴은 호흡을 담당하는 폐에 염증이 생기는 질환입니다. 중이염, 축농증과는 다르게 아이가 호흡하기를 힘들어하면 한밤중이라도 응급실에 갈 상황이 생길 수 있습니다. 그래서 이번에는 아이의 폐렴 증상을 어떻게 인지할 수 있는지 확인해 보겠습니다.

오랫동안 기침하는 아이, 폐렴 증상일까?

기침을 오래 한다고 해서 반드시 폐렴이라고 단정할 수 없습니다. 물론 폐렴을 걱정해야 하는 경우도 있지만, 반드시 그런 것은 아닙니다. 오래 지속되는 아이의 기침에서 폐렴을 구별하는 방법이 있습니다.

축농증이 10일이었다면, 폐렴은 2주를 기억하면 됩니다. 2주는 앞에서 살펴본 감기의 흐름에서 감기가 회복되는 3단계가 끝나는 시기입니다. 하지만 이때까지 기침이 좋아지지 않고, 여전히 심하다면 폐렴을 의심할 수 있고, 병원에서 진찰을 받아보는 것이 좋습니다.

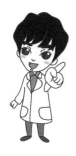

아이의 기침이 2주째에도 호전이 도지 않거나 더 심해진다면 감기가 아닌 폐렴, 천식, 백일해를 의심할 수 있습니다.

아이가 2주째에 여전히 기침을 하더라도 기침이 조금씩 호전되고 있다면 걱정하지 않아도 괜찮습니다.

감기에 걸리면 기침을 오래 할 수 있다

기침은 2주를 기준으로 생각하지만, 2주째 여전히 기침을 하더라도 조금씩 좋아지는 기미가 보이고, 가벼운 기침이라면 걱정하지 않아도 됩니다. 아이들은 면역력이 약하기 때문에 감기에 걸리면 한 달까지 기침이 지속되는 경우가 있습니다. 하지만 감기로 남아있는 기침이기 때문에 별다른 치료는 필요없습니다.

기침보다 더 중요한 호흡

기침을 하지 않거나, 기침을 시작한 지 2주가 되기 전에 아이가 숨을 쉬기 힘들어 하고, 호흡이 빨라진다면 폐렴을 의심할 수 있습니다. 폐렴으로 호흡이 힘들면, 호흡이 빨라지고 어깨를 들썩거리고 가슴이 움푹움푹 파이면서 아이가 힘들게 숨쉬는 모습이 나타납니다. 만약 이러한 증세에 열까지 함께 나타나면 폐렴의 가능성이 더욱 크다고 볼 수 있습니다. 그래서 한밤중이라도 아이의 호흡이 힘들어 보인다면 응급실에서 정확한 진찰과 필요한 처치를 받아야 합니다. 이때 코가 막혀서 숨쉬기 힘든 모습은 폐렴과는 구별해야 합니다.

자다가 깨서 기침하다 토하는 아이, 폐렴일까?

기침이 심하면 자다가 깨서 기침을 하고, 심지어 토하는 경우도 있습니다. 혹시 폐렴이 아닐까 걱정되기도 하는데요. 이러한 모습은 폐렴이 아니라 아이가 기침을 잘 못해서 그러는 경우가 많습니다. 아이들은 기침으로 가래를 잘 제거하지 못하기 때문에 여러 번 기침을 해야 합니다. 그래서 자다가 기침을 많이 해 깰 수 있어요. 그리고 기침을 많이 하면 복압이 지속적으로 높아져 위의 내용물이 함께 올라와 구토가 나옵니다.

하지만 폐렴은 기침보다 호흡이 더 중요합니다. 이렇게 기침 때문에 자다가 깨고 토하더라도, 아이의 호흡이 괜찮다면 폐렴의 가능성은 적습니다.

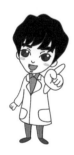

아이가 숨쉬기 힘들어하면서 호흡이 빨라지고, 숨쉴 때 어깨를 들썩하거나 가슴이 옴폭하게 들어가는 모습이 보일 정도로 호흡이 힘들어보이면, 폐렴을 의심할 수 있습니다.

만약 아이가 잠을 깰 정도록 기침이 심하더라도 호흡이 괜찮다면 폐렴의 가능성은 적습니다.

폐렴, 항생제를 복용하는 질환

폐렴도 축농증과 마찬가지로 항생제가 필요 없는 바이러스성 폐렴이 있고, 항생제가 필요한 세균성 폐렴이 있는데요. 아이들에게는 바이러스성 폐렴이 더 많은 편이에요.

바이러스성 폐렴에서도 항생제의 복용을 줄이면 좋겠지만, 폐렴은 대부분 세균성 폐렴으로 가정하고 항생제를 복용하게 됩니다. 바이러스성 폐렴과 세균성 폐렴을 구별하기가 쉽지 않기도 하지만, 폐는 호흡을 담당하는 중요한 장기이기 때문입니다. 간혹 증상이 심한 경우에는 입원을 하면서 관리해야 하는 경우도 있습니다.

그래서 아이가 폐렴에 걸리면 항생제를 복용할 수 있다는 생각을 해주세요. 폐렴이라면 항생제를 사용하는 것이 아이에게 더 도움이 될 수 있습니다.

기침, 정확히 알고 약을 줄이자

하지만 폐렴에서도 약물의 사용을 줄일 수 있습니다. 정확히는 폐렴이 아닌 기침에서 약의 사용을 줄이는 건데요. 보통 아이들이 기침을 심하게 하면 폐렴을 걱정해 불필요한 약물을 복용하는 경우가 많습니다. 하지만 2주째부터 아이의 기침을 확인해보고, 기침보다는 아이의 호흡이 더 중요하다는 사실을 기억해 두면 폐렴에 대한 걱정을 많이 줄일 수 있습니다. 엄마의 불안과 걱정이 줄어드는 만큼, 우리 아이의 불필요한 약물도 자연스럽게 줄어들게 됩니다.

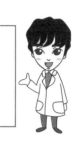

기침이 2주째 여전히 심하고 호전이 없으면, 폐렴을 의심할 수 있습니다.

호흡이 빠르고 숨쉬기가 힘들어 보이면, 폐렴을 의심할 수 있습니다.

아이의 숨쉬기가 힘들어 보이면 밤중에라도 응급실에 가세요.

기침을 하면서 깨는 모습은 폐렴을 의심할 수 있는 증상이 아닙니다.

감기

독감: 타미플루를 줄이자

매년 겨울이 되면 독감이 유행해서 아이들을 힘들게 하는데요. 독감엔 당연히 타미플루를 복용한다고 알고 있지만, 막상 타미플루를 먹이려면 부작용이 걱정됩니다.

독감을 예방하기 위한 백신과 치료를 위한 타미플루에 관해 알아봅니다.

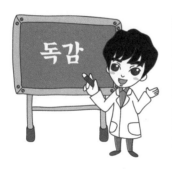

감기와 다른 인플루엔자 바이러스가 원인인 감염 질환

열이 많이 나는 편이고, 주로 콧물 기침을 동반

소아의경우, 구토 설사와 같은 위장관 증상이 나타나거나 간혹 열성 경련이 나타나는 경우도 있습니다.

예방접종을 하면 독감에 안 걸린다?

독감은 전세계적으로 가장 활발히 연구되는 질환 중 하나입니다. 그래서 매년 모습을 바꿔 치료약을 찾기 힘든 바이러스가 원인임에도 독감을 예방할 수 있는 백신은 계속 만들어지고 있습니다. 현재 독감을 낫게 해주는 약물이 없기 때문에, 독감 백신은 독감을 예방할 수 있는 최선의 방법입니다. 하지만 독감은 예방접종을 하더라도 걸릴 수 있습니다.

독감 예방접종은 올해 유행할 것으로 예측되는 3~4종류의 독감 바이러스로 백신을 만듭니다. 예측이 잘 맞으면 80% 정도의 효과가 있다고 하지만, 최근 10년 동안 나타난 백신 효과는 낮을 때는 20%, 높을 때는 60% 정도에 그치고 있습니다. 그래서 예방접종을 하더라도 여전히 독감이 유행할 수 밖에 없고, 많은 아이들이 고생하게 되는 것입니다.

독감 치료약은 정말 독감을 치료할까?

아이가 독감에 걸렸을 때는 치료제인 타미플루를 떠올릴 수 있는데요. 이 타미플루에 관한 중요한 사실이 한 가지 있습니다. 타미플루는 독감을 치료하는 약이 아니라는 겁니다. 타미플루는 독감에 걸리고 이틀 이내에 복용했을 때 독감에 걸린 전체 기간의 단 하루 정도를 줄여주는 것에 그칩니다. 아이들의 독감이 평균 2주 정도 지속된다고 할 때, 하루 차이로는 약을 먹는 의미를 말하기에 어려운 결과입니다. 독감에 걸린 아이가 타미플루를 먹어도 낫지 않는 이유가 여기에 있습니다.

특히 최근에는 타미플루가 독감 치료에 효과가 없고 부작용을 줄 수 있다는 연구 결과들이 나오고 있고, 세계적으로도 신중하게 사용하는 경향이 있지요. 따라서 아이가 독감에 걸렸을 때는 굳이 타미플루를 먹지 않아도 괜찮습니다. 대부분의 건강한 아이들은 약을 먹지 않아도 독감에서 자연스럽게 낫습니다. **약을 먹지 않고도 독감을 이겨낸 아이는 예방접종보다 더 강력한 면역력을 가질 수 있습니다.** 따라서 우리 아이에게 타미플루보다 독감을

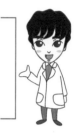

스스로 이겨낼 수 있는 기회를 주세요. 우리 아이는 타미플루가 없어도 독감을 건강하게 잘 이겨낼 수 있습니다.

하지만 타미플루를 복용하지 않더라도 독감에 걸리면 아이의 상태를 정확하게 확인하기 위해 병원에 가는 것이 좋습니다. 대부분의 독감은 별다른 치료가 없이도 합병증 없이 회복되지만, 간혹 중이염, 폐렴, 뇌수막염, 열성 경련과 같은 합병증을 동반하는 경우가 있기 때문입니다.

예방 접종은 독감을 예방할 수 있는 최선의 수단입니다.

타미플루는 독감을 치료하지 않습니다.

타미플루는 이틀 안에 복용했을 때 전체 증상을 하루 정도 줄여줍니다.

타미플루는 복용하지 않더라도 독감에 걸리면 병원에 가주세요.

독감 백신과 타미플루에 대해서 정확히 이해되셨나요? 백신과 타미플루가 있음에도 독감은 여전히 아이를 힘들게 하는 질환입니다. 그래서 이러한 약물보다 더 중요한 것은 아이의 면역력이에요. 면역력이 튼튼한 아이는 독감이 유행해도 걸리지 않습니다. 그리고 면역력을 키우는 지름길은 불필요한 약물의 사용을 줄이고, 건강하게 독감과 감기를 이겨내는 것입니다.

병원엔 꼭 필요할 때만 가자

지금까지 아이가 감기에 걸렸을 때 언제 꼭 병원에 가야 하는지를 살펴봤는데요, 다시 한 번 간단히 정리해보겠습니다.

가벼운 열은 좀 더 지켜볼 수 있지만 고열이 나고 열이 지속되면 병원에서 정확한 진찰을 받아야 합니다. 콧물은 열흘을 기준으로 세균성 축농증을 의

심하고, 심한 기침이 2주 이상 지속하면 폐렴을 의심할 수 있습니다. 그리고 폐렴은 기침보다 호흡이 중요합니다. 중이염과 독감에 걸릴 때에도 병원에서 진찰을 받는 것이 좋습니다.

이러한 증상 외에도 구토나 설사가 심하거나, 아이의 컨디션이 심하게 안 좋아 보일 때, 피부색이 변하고 트러블이 일어날 때, 또는 열성 경련처럼 평소와 다른 위험한 증상이 보일 때도 병원에서 정확한 진찰을 받아야 합니다.

이렇게 아이가 감기에 걸렸을 때 무조건 기다리는 것이 아니라, 이러한 내용을 기억하고 병원에 갈 시기를 놓치지 않는다면, 아이의 감기를 영리하게 기다리면서 관리할 수 있습니다.

그리고 병원에 가더라도 반드시 약을 복용하는 것은 아닙니다. 지금까지 당연히 항생제를 복용하던 고열, 축농증, 중이염에서 항생제를 줄일 수 있고, 독감에서 꼭 타미플루를 복용하지 않아도 괜찮습니다. 아는 만큼 걱정이 줄고 불필요한 약물의 복용도 줄어드는 것이죠. 그리고 이렇게 우리 아이의 면역력은 더욱 건강하게 성장할 수 있습니다.

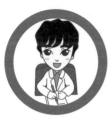

약보다 좋은 면역 작용

이번에는 감기 증상에 도움이 되는 건강한 방법에 대해서 알아보겠습니다. 감기약을 복용하지 않고 아이의 감기를 기다리는 동안 콧물, 코막힘, 기침이 심하고 목이 아플 때 도와줄 수 있는 방법입니다.

아이의 감기 증상을 관리할 때 중요한 두 가지 원칙이 있습니다. 첫 번째 원칙은 아이 몸의 면역 작용을 방해하지 않고 잘 활용하는 것입니다. 콧물과 기침의 면역이 잘 작용해야 감기를 더 잘 이겨낼 수 있습니다. 그래서 아이가 불편해하지 않으면 콧물을 없애지 않습니다. 기침 역시 편하게 잘 할 수 있도록 도와줘야 하지요. 이러한 면역 작용은 우리가 줄이고자 하는 감기약과 항생제보다 훨씬 강하고 효과적인 무기입니다.

두 번째 원칙, 증상이 지나쳐 아이가 크게 불편해 한다면 그때는 관리가 필요합니다. 앞에서 살펴본 열 부분에서도 열이 좋은 면역 작용이지만 아이가 힘들어하면 해열제를 사용해야 한다고 했습니다. 마찬가지로 콧물과 코막힘, 기침으로 아이가 많이 힘들어 할 때는 무작정 기다리는 것보다 아이의 불편을 덜어주는 편이 훨씬 좋습니다. 그래서 아이가 힘들어할 때 부작용 없이 빠른 효과를 줄 수 있는 건강한 방법들에 대해서 알아보도록 하겠습니다.

감기 증상 관리의 두가지 원칙	원칙1	면역 작용을 방해하지 않고 잘 활용한다.
	원칙2	증상이 자나쳐 아이가 힘들면 관리해 준다.

아이의 콧물 관리법

우리 아이의 콧물 관리 포인트 **콧물이 묽고 잘 흐르도록 한다**

감기에 걸렸을 때 콧물이 많아지는 이유는 코 안을 촉촉한 상태로 유지해 병균을 잘 이겨내기 위해서입니다. 콧물에는 감기를 이겨내기 위한 좋은 면역 물질들이 많이 포함되어 있습니다. 그래서 심하지 않은 콧물은 억지로 제거하지 않아도 괜찮습니다.

그러나 아무리 면역 작용이라고 해도 콧물이 지나치게 많다면 아이가 몹시 불편해집니다. 특히 아이들은 어른처럼 코를 풀어 콧물을 제거하는 방법을 모르는데요. 제거하지 못한 콧물은 코 안에 쌓이면서 점점 진해지고 코를 답답하게 합니다. 콧물이 많아 아이가 불편해할 때는 콧물을 묽게 만들어 바깥으로 잘 흐르게 해주는 것이 콧물 관리의 포인트입니다. 그럼 어떻게 해야 콧물이 묽어지고 잘 흐를까요?

물을 많이 마시자

감기에 걸리면 아이의 몸은 병균과 싸우기 위해서 콧물을 만들어내고, 점막을 촉촉한 상태로 유지합니다. 이때 필요한 것이 수분이겠지요. 그래서 물을 충분히 마시는 것이 중요합니다. 물을 많이 마시면 콧물이 묽어지고, 코의 점막을 진정시키는 효과도 있기 때문에 아이의 코 증상에 많은 도움이 됩니다. 가능하면 따뜻한 물을 마시게 하고, 찬 물은 피하는 것이 좋습니다.

실내 가습

집안의 공기가 건조하면 코 점막도 건조하기 쉽습니다. 집안이 건조하지 않도록 실내를 가습하면 점막의 상태도 촉촉한 상태로 유지되고, 콧물도 조금 묽어지지요. 우리나라는 환절기와 겨울에 건조한 환경이 되기 쉬우므로 실내의 습도를 잘 조절할 필요가 있습니다. 건조한 환경에서는 감기 바이러스가 잘 증식하기 때문에 적절한 가습은 더욱 필요하지요. 집안의 가습을 위해 대부분 가습기를 사용하는데, 꼭 그럴 필요는 없습니다. 방 안에 젖은 수건이나 빨래를 널어 두는 것만으로도 도움이 됩니다.

박하차의 효과

한의학에서 박하는 주로 콧물에 사용하는 한약재인데요. 박하는 코감기를 이겨내는 면역력을 더해줘 아이의 콧물에 좋은 효과가 있습니다. 그래서 박하차를 연하게 만들어 아이가 물처럼 마시게 해주면 좋습니다. 단, 오래 끓이면 약효가 날아갈 수 있기 때문에 5~10분 정도만 끓이는 것이 좋습니다.

그리고 박하차를 끓이는 그 자체로도 도움이 되는데요. 차를 마시는 것도 효능이 있지만, 물을 끓이면서 증발하는 수증기로 집 안의 습도를 올릴 수 있고, 박하의 정유 성분이 공기 중에 퍼져 아이의 코 증상에 도움이 되는 일석이조의 효과를 볼 수 있습니다.

콧물 제거는 식염수로

아이들은 코를 잘 풀지 못해 감기에 걸리면 코 안에 콧물이 가득하지요. 적당한 콧물은 면역 작용이기 때문에 그냥 두더라도 상관없지만, 지나치게 많을 때는 아이의 불편함을 해소하기 위해 제거해주는 것도 좋습니다. 이 때식염수를 활용하면 콧물을 쉽게 제거할 수 있습니다.

식염수를 작은 약병에 담아 아이를 눕혀 고개를 살짝 뒤로 젖힌 상태에서 코 안에 한두 방울만 떨어뜨리고 다시 아이를 바르게 앉혀주세요. 그럼 콧물이 묽어져서 쉽게 밖으로 흘러나옵니다. 코 스프레이를 사용하면 눕히지 않고 앉은 자세에서도 코 안에 식염수를 뿌릴 수 있습니다. 코 스프레이는 약국이나 인터넷에서 구입할 수 있습니다.

만약 잘 흘러나오지 않는 경우에는 빨대나 뻥코(콧물 흡입에 사용하는 도구로 약국과 인터넷에서 찾을 수 있습니다.)를 사용해서 부모님이 입으로 살짝 빨아주세요. 간혹 빨아도 콧물이 잘 안 나오는 경우가 있는데요. 이때는 콧물이 찬 상태가 아니라 코의 점막이 부어 코 안의 공간이 좁아져서 막힌 상태입니다.

그리고 이 방법은 아이가 불편할 때에만 한번씩 해주세요. 콧물을 제거하더라도 아이에게는 지금 콧물의 면역 작용이 필요하기 때문에 금세 콧물이 다시 차게 됩니다. 그래서 콧물이 잘 작용하도록 놔두고, 약간의 콧물은 잘 닦아주는 것만으로 충분합니다. 코를 자주 빨아주다 보면, 오히려 코 안의 점막에 상처가 생겨 코피가 나는 경우도 있습니다.

코 밑이 헐면 립밤

코를 풀지 못해 줄줄 흐르면 닦아줘야 하는데요. 자주 닦아주다 보면 아이의 코 밑이 헐게 되고, 건조해질 수도 있습니다. 따라서 코를 닦아줄 때는 면 재질의 수건으로 가볍게 톡톡 누르듯 닦고, 코 밑에 립밤을 조금 발라두면 도움이 됩니다. 립밤은 콧물이 피부에 직접 접촉하지 않도록 보호하는 작용을 해서 코 밑이 헐지 않도록 합니다.

약간의 콧물은 놔두자

아이들은 콧물을 풀거나 닦고 삼킬 줄 모르기 때문에 콧구멍에 맺혀 있거나 줄줄 흐릅니다. 그럼 엄마는 아이의 콧물이 심하다고 생각해서 병원에 가거나 콧물을 빼 주려고 하죠. 하지만 약간의 콧물은 아이 몸을 지키기 위한 건강한 면역 작용입니다. 아이가 불편해하지 않는다면, 억지로 콧물을 제거할 필요는 없습니다. 흐르는 콧물은 잘 닦고 코 밑에 바셀린을 발라주는 정도면 충분합니다.

아이의 코막힘 관리법

우리 아이의 코막힘 관리 포인트 잠들기 힘들 때만 도와주자

감기에 걸렸을 때 코가 막히는 이유는 아이의 몸 안으로 따뜻하고 촉촉한 공기가 들어오게 하기 위해서입니다. 감기와 싸우고 있는 아이 몸의 면역 작

용인데요. 몸 안에 차갑고 건조한 공기가 들어오면 아이의 감기에는 좋지 않습니다. 이를 막기 위해 코로 들어오는 입구를 좁게 만들고, 코 안에 콧물을 채우는 거지요. 그러면 좁은 입구를 통과한 공기는 따뜻하고 촉촉해집니다. 그래서 심하지 않은 코막힘은 그대로 두는 것이 더 좋습니다.

하지만 아이들은 코 안의 숨길이 좁아, 조금만 코가 붓고 콧물이 차도 많이 답답해 하지요. 특히 코막힘은 잠들 때 더 심해져 잠들기가 힘들거나 자다가 깨는 경우도 있습니다. 이렇게 아이가 많이 불편해할 때에만 일시적으로 코막힘을 해소해주는 것이, 코막힘 관리의 포인트입니다. 그럼 어떻게 해야 아이의 코막힘을 줄일 수 있을까요?

온도와 습도를 조절하자

코막힘을 줄이기 위해서는 몸의 면역 작용을 외부에서 도와줘야 합니다. 즉, 방 안의 온도와 습도를 조절해 따뜻하고 촉촉하게 해주는 것이지요. 외부의 공기가 따뜻하고 촉촉하면, 아이의 몸은 굳이 숨길을 좁게 만들 필요가 없어져 숨쉬기가 편해집니다.

욕실에서 스팀 목욕을 하자

아이의 코막힘이 심하면 위의 원리를 이용해서 좀 더 강한 방법을 사용할 수 있습니다. 욕실에서 스팀 목욕을 하는 방법인데요. 잠들기 전 목욕을 할 때 욕실의 문을 닫고 온수의 김을 가득 채워주세요. 욕실의 따뜻한 습기는 아이의 코를 편하게 해주고, 집 안의 습도를 올리는 효과도 있습니다.

코 위에 따뜻한 거즈를 올리자

코 자체의 온도를 올리는 방법도 있습니다. 작게 자른 거즈에 따뜻한 물을 적셔 짜고, 아이의 콧등에 올려 주세요. 그러면 코의 온도가 올라가 아이의 코막힘을 편하게 합니다. 이때 물이 너무 뜨겁지 않도록 주의하고, 숨을 쉬는 콧구멍을 막지 않도록 주의하세요.

박하차 마시기

물을 마시면 콧물이 묽어져 바깥으로 흘러나올 수 있고, 코의 점막을 진정시켜 코막힘에 도움이 됩니다. 여기에 박하를 우려낸 물을 함께 마시게 해주면, 코의 면역력을 더해줘 코막힘에 도움이 되지요. 잠들기 1시간 전에 박하차를 마시게 해주면 좋습니다.

식염수 떨어뜨리기

코를 풀 줄 모르는 아이들은 코 안에 콧물이 쌓여서 코막힘이 심해집니다. 이때 식염수를 떨어뜨려 콧물을 묽게 만들어 제거해주세요. 자세한 내용은 앞의 콧물과 같습니다.

식염수로 코 세척하기

식염수를 이용한 코 세척은 한쪽 코에 식염수를 흘려 반대쪽으로 나오게 하는 방법인데요. 식염수가 코 안을 통과하면서 콧물을 제거하고, 일시적으로 코 점막을 수축시켜 아이의 코막힘을 어느 정도 해소할 수 있게 되지요. 특히, 아이가 코막힘으로 잠들기 힘들어할 때 식염수로 코를 세척하면 코막힘을 줄일 수 있습니다. 만 5~6세 이상의 아이들에게 할 수 있는 방법이고, 코를 세척하는 도구는 약국이나 인터넷에서 쉽게 찾을 수 있습니다.

머리맡에 양파

아이의 코증상이 심할 때 머리맡에 양파 반 개를 듬성듬성 썰어 놔두면, 양파의 맵고 자극적인 냄새가 코막힘에 도움이 됩니다. 이때 양파를 그릇에 담고 구멍이 뚫린 랩이나 망으로 덮어 주세요. 이렇게 덮지 않으면, 아이의 잠투정으로 양파가 침대 속으로 들어가거나 아이가 잠에서 깼을 때 집어 먹는 경우도 있습니다.

'오트리빈' 사용

이런 방법들을 사용해도 아이가 잠이 들기 힘들 정도로 코막힘이 심하다면 약물을 사용할 수 있습니다. 열이 나서 아이가 많이 힘들 때 해열제를 사용하는 것과 비슷합니다. 이 경우에 쓰는 약물이 **비충혈완화제**인데요. 보통 약국에서 구할 수 있는 '오트리빈'이라는 이름의 약물입니다.

비충혈완화제는 아이 몸의 면역 작용을 거슬러서 억지로 코의 공간을 넓히는 작용을 하는 효능이 있지요. 그러나 장기간 사용하면 오히려 몸의 반발 작용으로 코의 점막을 더 붓게 만들고, 코막힘이 더 심해지는 부작용이 있습니다. 그래서 절대 3일 이상 사용하면 안 됩니다. 이러한 약물은 아이의 코막힘이 많이 심할 때에만 예외적으로 쓰고, 3일 이내로 사용하는 것이 좋습니다. 단, 만 2세 미만의 아이에게 사용하면 안 됩니다.

아이가 잠들기 힘들 정도의 심한 코막힘은 보통 2~3일 정도면 조금 줄어듭니다. 따라서 약물 사용은 최소화하고, 건강한 방법으로 코막힘을 관리해 주세요.

약간의 코막힘, 그냥 지켜봐도 괜찮다

감기에 걸리거나 환절기가 되면 아이들이 잠을 자면서 답답한 숨소리를 낼 때가 있는데요. 그르렁 그르렁 하는 아이의 숨소리를 들으면 왠지 부모님의 마음이 더 답답하고 불편합니다. 하지만 약간의 코막힘은 아이 몸이 스스로를 지키기 위한 건강한 작용이라는 것을 다시 한 번 기억해야 합니다. 아이가 불편하지 않고 푹 자고 있다면 굳이 코막힘을 해소해주지 않아도 괜찮습니다.

아이의 기침 관리법

우리 아이 기침 관리 포인트 **기침을 편하게 하도록 돕자**

기침도 콧물, 코막힘처럼 우리 몸의 건강한 면역 작용이기 때문에 억지로 멈추는 치료는 하지 않습니다. 오히려 기침을 잘 해야 감기가 더 심해지지 않을 수 있지요.

하지만 기침을 잘 하지 못하거나 기침이 심하면 아이가 많이 힘들어 할 수 있는데요. 이 점이 기침 관리의 포인트입니다. 기침으로 힘든 아이가 편하게 기침을 하도록 도와주는 것이지요. 그럼 구체적인 방법을 알아보겠습니다.

물을 많이 마시자

아이가 기침을 편하게 하기 위해서는 가래가 묽어야 합니다. 가래가 진할

수록 목에 찰싹 달라붙어 기침으로 제거하기 어려워지지요. 물은 진한 가래를 묽게 만들어줍니다. 그래서 아이가 물을 충분히 마시도록 해주세요. 가능하면 따뜻한 물을 마시는 것이 좋습니다.

충분한 가습

실내 가습 역시 물을 많이 마시는 것과 같은 효과입니다. 마시는 물이 몸 안에서 수분을 공급한다면, 가습은 몸 바깥에서 공급하는 것입니다. 우리나라의 실내는 건조하기 쉬운 환경이므로 건조하지 않도록 실내 습도를 잘 조절하는 것이 좋습니다. 습도는 60% 정도가 적당해요.

기침을 하면 등을 통통

아이가 기침을 할 때 손을 살짝 오므려 컵처럼 만들고, 등의 윗부분을 통통 두드려주면 목에 달라붙은 가래가 더 잘 떨어져 기침을 좀 더 편하게 할 수 있습니다. 이때 두드리는 포인트는 힘보다 타이밍입니다. 기침을 하는 타이밍에 맞춰 등을 통통 두드려 주세요. 간혹 기침을 하지 않을 때에도 수시로 등을 두드려 아이가 토할 것 같다고 하는 경우가 있는데요. 기침을 하지 않을 때는 등을 두드리지 않아도 됩니다.

잘 때는 머리와 상체를 높이자

기침은 보통 잘 때 심해지기 때문에 아이가 잠을 못 자기도 합니다. 이럴 때는 누운 채로 머리와 상체가 살짝 높아지도록 쿠션이나 패드를 받치면 도움이 됩니다. 기침이 매우 심한 경우에는 하루 정도 유모차나 카시트에서 재우는 것도 좋습니다. 반쯤 앉은 자세로 자면 기침이 줄면서 깨지 않고 잘 수 있습니다.

목과 가슴을 따뜻하게

신체의 다른 곳에 비해 목은 근육과 살이 적어 잘 보호해줘야 합니다. 바깥에 그대로 노출되는 경우도 많은데요. 손수건이나 스카프로 목을 따뜻하게 보호해주면 목의 염증 회복에 도움이 됩니다.

기침 패치는 그만

아이의 기침이 심해지면 기침 패치를 붙여주는 경우가 많습니다. 하지만 기침 패치를 붙인다 하더라도 감기로 인한 기침에는 도움이 되지 않습니다. 약국에서 쉽게 구할 수 있는 호쿠날린 패치, 노테몬 패치에 들어있는 성분은 툴로부테롤(tulobuterol)이라는 기관지 확장제입니다. 이 성분은 기관지염이나 천식으로 기관지가 좁아져 호흡이 힘들 때 기관지를 넓혀 호흡을 편하게 돕는 성분의 약물입니다.

그런데 감기는 코와 목에 염증이 생기는 질환입니다. 아이가 감기에 걸렸을 때 기침을 하는 이유는 목의 가래를 제거하기 위해서입니다. 따라서 감기로 인한 기침에 기침 패치를 붙이는 것은 아무 도움도 줄 수 없습니다.

감기에 걸리면 우리 몸의 면역체계는 몸을 보호하기 위해 호흡기계의 모든 통로를 좁아지게 합니다. 그런데 이러한 면역 작용에 기침 패치라는 기관지 확장제를 사용해 좁아진 통로를 억지로 열게 되면 면역 작용이 방해를 받습니다. 그리고 넓어진 호흡기계 통로를 통해 병균이 몸 속 깊은 곳까지 침입할 수 있지요. 감기약이나 항생제와 마찬가지로 기침 패치의 기관지 확장제는 아이에게 치료가 아닌 부작용만 줄 수 있는 것이지요. 실제로 의학 관련 전산 데이터베이스인 〈코크란 라이브러리〉, 〈업투데이트〉, 미국소아과학회와 같은 세계의 권위 있는 의학 연구기관들은 아이가 감기에 걸렸을 때 기관지 확장제 사용을 추천하지 않습니다.

아이가 잠을 자기 힘들 정도로 심한 기침은 보통 2~3일 정도면 줄어듭니다. 힘들게 기침하는 아이를 지켜보는 부모님의 마음은 안타깝고 걱정이 되지만, 아이는 지금 힘껏 기침을 하면서 병균과 잘 싸우고 있는 상태입니다. 그래서 걱정은 조금 줄이고, 오늘 알려드린 방법을 사용해서 기침을 편하게 하도록 도와주면서 아이가 감기를 잘 이겨내도록 곁에서 응원해주세요. 우리 아이는 분명 잘 이겨낼 수 있고, 아이의 면역력은 한층 더 성장하게 됩니다.

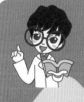

꿀팁 | 기침이 많을 때는 꿀을 사용하자

꿀은 한의학이나 서양의학 모두 기침에 효과가 있다고 인정하고 있습니다. 서양 의학의 최신 연구 결과에 다르면 기침의 횟수와 정도, 불편함을 줄여주는 효과가 있다고 나와있고, 한의학에서도 꿀이 목을 부드럽게 해 기침을 편하게 하도록 도와주는 효과를 말하고 있습니다.

하나. 도라지와 배를 우린 물에 꿀을 타주세요.
도라지와 배는 한의학에서 기침에 도움이 되는 음식으로 꼽습니다. 도라지와 배를 물에 한소끔 끓인 물을 뜨겁지 않게 식히고, 한 컵 분량의 물에 꿀을 한 큰술 타서 마시도록 하면 아이의 기침에 도움이 됩니다.

둘. 잠들기 30분 전에 주세요.

기침은 보통 아이가 잠자리에 들었을 때 더 심해집니다. 이때 따뜻한 물 한 컵에 꿀을 한 큰술 넣어 꿀물을 만들고, 잠들기 30분 전에 마시도록 하면 좋습니다.

셋. 조금씩 홀짝홀짝 마시게 해주세요.

꿀물이 특정한 작용을 하기보다는 목으로 넘어가는 과정에서 목을 부드럽게 하고, 진정시키는 작용을 합니다. 따라서 한번에 모두 마시는 것보다 조금씩 천천히 마시는 것이 좋습니다.

넷. 자는 도중이라도 기침을 하면 꿀물을 주세요.

아이들은 자다가 일어나서 기침을 하는 경우도 많습니다. 꿀물을 조금 남겼다가 깨면 마시게 해도 좋습니다. 계속되는 기침은 아이의 목을 자극해 칼칼한 느낌을 들게 합니다. 또 잠이 깨 기침을 여러 번 하고 난 뒤 이물감을 느끼는 경우도 많지요. 이때 몇 모금 마시는 꿀물은 목의 점막을 부드럽게 하고 자극을 진정시켜 아이의 목을 편하게 해줍니다.

지금까지 아이의 기침을 편하게 해줄 수 있는 방법에 대해서 알아봤는데요. 아이의 기침은 잠들 때 더 심해지는 경향이 있기 때문에 잠들기 전에 아래와 같이 해주면 좋습니다.

① 가습을 충분히 해주고

② 잠들기 30분 전부터 꿀물을 먹도록 한다.

③ 남은 꿀물은 머리맡에 두고

④ 아이가 자면서 기침이 심해 깨면

⑤ 먼저 아이를 일으켜 앉혀서

⑥ 등을 통통 두드려 기침을 편하게 하도록 돕는다.

⑦ 기침이 진정되면 꿀물을 한 모금 마시게 한 후

⑧ 다시 잠자리에 들게 한다.

⑨ 그래도 기침이 심하면 상체를 약간 높여 잠들도록 한다.

⑩ 꿀물을 마신 다음 날 아침엔 양치에 신경 쓴다.

아이가 잠을 자기 힘들 정도로 심한 기침은 보통 2~3일 정도면 줄어듭니다. 힘들게 기침하는 아이를 지켜보는 부모님의 마음은 안타깝고 걱정이 되지만, 아이는 지금 힘껏 기침을 하면서 병균과 잘 싸우고 있는 상태입니다. 그래서 걱정은 조금 줄이고, 알려드린 방법을 사용해서 기침을 편하게 하도록 도와주면서, 아이가 감기를 잘 이겨내도록 곁에서 응원해주세요. 우리 아이는 분명 잘 이겨낼 수 있고, 이렇게 아이의 면역력은 한층 더 성장하게 됩니다.

아이의 목 관리법

우리 아이의 목 관리 포인트 잘 먹을 수 있게 돕자

아이들이 감기에 걸리면 목의 통증을 호소하는 경우가 많은데요. 목의 통증은 두 가지 이유로 나타날 수 있습니다. 먼저 감기에 걸리면 아이들은 편

도가 많이 부어 음식을 삼킬 때 통증이 나타날 수 있습니다. 특히 만 2~5세 아이들은 성장 과정에서 편도가 커지는 시기이기 때문에 더 많이 부을 수 있지요. 편도 통증은 주로 1단계인 감기 초기에 나타나고, 때에 따라 열과 동반하는 경우도 있습니다.

두 번째로 인두와 후두에 염증이 생기면 통증이 나타날 수 있습니다. 이때의 통증은 목이 까끌한 자극감과 뭔가 걸려있는 듯한 이물감으로, 편도로 인한 통증과는 조금 다르지요. 염증이 후두에 가까울수록 목소리를 내는 성대에 영향을 주기 때문에 목소리가 쉬거나 잠길 수 있습니다. 이런 경우의 통증은 기침을 동반하는 경우가 많고, 감기가 진행하는 내내 나타날 수 있습니다.

편도가 붓고 인두와 후두에 염증이 생기는 두 가지 증상은 모두 감기를 이겨내기 위한 아이 몸의 면역 작용입니다. 감기를 충분히 이겨내면 목의 통증은 자연스럽게 줄어듭니다. 만약 목의 통증이 심할 때는 조금씩 덜어주면 되는데요. 통증이 심하면 아이들은 음식을 먹기 힘들기 때문에, 가능하면 식사와 물을 잘 먹을 수 있도록 해 주는 것이 목 통증 관리의 포인트입니다. 다음과 같이 관리해주세요.

음식을 부드럽게 만들어주세요

편도가 부으면 음식물을 삼키기 힘들기 때문에 잘 먹지 않으려고 합니다. 되도록 아이가 좋아하고, 잘 먹는 음식으로 준비하고, 삼키기 편하도록 부드럽게 조리하면 좋습니다. 미음이나 죽, 국수와 같은 음식이 먹기 편할 수 있어요. 먹기 힘들어 할 때는 억지로 먹이는 것보다 아이가 먹을 수 있는 만큼

만 먹게 합니다.

물을 많이 마시게 해주세요

목이 아파서 물을 전혀 안 마시면 탈수 증세가 나타날 수 있습니다. 아이가 힘들어하겠지만 물은 조금씩 억지로라도 마시게 해주세요. 많이 힘들어 하는 아이라면 시원한 물이나 얼음을 조금씩 먹여도 좋고, 아이가 좋아하는 음료수를 마시게 해도 괜찮습니다.

따뜻한 소금물로 가글을 해주세요

조금이지만 소금물은 소독 효과가 있고, 편도의 부기를 조금이나마 진정시켜 줍니다. 가글을 할 수 있을 정도로 연령이 충분한 아이들만 해주세요.

목을 따뜻하게 해주세요

편도와 인두, 후두가 위치한 목 부분은 외부에 그래도 노출되어 있습니다. 따라서 손수건이나 스카프로 목을 따뜻하게 보호해주면 목 염증에 도움이 됩니다.

민들레 차를 마시게 해주세요

우리 주변에서 흔하게 볼 수 있는 민들레는 한의학에서 '포공영'이라는 이름으로 사용하는 항염증 효과가 있는 약물입니다. 편도가 많이 부었을 때 30분 이상 끓인 민들레 차를 마시게 해주면 염증에 도움이 됩니다. 아이의 목에 까끌까끌한 염증이 있다면 민들레와 도라지, 배를 함께 넣어 끓인 차를 마셔도 좋습니다.

그래도 힘들면 약을 복용하자

다른 증상과 마찬가지로 이러한 방법으로도 아이가 여전히 심한 통증을 호소하면 약물을 사용해야 합니다. 이때 사용하는 약물은 앞에서 살펴본 해열제, 바로 진통제입니다. 해열제는 해열 작용보다 진통 작용이 더 중요하다고 했었죠? 이러한 해열제의 진통 작용은 다른 질환에도 유용하게 쓸 수 있는데요. 아이가 목의 통증이 심할 때도 해열제를 복용하면 도움이 됩니다.

목부터 시작하는 아이 감기

아이가 감기에 걸리면 꼭 목으로 온다고 느끼시는 부모님들이 많습니다. 아이들은 아직 면역력이 약하기 때문에 편도가 크고 잘 붓습니다. 편도는 감기 1단계에서 붓기 때문에, 감기에 걸리면 목부터 시작한다고 느낍니다. 하지만 너무 걱정하지 마세요. 편도 역시 아이 몸의 건강한 면역 작용이고 감기를 이겨내기 위한 무기입니다. 간혹 아이가 밥을 먹기 힘들 정도로 목의 통증을 호소하기도 하지만, 이렇게 심한 통증은 감기 초기 며칠 동안만 나타나며, 대체로 2~3일 정도면 줄어듭니다. 이 시기 동안에는 가능하면 불필요한 약물의 사용을 줄이고, 앞서 살펴본 건강한 방법으로 아이의 목 통증을 관리해주세요.

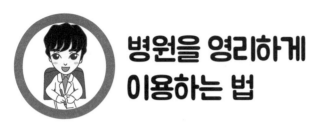

병원을 영리하게 이용하는 법

아이의 건강한 면역력을 위해서 가능하면 불필요한 약물의 사용을 줄이는 것이 목표이지만, 필요할 때는 반드시 병원에 가서 정확한 진찰을 받아야 합니다. 그러나 병원에 가더라도 주의할 점들이 있는데요. 그래서 우리 아이가 병원을 영리하게 이용할 수 있는 방법을 알려드리겠습니다.

병원에서는 아이의 상태 확인이 먼저

아이가 단순히 감기에 걸렸다는 것은 굳이 병원에 가지 않아도 알 수 있습니다. 그래서 많은 부모님들이 병원을 그저 감기약을 처방 받으러 가는 곳으로 생각하는 경우도 있지요. 방문한 병원의 처방약이 아이에게 잘 듣지 않는다고 여기면, 다른 병원을 가기도 합니다. 심지어 병원을 서너 군데 돌아다니는 엄마들도 심심치 않게 있는데요. 이제는 이런 방법으로 병원을 이용하면 안 됩니다.

지금까지 우리가 살펴본 것처럼 감기약은 감기를 낫게 하지 않고, 감기약과 항생제 사용을 줄이는 게 아이의 건강을 위해 이롭다고 한다면, 병원은 이제 감기약을 처방 받으러 가는 곳이 아닙니다.

아이가 감기에 걸렸을 때 병원에 가는 이유는 아이 감기의 진행 정도를 확인하고, 혹시 심각한 증상이 있는지, 그리고 만약 필요하다면 약을 처방 받기 위해서입니다. 따라서 병원은 단순히 약만 처방 받는 곳이 아니라 의사 선생님의 전문적인 소견을 통해 아이의 상태를 명확하게 확인하는 곳이라고 생각해주세요. **부모님의 이러한 마음만으로도 병원에 가는 횟수와 아이가 복용하는 감기약을 많이 줄일 수 있습니다.**

약을 적게 처방하는 병원을 가자

아이가 감기에 걸려서 병원에 갔는데, 괜찮다고 감기약을 처방해주지 않으면 부모님들은 약을 먹지 않아도 정말 괜찮은 지 괜히 불안합니다. 다른 병원을 방문해 약을 처방 받아야 할 것 같은 생각이 들기도 하지요. 하지만 약을 적게 처방해주는 병원일수록 더 좋은 병원입니다.

만약 아이가 다닐 소아과를 선택하기 위해 세 곳의 병원을 방문했다면, 그중에서 약을 가장 적게 처방하는 병원에 가장 높은 점수를 주세요. 약을 적게 주는 병원에 다닐수록 아이의 건강과 면역력이 더 건강하게 자랍니다.

항생제 적은 병원을 찾는 방법

항생제를 적게 처방하는 병원을 미리 알고 가면 더 좋을텐데요. '병원평가

정보'를 통해 확인할 수 있습니다. 인터넷 포털 사이트에서 '병원평가정보'를
검색하면 '건강보험심사평가원' 사이트가 나옵니다. 이 건강보험심사평가원
에 접속해 좌측 상단의 '병원/약국' → '병원/약국찾기'를 클릭하고, 검색 화
면에서 찾고자 하는 병원을 검색합니다.

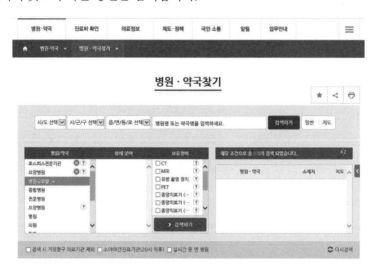

'검색하기'를 누르면 해당 병원의 평가 정보가 나옵니다. 찾으려는 병원명을
누르면 해당 병원의 상세 정보가 나타나는데요. 병원명 우측의 '평가정보'를
클릭하면 아래의 그림처럼 이 병원의 '항생제 처방률'을 확인할 수 있습니다.

> 약

항생제처방률	주사제처방률	약품목수	처방약품비	유아소아중이염항상제
①②③④⑤	①②③④⑤	①②③④⑤	①②③④⑤	등급제외

항생제 처방률은 등급으로 표시되는데요. 위의 그림의 병원은 항생제를
비교적 적게 처방하는 2등급 병원입니다. 등급 숫자가 낮을수록, 그러니까 1

등급일수록 항생제를 적게 처방한다는 의미입니다.

위와 같은 정보는 스마트폰으로도 확인할 수 있습니다. 가고자 하는 병원에서 항생제를 얼마나 처방하는지도 손쉽게 확인할 수 있지요. 스마트폰의 포털 검색 화면에서 '병원평가정보'를 입력하고, '건강보험심사평가원'을 클릭해 '손쉬운 병원찾기'에 들어가면 됩니다. 컴퓨터와 비슷한 방법으로 병원의 평가 결과를 클릭하면 아래와 같이 항생제

병원평가결과 ▲

• 등급 클릭시 해당 항목의 도움말을 확인하실 수 있습니다.

약		(등급)
항생제처방율 (처방률: 32.80% / 평균 43.42%)	＞	❷
주사제처방률 (처방률: 0.49% / 평균 17.73%)	＞	❶
약품목수 (종합결과)	＞	❷
약품목수 (호흡기계질환: 4.13% / 평균 4.50%)	＞	❷
약품목수 (근골격계질환: 5.00% / 평균 3.52%)	＞	등급제외
유소아중이염항생제 (처방률: 94.12% / 평균 84.19%)	＞	등급제외

처방률의 등급과 함께 실제 처방률이 어느 정도인지도 확인할 수 있습니다.

감기가 낫지 않아도 병원을 바꾸지 말자

감기약을 먹여도 아이의 감기가 낫지 않으면 병원의 감기약 효과가 없다고 생각해 다른 병원으로 바꾸는 경우가 종종 있습니다. 하지만 병원은 가능하면 바꾸지 않는 것이 좋습니다. 왜냐하면,

① 어느 병원에서 처방해주는 약도 아이의 감기를 낫게 하지는 않는다.
② 병원을 바꿀 때마다 아이가 복용하는 약은 점점 강해지기 마련이다.

아이의 감기를 낫게 하는 것은 병원의 감기약이 아니라 아이의 면역력입

니다. 따라서 병원이나 약을 성급하게 바꾸기 보다는 아이 감기의 상태를 꾸준히 확인하면서 경과를 체크하는 것이 가장 좋습니다. 지금 아이의 면역력이 감기를 잘 이겨내고 있는지, 그래서 감기가 얼만큼 진행했는지, 혹시 아이의 감기 경과에서 위험한 증상이 보이지 않는지를 확인하는 것이 더 중요합니다.

감기의 경과를 확인하는 것도 중요한데, 중간에 병원을 바꾸면 당연히 제대로 알 수 없게 됩니다. 오히려 병원을 바꾸면 약은 더 강해지기 마련입니다.

사실 감기뿐만 아니라 아이를 자주 진료하고 잘 아는 의료인에게 아이의 건강을 맡기는 것이 가장 좋습니다. 우리 아이가 얼마나 자주 감기에 걸리는지, 감기의 유형은 어떤지, 성장 발달은 어떻게 이루어 지고 있는지 잘 아는, 지속적으로 방문하는 병원의 의료인에게 아이의 건강을 맡겨 주세요. 아이의 상태를 잘 알수록 아이가 먹어야 하는 불필요한 약물도 줄어들게 됩니다.

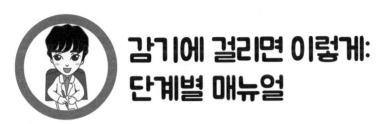

감기에 걸리면 이렇게: 단계별 매뉴얼

감기

지금까지 감기약과 항생제의 사용을 줄이면서 건강하게 감기를 이길 수 있는 건강한 생각들과 방법에 대해서 알아봤습니다. 다시 한 번 큰 틀을 정리해봅니다. 감기약을 줄이고 면역력을 키우기 위한 방법은 아래의 그림처럼 크게 세 가지로 이루어져 있습니다.

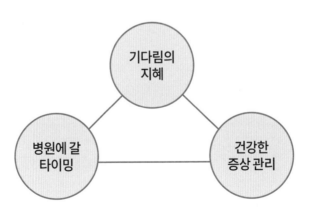

기다림의 지혜	3가지 기다림의 원칙: 감기의 흐름을 살펴보면서 감기약 복용 줄이기	기다림의 원칙1 가벼운 감기는 지켜보자
		기다림의 원칙2 감기약 사용 기준을 높여보자
		기다림의 원칙3 감기약을 끝까지 복용하지 말자
병원에 갈 타이밍	언제 병원에 가야 하는지 기억하고, 영리하게 기다리자	열이 나면 병원에 가자
		중이염에서 항생제를 줄이자
		축농증 열흘의 법칙
		독감에서 타미플루를 줄이자
		폐렴은 2주째 기침이 심할 때
건강한 증상 관리	병원에 가지 않고 기다리는 동안은, 건강한 방법으로 증상을 관리하자	콧물은 묽게 만들어 흐르기 좋게
		코막힘이 심하면 숨쉬기 편하게
		기침 - 기침을 편하게 하도록 도와주자
		목 - 가능하면 잘 먹을 수 있도록 도와주자

3단계로 진행하는 감기의 흐름! 기억하고 계시죠? 우리 아이가 감기에 걸릴 때는 아래의 표를 다시 확인하고, 아이의 감기가 지금 어디쯤에 있는지, 그리고 무엇을 체크해야 하는지 확인해보세요.

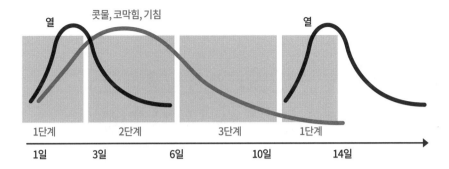

콧물, 코막힘, 기침

열   열

| 1단계 | 2단계 | 3단계 | 1단계 |

1일   3일   6일   10일   14일

1일	3일	6일	10일	14일
감기 1단계 감기 증상이 시작하는 1~3일 정도의 시기	**감기 2단계** 감기 증상이 가장 심한 3~6일 정도의 시기	**감기 3단계** 감기 증상이 서서히 회복하는 6~14일 정도의 시기		
기다림의 원칙 1 증상이 심하지 않은 감기 1단계에는 감기약을 복용하지 마세요.	**기다림의 원칙 2** 감기 2단계에서 감기약 사용 Grade를 높여보세요.	**기다림의 원칙 3** 감기약을 끝까지 복용하지 않아도 괜찮아요.		
감기 1단계에서 미리 감기약을 복용해도 감기가 심해지는 것을 예방하지 않습니다.		감기약을 끝까지 복용하지 않아도 아이의 감기는 저절로 낫습니다.	이전의 감기가 완전히 회복하기 전에 새로운 감기에 걸릴 수 있습니다.	
열은 감기 1단계에서 나고 1~3일에서 1주일 이상 나는 경우도 있습니다.	열이 떨어질 때 콧물, 코막힘, 기침이 심해질 수 있습니다.		열은 새로운 감기를 구별하는 신호입니다.	
목의 통증과 중이염은 주로 감기 1단계에서 볼 수 있습니다.	감기 2단계에서 콧물은 노래질 수 있습니다. 하지만 항생제를 복용할 필요는 없습니다.		10일째에도 콧물이 호전없이 여전히 심하다면 축농증을 의심할 수 있습니다. 10일째 콧물이 있더라도 조금씩 좋아지고 있으면 괜찮습니다.	14일째에도 기침이 호전없이 여전히 심하다면 축농증을 의심할 수 있습니다. 14일째 기침이 있더라도 조금씩 좋아지고 있으면 괜찮습니다.

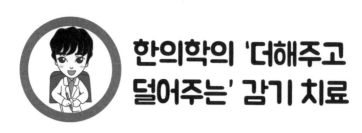

한의학의 '더해주고 덜어주는' 감기 치료

아이의 약한 면역력은 감기를 건강하게 이겨내는 과정을 거치면서 조금씩 성장하게 됩니다. 하지만 연령에 비해서 면역력 단계가 낮은 아이들, 면역력이 약해서 감기를 이겨내기 힘든 아이들은 부족한 면역력을 '더해줘야' 합니다.

부족한 면역력을 더해주는 방법은 열과 마찬가지로 한의학의 방법을 사용합니다. 그리고 아이의 감기가 심할 때는 심한 감기 증상을 줄여주는 '덜어주기'의 치료를 함께 사용합니다. 아이의 기침, 콧물이 심할 때 그리고 중이염, 축농증, 독감이 있을 때 한의학의 덜어주는 치료를 통해 감기 증상과 합병증을 건강하게 관리할 수 있습니다.

그럼 우리 아이의 감기에서 더해주기와 덜어주기의 방법을 어떻게 사용해야 하는지 자세히 살펴보도록 하겠습니다.

부족한 면역력 더해주기

아이의 연령에 비해 면역력이 부족한 아이, 특히 어린 시기에 단체 생활을 시작해야 하는 아이라면 미리미리 감기를 이겨내는 면역력을 더해주는 것이 좋습니다. **한의학에는 부족한 면역력을 더해줄 수 있는 효과적인 방법이 있습니다.**

면역력이 약한 우리 아이에게 기본적으로 더해주는 힘은 발산(發散)하는 힘입니다. 발산하는 힘은 감기가 경락 깊이 들어가지 않도록 아이 몸이 감기를 바깥으로 몰아내는 힘이고, 감기를 이기는 면역력입니다.

발산하는 힘이 잘 작용하도록 바탕이 되는 연료를 더해줘야 하는데요. 이 연료는 아이에게 나타나는 감기의 유형에 따라 달라집니다. 열이 많이 나는 아이, 콧물이 많이 나는 아이, 기침을 많이 하는 아이, 또는 중이염에 자주 걸리는 아이 등 그 유형과 아이의 체질을 함께 고려해 아이에게 더해주는 기(氣), 혈(血), 음(陰), 양(陽)의 비율이 달라지게 됩니다. 아이의 체질에 따라 더해주는 재료가 달라지는 것은 한의학만의 장점이기도 합니다. **한의학은 아이의 체질에 맞게 아이에게 부족한 면역력을 더해줄 수 있습니다.**

더하면서 덜어주는 감기 치료

한의학에서는 아이의 감기를 이겨내는 면역력을 더하면서 심한 감기 증상을 덜어주는 치료를 합니다. 아이의 기침과 콧물이 심할 때, 또는 중이염과 축농증, 독감이 있을 때 사용하는 한의학적 방법입니다.

먼저 아이의 몸에 감기가 침입하면 감기를 바깥으로 몰아내는 발산의 힘을 더해줍니다. 발산하는 힘이 더해지면 감기를 이겨내는 면역력이 더 강해지는데요. 이렇게 감기를 이겨내는 힘이 충분해지면 심한 열과 콧물, 기침을 만들지 않아도 되기 때문에 자연스럽게 감기 증상이 줄어듭니다.

만약 아이의 감기가 몸 속 깊이 침범해서 증상이 심해지면 치료 방법이 달라집니다. 이때는 청열(淸熱)하는 치료를 하게 되는데요. 서양 의학의 항염증 치료와 유사합니다. 청열은 감기가 이미 경락 깊이 침범하여 바깥으로 몰아내기 힘든 상황이 되었을 때 아이의 몸 안에서 감기와 싸우는 힘을 더해주는 치료입니다. 이 역시 아이가 감기와 잘 싸워 이겨내면, 아이의 감기 증상이 자연스럽게 줄어듭니다.

발산하고 청열하는 힘은 아이의 몸에 이미 내재되어 있는 힘입니다. 한의학의 감기 치료는 아이 몸의 흐름을 따라가기 때문에 면역력의 방향을 바르게 잡아줄 수 있습니다. **이렇게 면역력을 더하면서 증상을 덜어주는 치료를 통해 아이의 심한 감기 증상과 감기의 합병증을 건강하게 관리할 수 있습니다.**

이제는 아이의 감기 증상이 심할 때 한의학의 건강한 감기 치료를 해보세요. 더해주고 덜어주는 건강한 감기 치료를 통해서 아이에게 중이염이나 축농증이 있을 때 항생제의 복용을 줄일 수 있고, 독감에 걸렸을 때도 건강하게 잘 이겨낼 수 있게 됩니다.

진행 단계에 따라 달라지는 감기 치료

한의학에서는 아이의 감기가 진행하는 단계에 따라서 다른 치료를 합니다. 감기가 진행하는 단계는 한의학적인 관점에서 경락의 깊이와 유사한 개넘입니다. 감기가 경락 깊숙이 침입할수록 아이의 감기 증상은 더 심해집니다. 한의학에서는 이 경락의 깊이에 따라서도 치료 방법이 달라집니다.

먼저 1단계인 가벼운 감기 초기 증상에서는 아이의 감기가 더 깊이 들어가지 않도록 발산하는 치료를 위주로 합니다. 그리고 감기 1단계에서 열이 심해지거나 감기 2단계에서 콧물과 기침이 심한 경우에는 발산보다는 청열하는 치료 단계로 넘어가지요. 이보다 증상이 심한 감기 3단계, 감기가 오래 지속되는 경우에는 감기와 싸우느라 지친 아이의 기력을 더해주는 치료를 합니다.

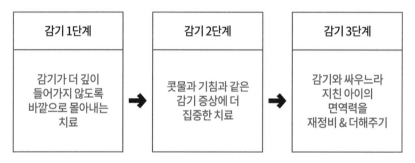

감기 1단계	감기 2단계	감기 3단계
감기가 더 깊이 들어가지 않도록 바깥으로 몰아내는 치료	콧물과 기침과 같은 감기 증상에 더 집중한 치료	감기와 싸우느라 지친 아이의 면역력을 재정비 & 더해주기

감기의 흐름 3단계는 한의학적인 관점의 경락의 깊이와 유사합니다.

하지만 감기의 모든 단계에서 한의학적인 감기 치료가 반드시 필요한 것은 아닙니다. 아이의 감기 증상이 심하지 않다면 한의학적인 방법이라도 불필요한 감기 치료는 줄이는 것이 좋습니다. 만약 아이의 감기 증상이 심해서 치료가 필요하다면 아이가 더 잘 이겨낼 수 있도록 감기의 진행 단계에 따라서 효과적인 치료를 해볼 수 있습니다.

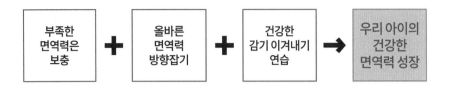

열과 마찬가지로 한의학의 감기 치료에서 가장 중요한 특징은 더해주기입니다. 감기에 자주, 오래 지속하는 우리 아이의 약한 면역력을 더해주고, 면역력이 바르게 성장하도록 방향을 잘 잡아주면서 건강하게 감기를 이겨내는 연습을 하면 아이의 면역력은 앞으로 건강하게 잘 성장할 수 있습니다.

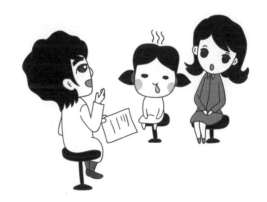

우리 아이의 비염을 이해하고 관리하기 위해서 '면역력의 방향'은 꼭 기억해야 하는 개념입니다. 아이의 기초 면역력이 튼튼하게 만들어지지 못하면 면역력의 방향이 틀어지면서 비염으로 진행할 수 있습니다.

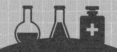

3부 3장

비염,
면역력의 방향을
잡아주자

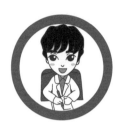

면역력의 방향이 틀어진 비염

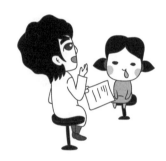

비염은 왜 생길까?

건강한 면역력을 가진 아이들의 콧물과 코막힘은 오래가지 않고 2주 정도면 낫습니다. 콧물과 코막힘은 보통 아이들이 감기에 걸렸을 때 병균과 싸우기 위해 나타나는 면역 작용이기 때문에 평상시에는 나타나지 않습니다.

하지만 아이에게 비염이 있다면 감기가 나은 후에도 콧물과 코막힘이 계속됩니다. 감기에 걸리지 않았는데도 계속해서 콧물과 코막힘이라는 면역 작용을 만들어내고 있다면 아이의 면역력이 잘못 작동하고 있는 상태입니다. **면역력의 방향이 틀어졌다는 것이지요.**

면역력의 방향

우리 아이의 비염을 이해하고 관리하기 위해서 '면역력의 방향'은 꼭 기억해야 하는 개념입니다. 아이의 기초 면역력이 튼튼하게 형성되지 못하면 면역력의 방향이 틀어지면서 비염으로 진행할 수 있습니다. 마치 나무 뿌리가 바르게 자라지 못해 줄기의 방향도 틀어지는 것과 비슷한 모습입니다. **면역력의 방향을 바르게 잡아야 하는 이유입니다.** 아이에게 비염이 생기지 않도록 면역력의 바른 성장 방향을 잡아야 하고, 이미 비염이 있는 아이들은 틀어진 면역력의 방향을 바로잡아줘야 합니다.

면역력의 방향을 잡자!

면역력의 방향을 잡는 것은 아이의 비염을 이해하고 관리하기 위해 가장 중요한 부분이자 목표이기도 합니다. 앞으로 살펴볼 비염에 관한 이야기에서는 면역력의 방향을 잡아주기 위한 건강한 생각과 방법들에 대해서 알아보려고 합니다. 꼭 기억하세요.

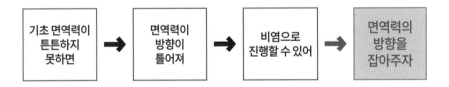

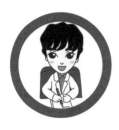

우리 아이 비염일까?

비염은 아이들에게 가장 흔하게 나타나는 만성 질환입니다. 아이의 콧물이 오래 지속되면 늘 비염을 걱정하지요. 병원에 가면 아이에게 비염이 있다는 소리를 들으면 앞으로 더 심해지지는 않을지, 평생 비염에 시달리지는 않을지 걱정이 듭니다. **하지만 비염이라고 알고 있었던 우리 아이가 실제로는 비염이 아닐 수도 있습니다.**

감기와 마찬가지로 비염 역시 성장하는 과정에 있는 아이들의 면역력 특성을 고려해야 하지요. 또 아이들에게 흔하게 볼 수 있는 질환이다 보니 잘못 알려진 정보도 많습니다. 그래서 비염의 특징과 명확한 진단 기준을 살펴봅니다.

콧물이 자주 나는 우리 아이

비염은 콧물이나 코막힘이 자주 있고, 오래 지속하는 상태입니다. 그러나 콧물이 자주 난다고 해서 꼭 비염이 있는 것은 아닙니다.

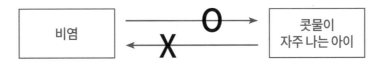

면역력 1, 2단계의 아이들, 잦은 감기일 수 있어

만 3세 이전인 면역력 1, 2단계의 아이들은 아직 기초 면역력이 완성되지 않아 자주 감기에 걸립니다. 특히 단체 생활을 일찍 시작해 감기를 달고 지내는 아이들은 콧물도 자주 나고 오래 지속되는데, 이것을 비염으로 여기는 경우도 많습니다.

하지만 이 시기의 아이들은 면역력이 약하기 때문에 감기에 자주 걸리는 것뿐, 이런 모습이 비염은 아닙니다. 앞에서도 보았듯 아이의 기초 면역력이 잘 만들어지면 감기의 횟수와 기간이 줄어들게 되고, 콧물도 자연스럽게 없어집니다.

감기가 아니라도 약간의 콧물과 코막힘은 정상

면역력 1, 2단계의 아이들은 면역력이 약하고 바깥의 공기는 익숙하지 않습니다. 그래서 환절기와 겨울의 차가운 공기에 적응하기 위해 콧물이 흐를 수 있고, 코막힘도 나타날 수 있지요. 하지만 이러한 모습은 아이 몸이 바깥 환경으로부터 스스로를 보호하는 건강하고 정상적인 면역 작용입니다. 그리고 감기와 마찬가지로 아이의 면역력이 성장하면서 자연스럽게 줄어들지요.

기초 면역력이 완성된 면역력 3단계 이후엔 비염을 의심하자

기초 면역력이 어느 정도 완성된 면역력 3단계에는 감기에 걸리는 횟수와 기간이 줄어들고, 감기에 걸리지 않으면 콧물과 코막힘이 거의 나타나지 않아야 합니다. 그런데 면역력 3단계 이후에 오랫동안 지속되는 콧물과 코막힘이 있다면 비염을 의심할 수 있습니다.

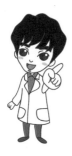

콧물이 자주 나는 아이라도, 비염이 아닐 수 있습니다.
아이의 면역력 단계를 살펴주세요.

면역력 1 & 2단계 - 비염이 아닌 잦은 감기일 수 있습니다.

면역력 3단계 이후 - 비염일 가능성이 있습니다.

비염은 몇 살부터 생길까?

기초 면역력이 완성된 만 3~4세 이후

만 3~4세 이전인 면역력 1, 2단계에는 콧물과 코막힘이라는 면역력 사용법을 배우며 기초 면역력을 형성하는 시기이기 때문에 만성적인 비염이 거의 나타나지 않습니다. 실제로 아이의 콧물과 코막힘의 형태도 비염이 아닌 감기로 나타납니다.

하지만 만 3~4세 이후에는 면역력의 방향이 틀어지면서 조금씩 비염 증상이 나타나기 시작합니다. 처음에는 심하지 않고 가볍게 나타나 대수롭지 않게 여기는 경우가 많지요.

틀어지기 시작한 면역력

틀어지기 시작한 아이의 면역력은 마치 틀어진 나무와 같습니다. 틀어진 나무 줄기는 처음엔 잘 알아볼 수 없지만, 나무가 점점 자라면서 뚜렷하게 틀어진 모양이 나타나는 것과 비슷하지요. 아이의 면역력이 성장해가면서 틀어진 정도가 점점 심해지면 비염 증상도 심하고 명확하게 나타납니다. 아이들의 면역력이 성장하는 과정에서 나타나는 모습이기도 합니다.

만 5~6세, 비염 증상이 뚜렷해져

면역력 3단계부터 방향이 틀어진 아이는 자라면서 면역력이 점점 더 틀어지게 되고, 대체로 유치원에 다니는 만 5~6세가 되면 뚜렷한 비염 증상이 나타납니다. 그래서 보통 이 시기의 아이들이 비염 치료를 많이 하지요.

비염이 더 빨리, 더 늦게 나타나는 아이들

아이들마다 면역력의 방향이 틀어지는 시기와 정도가 다를 수 있습니다. 아이가 좀 더 자란 뒤에 뒤늦게 면역력의 방향이 틀어지는 경우도 있습니다. 그래서 초등학생, 중학생 시기에 비염이 나타나는 아이들이 있지요. 또한 아이들에 따라 선천적으로 면역력이 약한 경우에는 면역력 1, 2단계 시기에도 비염이 나타나는 경우가 간혹 있습니다.

결국 연령을 기준으로만 판단할 수는 없지만, 대부분 만 3~4세 이전에는 비염이 잘 나타나지 않습니다. 비염은 보통 만 3~4세 이후에 조금씩 나타나고, 아이가 자라면서 점점 심해지는 모습을 띱니다.

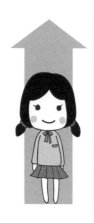

면역력의 방향이 틀어지는 시기와 정도에 따라
초등학생, 중학생 시기에 비염이 시작하는 경우도 있습니다.

비염치료 후 호전이 되었지만
초등학생 이후 다시 심해질 수 있습니다.
만 5~6세 쯤에 면역력의 방향이 더 틀어지고 비염이 뚜렷해집니다.

면역력 3단계
만 3세 이후에는 면역력의 방향이 틀어지고 비염이 시작됩니다.

면역력 1 & 2단계
기초 면역력이 만들어지는 시기이고 아직 비염으로 보지 않습니다.

비염과 감기 구별하는 법

콧물과 코막힘은 비염에서 흔히 나타나는 증상이지만, 감기에서도 볼 수 있습니다. 아이들의 감기는 오래 지속되는 편인데요. 감기로 콧물이 지속되면 비염이 아닐지 걱정하는 경우도 많습니다. 특히 면역력 3단계 이후에는 조금씩이라도 비염이 나타날 수 있는 시기라서 비염과 감기를 구별하는 것이 중요하지요. 비염과 감기를 구별할 수 있는 네 가지 경우를 살펴봅니다.

하나. 면역력 1, 2단계 아이들은 감기의 가능성이 커

앞에서 살펴본 것처럼 면역력 1, 2단계는 기초 면역력을 만들어 가는 시기이고, 아직 비염이 나타나는 시기가 아닙니다. 하지만 아이들에 따라 선천적으로 면역력이 약한 경우 간혹 이 시기에 비염이 나타나는 경우도 있습니다.

둘. 감기의 흐름과 비슷한 진행을 보이면 감기

맑은 콧물로 시작해 노란 콧물로 변하면서 점점 심해지고, 다시 맑아지면서 줄어드는 모습이 1~2주에 걸쳐서 나타나면 감기입니다. 특히 초기에 열과 인후통, 중이염을 동반한다면 감기의 명확한 증거입니다.

간혹 콧물이 한 달 이상 지속하더라도 콧물의 양상을 면밀히 살펴보면 감기의 흐름이 몇 차례 겹쳐서 진행하는 경우가 있습니다. 특히 단체 생활을 하는 면역력 1, 2단계의 아이들에게서 자주 볼 수 있고, 비염으로 잘못 생각하기 쉽습니다.

셋. 콧물이 2~3주 지속되더라도 깨끗이 나으면 감기

면역력이 약한 아이들은 콧물이 2~3주 가량 나고, 1주일 정도 괜찮다가 다시 심해지는 경우가 많습니다. 이렇게 콧물이 자주 나더라도 중간에 거의 나지 않고 깨끗하게 좋아지는 시기가 있다면 비염이 아니라 감기입니다.

넷. 열과 기침이 있으면 감기

콧물과 함께 열과 기침이 동반하면 비염보다는 감기로 생각할 수 있습니다. 하지만 비염이 있는 아이들이 도중에 감기에 걸려 열과 기침이 나타나는 경우가 있는데요. 그래도 열과 기침이 나타나는 동안은, 일단 비염이 아닌 감기에 걸린 상태입니다.

1. 면역력 1 & 2단계 아이들은 감기의 가능성이 더 큽니다.

2. 감기의 흐름과 비슷한 진행을 보이면 감기입니다.

3. 콧물이 2~3주 지속되더라도 깨끗이 나으면 감기입니다.

4. 열과 기침이 있으면 감기입니다.

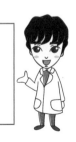

병원의 비염진단, 믿어도 될까?

아이가 감기에 걸려서 병원에 가면 코 사진을 찍고, 아이에게 비염기가 있다는 말을 듣는 경우가 종종 있습니다. 그런데 이러한 아이들 중에서 정말 비염인 아이들도 있지만, 많은 아이들은 진짜 비염이 아닐 수 있습니다. 왜 그런 걸까요?

사실 감기도 비염입니다. 감기의 의학적인 명칭은 '급성 비인두염'인데요. 감기는 급성 비염의 상태로 볼 수 있습니다. 그래서 감기에 걸린 아이의 코 상태를 병원에서 확인하면 당연히 염증이 보이고, 비염이라는 소견을 들을 수 있습니다.

하지만 이때의 비염은 급성 비염이지 우리가 일반적으로 걱정하는 만성 비염이 아닙니다. 다시 말해서, 비염이 아닌 감기일 가능성이 더 큽니다. 그리고 앞에서 살펴본 것처럼 코 증상은 감기가 나으면 자연스럽게 좋아집니다. 만약 진짜 비염이라면 감기가 나은 후에도 코 증상이 오랫동안 지속해야 합니다. 병원에서 비염기가 있다는 이야기를 들었더라도 아이에게 오래 지속하는 콧물과 코막힘이 없다면 비염이 아닙니다.

비염을 확인하는 검사

비내시경으로 코의 상태 확인

비염이 있는 아이들은 비내시경으로 코의 사진을 찍어 염증의 정도를 확인할 수 있습니다. 하지만 비내시경만으로 비염을 진단하지는 않습니다. 앞에서 살펴본 것처럼 감기에 걸린 상태에서도 코의 염증이 보일 수 있고, 비내시경으로는 코의 앞쪽 부분만을 확인할 수 있기 때문에 코 안쪽의 정확한 상태는 알 수 없습니다.

X-ray 촬영으로 부비동의 상태 확인

비염이 있는 아이들은 얼굴 X-ray 촬영을 통해 부비동의 상태를 확인할 수 있습니다. 비염이 있는 아이들은 대체로 부비동에도 염증이 나타나기 때문에 X-ray 촬영으로 염증 소견을 확인할 수 있지요. 하지만 부비동의 염증 소견은 일반적인 감기에서도 흔하게 나타나기 때문에 X-ray만으로 아이의 비염을 진단하지는 않습니다.

혈액 검사 또는 피부 검사로 알러지 비염 확인

알러지 비염은 뒤에서 자세히 살펴볼 텐데요. 알러지 비염이 의심되는 경우에는 정말 알러지 반응인지, 그리고 어떤 물질에 알러지 반응이 나타나는지 확인하기 위해 검사합니다. 검사 결과보다는 아이의 증상이 더 중요하기 때문에 반드시 해야 하는 검사는 아니지만 결과를 참고해 더 효과적인 치료와 관리를 할 수 있습니다.

비염의 진단에서 검사보다 중요한 것은 아이의 증상

위에서 살펴본 대로 아이의 비염과 관련해 몇 가지 검사를 할 수 있지만, 검사 결과만으로 비염을 진단하지는 않습니다. 검사 결과에서 염증의 소견이 약간 보이더라도 아이에게 오래 지속된 콧물과 코막힘이 없다면 비염이라고 진단하지 않는 것이지요. 검사는 아이의 증상을 토대로 비염의 상태와 원인을 좀 더 명확히 확인하는 과정입니다.

부모님이 아이의 모습을 꼼꼼히 살펴 보면 병원에 가지 않아도 아이에게 비염이 있는지 알 수 있습니다. 비염 진단에서 꼭 기억해야 하는 중요한 것은 아이의 증상입니다.

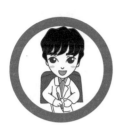

간질간질 알러지 비염

비염이 있어요, 알러지가 있어요

많은 경우 비염과 알러지의 개념을 명확히 구분하지 못하고 다소 혼동해 사용합니다. '비염=알러지'와 같이 동일한 질환으로 오해하는 경우도 종종 있지요. 그래서 이번에는 비염과 알러지에 대해서 명확히 알아봅니다. 먼저 비염과 알러지의 정확한 관계는 이렇게 나타낼 수 있습니다.

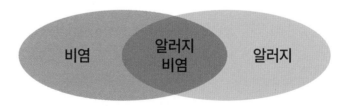

사실 비염과 알러지는 서로 다른 영역의 질환입니다. 비염은 코에 염증이 생기는 질환이고, 알러지는 아이의 면역 체계가 민감하게 반응하는 모습이

지요. 이 두 가지 특징이 동시에 나타나는 질환이 바로 '알러지 비염'입니다. 즉, 알러지 비염은 아이의 면역 체계가 민감하게 반응해서 코에 염증이 나타나는 질환입니다.

다시 말해서, 알러지 비염은 일반적인 비염과 똑같은 질환이 아니라, 비염에 속한 하나의 형태입니다. 그래서 비염의 일반적인 특징인 콧물과 코막힘이 나타나고, 알러지의 특징인 재채기와 코 가려움이 함께 나타납니다.

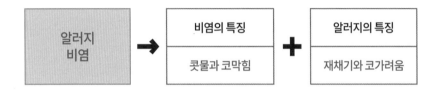

특히 알러지 비염을 구별하는 가장 중요한 증상은 코 가려움입니다. 알러지 비염이 있는 아이는 코가 가려워서 계속 코를 만집니다. 코를 씰룩거리거나 손가락으로 코를 비비는 행동을 자주 하지요. 코의 가려움 증상이 심하면 콧등 위에 가로 주름이 나타나기도 합니다.

여기서 한 가지 중요한 팁이 있습니다. 알러지 비염이 아닌 아이들도 코를 자주 만지고, 자주 팝니다. 이러한 모습은 코가 답답해서 하는 행동이고, 가려워서 만지는 것이 아닙니다.

알러지 비염의 원인과 치료

알러지 비염에서 면역력이 틀어진 모습은 일반적인 비염과 조금 다릅니다. 알러지 비염은 보통의 비염처럼 환절기의 일교차나 추운 겨울 날씨에 반응하는 것이 아니라, 특정 물질에 반응합니다. 아이가 집먼지진드기, 곰팡이,

꽃가루, 화학 물질 등에 노출되면 콧물, 코막힘, 재채기, 코 가려움과 같은 증상이 갑자기 나타날 수 있습니다.

알러지 비염을 일으키는 원인 물질에 따라서 1년 내내 나타나기도 하고, 꽃가루가 유행하는 시기처럼 특정한 계절에만 나타날 수도 있습니다.

알러지 비염, 만 2세 이전에는 나타나지 않아

만 2세 이하의 아기가 콧물을 자주 흘리는 것으로는 알러지 비염일 가능성이 거의 없습니다. 면역력의 방향이 틀어지려면 최소 몇 년의 시간이 필요하기 때문이지요. 알러지 비염은 원인 물질에 2년 이상 노출된 후에 나타납니다. 따라서 만 2세 이하의 아이가 알러지 비염에 걸리는 경우는 거의 없습니다.

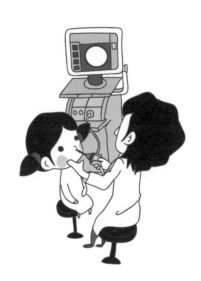

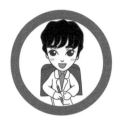 # 비염은 평생 가나요?

비염에 대한 가장 큰 걱정

우리 아이에게 비염이 있다면 평생 지속하지 않을까 하는 걱정이 많을 텐데요. 안타깝지만 아이의 비염은 평생 지속할 수도 있습니다. 한 번 틀어진 면역력의 방향은 다시 틀어지기 쉽기 때문이지요. 지금 당장은 아이의 비염을 잘 관리하더라도 증상이 심해지는 환경에 노출되고, 아이의 컨디션과 기력이 저하되는 상황이라면 면역력의 방향이 다시 틀어지면서 비염 증상이 심해질 수 있습니다.

실제로 아이들의 비염을 치료하면 치료하는 동안에는 괜찮아지지만, 다음 환절기, 그 다음 겨울이 되면 다시 같은 증상을 호소하는 아이들이 많습니다. 그리고 꼭 다음 환절기와 겨울이 아니더라도 아이가 자라면서 초등학교 입학, 수험을 준비하는 고3, 그리고 직장생활을 시작하는 20대 후반과 30대 초반에 이르기까지 컨디션과 기력이 저하되는 상황에서 비염 증상이 심해지는 경우가 많습니다.

이렇듯 한 번 틀어진 면역력의 방향은 다시 틀어지기 쉽습니다. 하지만 비염이 있는 아이들이 평생 비염으로 힘들어하면서 지내야 하는 것은 아닙니다. 아이가 비염으로 인한 코 증상으로 힘들어하지 않도록 더 잘 관리해야 합니다.

어릴수록 수월한 면역력 관리

어릴수록 관리가 수월한 것은 아이의 면역력이 성장하는 과정에 있기 때문인데요. 틀어진 면역력을 그대로 두면 더 틀어질 수도 있지만, 반대로 방향을 조금만 바로잡아주면 성장하는 힘을 이용해 다시 올바른 방향으로 돌아갈 수 있습니다.

물론 다음 환절기와 겨울이 되면 다시 면역력의 방향이 틀어질 수 있습니다. 하지만 이때마다 다시 면역력의 방향을 바로 잡아주는 치료를 해주면 아이의 면역력이 차츰 올바른 방향을 기억하고 바르게 성장합니다.

우리 아이의 면역력 바로 잡기와 비염을 어떻게 관리해야 하는지 더 자세한 이야기를 이어갑니다.

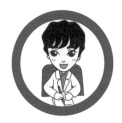 # 건강한 기초 면역력을 만들자

비염 치료는 아이에게 비염이 생긴 후 하는 것보다 생기지 않도록 예방적 관리를 하는것이 우선입니다. 비염을 예방하는 관리는 바로 튼튼한 기초 면역력을 만드는 것에서 시작하는데요. 그 방법을 알아봅니다.

앞에서 여러 차례 언급했듯이 면역력 1, 2단계 시기의 아이는 잘 아프면서 건강한 기초 면역력을 만들어야 합니다. 아이의 몸이 면역 작용으로 언제 콧물을 사용하고, 언제 사용하지 말아야 하는지를 배우며 기초 면역력을 만드는데요.

건강한 기초 면역력을 만드는 방법은 '잘 아프기'와 '바깥 환경 준비하기'의 두 가지 접근으로 이루어집니다. 두 가지 모두 이미 앞에서 자세하게 살펴본 부분인데요. 건강한 기초 면역력 만들기의 관점에서 다시 한 번 정리합니다.

잘 아프기	불필요한 약물의 사용을 줄이고 아이에게 건강하게 이겨낼 수 있는 기회를 주세요.	

+

바깥환경 준비하기	서서히 바깥 환경의 노출을 넓혀주세요. 일찍 단체 생활을 시작하면 면역력을 미리 보충해주세요.	

➞ 건강한 기초 면역력

불필요한 약물 사용을 줄이자

면역력의 방향이 틀어지는 가장 중요한 이유는 아이가 잘 아프지 못해서입니다. 아이들은 면역력 1, 2단계에서 처음으로 열, 콧물, 코막힘 등 면역 작용을 사용해보면서 면역력이라는 무기 사용 방법을 배워가게 됩니다. 하지만 이 시기에 지나친 해열제와 감기약, 항생제 사용으로 아이가 면역력 사용법을 배우지 못하면 건강한 기초 면역력을 만들 수 없습니다.

또한 지나친 약물 사용은 면역력의 방향을 틀어지게 할 수도 있습니다. 불필요한 약물을 사용해서 나타나는 부작용은 아이가 아픈 그 순간에만 나타나지 않습니다. 지나친 약물의 사용으로 아이가 기초 면역력을 제대로 만들지 못하고, 면역력의 방향이 틀어지는 이 부작용은 아이에게 평생 지속될 수 있습니다. 따라서 우리 아이의 불필요한 약물 사용을 줄여야 합니다.

앞에서 살펴본 건강한 생각과 방법들을 사용해서 아이에게 콧물과 코막힘에 도움이 되지 않는 감기약보다는 아이 스스로 이겨내고 배울 수 있는 기회를 만들어주세요. 아이가 안 아프고 빨리 낫기를 바라는 마음으로 준 약이 오히려 우리 아이를 더 아프게 할 수도 있습니다.

약물의 사용을 하루 참는 만큼 아이의 면역력이 하루 더 건강하게 성장할 수 있습니다.

바깥 환경 노출, 미리 준비하자

아이의 면역력이 건강하게 성장하기 위해서는 바깥 환경을 조금씩 넓혀 가야 합니다. 하지만 현실적으로 우리의 양육 환경에서 쉽지 않은 부분이기도 하지요. 바로 일찍 단체 생활을 시작하기 때문이기도 한데요. 이른 단체 생활로 급격하게 바깥 환경에 노출되면서 아이들이 많이 아프고, 감기를 달고 지내는 경우가 많습니다. 마치 수영 못하는 아이를 수영장에 들어가라고 떠미는 것과 같지요.

조금씩 천천히 넓히자

아이는 한번씩 아프고, 이겨내고, 충분한 휴식을 취하면서 차근차근 면역력을 배워야 합니다. 하지만 갑자기 시작한 단체 생활로 많이 아프게 되면 열과 콧물, 기침 등 면역력을 사용하는 방법을 제대로 배우지 못하면서 면역력의 방향이 틀어질 수도 있습니다. 따라서 가능하면 단체 생활은 아이의 기초 면역력이 완성된 후에 시작하는 것이 좋습니다.

단체 생활을 시작하기 전에는 조금씩 천천히 바깥 환경에 노출하고, 한번씩 아프면서 기초 면역력을 만들어야 합니다. 지나친 외출로 많이 아파서도 안 되지만, 너무 감싸 키우면서 전혀 아프지 않은 것도 문제가 될 수 있습니다. 아이가 아픈 것을 두려워하고 걱정하기보다는 아이의 기초 면역력을 키울 수 있는 기회로 여기고 차근차근 바깥 환경을 넓혀 주세요.

조금 일찍 시작해야 한다면

어쩔 수 없이 일찍 단체 생활을 시작해야 하는 경우라면 도움이 될 수 있는 두 가지 방법을 알려드리겠습니다.

첫째는 아이의 기초 면역력을 미리 보충해주는 것입니다. 아직 기초 면역력이 형성되지 못한 시기에 일찍 단체 생활을 시작해야 하는 아이는 한의학의 방법을 사용해 미리 면역력을 보충할 수도 있습니다. 아이가 스스로 아프면서 배우는 만큼은 아니지만, 면역력이 약한 아이에게 미리 맞춤 과외를 해줄 수 있습니다.

둘째는 더욱 강한 마음으로 약물의 사용을 줄이는 것입니다. 이른 단체 생활로 아이가 많이 아프면 먹어야 할 약도 자연스럽게 많아집니다. 갑자기 찾아온 감기와 싸우느라 힘든 아이에게 약물을 주는 것은 아이를 낫게 하는 것이 아니라 아이의 면역력을 더욱 혼란스럽게 만듭니다. 따라서 아이가 열이 날 때 해열제 사용을 줄이고, 감기약은 꼭 필요할 때 최소한으로 먹도록 해야 합니다. 부모님이 미리 공부하고 아이의 상태를 면밀히 살펴보는 만큼 아이가 불필요한 약을 줄이고 건강한 면역력을 키울 수 있습니다.

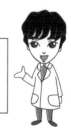

단체 생활은 아이의 기초 면역력이 완성된 후에 시작해주세요.
만약 어쩔 수 없이, 일찍 단체 생활을 시작해야 하는 경우라면!

1. 아이의 면역력을 미리 보충해주세요.

2. 더욱 강한 마음으로 약물의 사용을 줄여주세요.

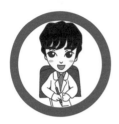 # 단단한 기초 면역력 만들기

약보다 좋은 기초 면역력

비염이 있는 아이는 외부 환경 변화에 민감하게 반응합니다. 면역력이 튼튼한 아이는 환절기의 일교차에도 별다른 문제없이 적응하지만, 비염이 있는 아이들은 그렇지 않지요. 특히 알러지 비염은 집먼지진드기, 꽃가루와 같은 특정 외부 물질에 대해서 민감하게 반응합니다.

하지만 아이의 면역력이 단단해지면 외부 환경의 변화가 있더라도 비염이 나타나지 않고, 잘 적응할 수 있습니다. 알러지 비염이 있는 아이들도 면역력이 탄탄하다면 알러지 원인 물질에 노출되어도 그 증상이 가볍거나 전혀 나타나지 않게 됩니다. 이렇게 단단한 기초 면역력을 만드는 방법을 알아봅니다.

흙장난을 해 본 아이가 더 건강하다

너무 깨끗한 환경에서 자란 아이는 좋은 세균까지 받아들이지 못하면서 오히려 면역력이 약해진다는 사실을 기억하시죠? 이런 점은 실제로 알러지의 중요한 원인이기도 합니다. 현대사회에서 아이를 너무 깨끗하게 키우고, 지나치게 살균하는 경향은 우리 몸의 면역 체계에서 중요한 세균들을 자리 잡지 못하게 합니다. 세균들의 면역 작용을 갖지 못한 아이들은 해롭지 않은 먼지, 꽃가루와 같은 외부환경에 더 과민하게 반응하면서 알러지 질환으로 진행할 수 있습니다. 아이를 너무 깨끗하게 키우는 것도 반드시 좋은 것은 아닙니다.

다시 말해서, 세균들은 기초 면역력의 중요한 요소이고, 아이의 면역력을 단단하게 해주는 역할을 합니다. 아이를 아프지 않게 하고, 보호하려는 살균이 오히려 아이의 면역력을 더 약하게 할 수 있습니다. 외출을 하면서 길가의 풀을 만져보고 흙장난을 해 본 아이가 더 건강한 면역력을 가질 수 있습니다.

항생제는 비염에도 영향을 준다

한 알의 항생제를 먹는 것만으로 우리 몸 속에 살고 있는 세균의 20~50%가 죽는다는 사실을 기억하시죠? 아무리 바깥 환경에 잘 노출하면서 좋은 세균을 키우더라도 항생제를 먹어 모조리 없애버린다면 아무 소용이 없습니다. 그리고 아이들에게 항생제가 필요한 경우는 실제로도 많지 않습니다. 일반적인 감기는 당연히 항생제를 사용하지 말아야 하고, 중이염과 축농증도 항생제 사용을 줄일 수 있습니다.

그리고 〈업투데이트〉에 따르면 항생제를 처음 복용하는 연령이 빨라질수록 아이에게 알러지 비염이 나타날 가능성이 높아질 수 있습니다. 항생제가 어떻게 알러지 비염에 영향을 주는지 정확히 밝혀지지는 않았지만, 좋은 세균을 죽이는 부작용과 연관이 있을 것으로 추정합니다. 따라서 항생제 복용은 꼭 줄여야 합니다. 비염을 걱정해 먹인 항생제가 오히려 비염을 일으킬 수 있습니다.

잘 아프면서 나쁜 세균과 친해지자

아이가 바깥 환경 노출을 통해서 좋은 세균을 받아들이는 것처럼, 아프면서 나쁜 세균을 받아들이는 과정도 필요합니다. 아이가 나쁜 세균을 만나 아프고, 또 깨끗하게 나아도 나쁜 세균은 아이의 몸 안에서 완전히 없어지지 않습니다. 좋은 세균과 나쁜 세균은 아이의 몸에서 절묘한 균형을 이루며 우리 몸의 면역 체계를 만들기 때문입니다.

아이 몸의 균형이 잘 유지되는 동안은 나쁜 세균이 아이를 아프게 하지 않지만, 균형이 깨지면 나쁜 세균이 더 증식하면서 아이를 아프게 할 수도 있습니다. 따라서 아이가 아프면서 나쁜 세균을 받아들이는 과정도 필요합니다.

가능하면 항생제의 사용을 줄이고, 세균들이 아이의 몸에 잘 정착해 균형을 이루도록 도와주세요. 나쁜 세균은 우리 아이를 아프게 할 수 있지만, 동시에 면역력을 단단하게 만들어주는 요소이기도 합니다.

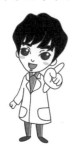

아이를 너무 깨끗하게 키우지 마세요.

좋은 세균을 죽이는 항생제의 복용을 줄여주세요.

아이가 아프면서 나쁜 세균도 받아들일 수 있는 기회를 주세요.

반려동물에게 배우는 면역력

그 동안 상식이라고 생각했던 것들이 최신 연구를 통해 뒤바뀌는 경우가 많습니다. 이 책에서도 그런 경우를 여러 번 살펴봤는데요. 반려동물과 알러지 사이의 관계도 예전과는 달라졌다는 사실을 아시나요?

반려동물, 특히 고양이나 강아지 등이 알러지를 일으키는 원인으로 알려진 바람에 반려동물을 키우는 집에서는 고민이 많았지요. 하지만 1990년대 후반부터 이뤄진 여러 연구를 통해서 달라진 내용이 있습니다. 아이들이 반려동물을 일찍 만날수록 알러지의 가능성이 더 줄어듭니다.

〈업투데이트〉에 따르면, 생후 12개월 이전의 아이가 고양이를 만날 경우 고양이에 대한 알러지 가능성이 더 줄어듭니다. 강아지를 만날 경우는 강아지에 대한 알러지가 줄어들 뿐만 아니라, 천식과 같은 알러지 질환의 가능성도 더 줄어든다고 합니다.

아직 명확한 원리가 밝혀지지 않았지만, 넓은 바깥 환경의 노출을 통해서 아이의 면역력이 더 단단해지는 과정과 맥락을 같이 하는 것으로 생각됩니다. 그래서 키우던 반려 동물을 두고 고민하지 않아도 됩니다. 그렇다고 아이의 알러지를 예방하기 위해 억지로 반려 동물을 키울 필요까지는 없겠지요.

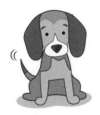

반려 동물에 일찍 노출되면, 아이의 알러지 가능성이 줄어듭니다.

그래서 키우던 반려 동물을 계속 키워도 괜찮습니다.

하지만 알러지 때문에 새로 반려 동물을 키울 필요는 없습니다.

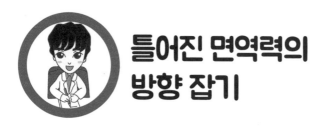

틀어진 면역력의 방향 잡기

면역력을 바로잡는 비염 관리

열과 감기를 관리하는 가장 큰 틀은 아이의 면역력이 스스로 이겨내도록 기다려주는 것이지만, 비염은 이미 아이의 면역력이 틀어진 상태이기 때문에 틀어진 면역력을 바로 잡아주는 치료가 필요합니다.

이미 면역력이 완성되어 버린 어른은 면역력을 바로잡기가 어렵습니다. 다행히 아이들은 면역력을 바로잡기가 쉬운 편입니다. 아이는 면역력이 성장하는 과정에 있기 때문에 성장하는 힘을 이용해 관리하면 틀어진 면역력의 방향을 바로잡을 수 있습니다. 비염은 아이에게 평생 지속될 가능성이 있지만, 어릴 때부터 면역력을 관리하면 어른이 되어서는 비염 증상이 거의 나타나지 않고 건강하게 지낼 수 있습니다.

이제부터 틀어진 면역력의 방향을 바로 잡아주는 건강한 생각들을 하나씩 자세히 살펴보겠습니다.

비염의 시작, 감기

처음부터 기초 면역력을 만들자

앞에서 살펴봤듯이 아이들은 면역력 1, 2단계에서 감기를 이겨내며 콧물과 코막힘이라는 무기 사용 방법을 배우게 됩니다. 만약 아이가 감기를 통해 건강한 기초 면역력을 만들지 못해 면역력의 방향이 틀어지면 감기가 비염으로 진행하게 되지요. 따라서 틀어진 면역력의 방향을 바로잡는 일도 감기에서부터 출발합니다.

이제부터는 아이가 면역력을 이용해 스스로 감기를 이겨내도록 도와주세요. 면역력 3단계의 아이라도 늦지 않았습니다. 불필요한 약물의 사용을 줄이고 감기를 이겨내는 연습을 해보세요. 아이의 면역력은 아직 성장하는 과정에 있기 때문에 반드시 올바른 방향으로 돌아올 수 있습니다.

감기는 면역력을 바로잡는 기회

감기는 아이의 면역력 방향을 바로잡는 기회가 될 수도 있습니다. 비염이 별다른 변화 없이 증상이 꾸준히 나타나는 만성 질환이라면, 열, 기침과 함께 콧물이 더 심해지는 감기는 비염보다 면역력의 반응이 더 항진되어 있는 급성 질환입니다. 그래서 감기는 1~2주 사이에 증상의 변화가 빠르게 나타납니다. 이때 아이 몸의 면역 작용이 변화하는 힘, 특히 감기에서 회복하는 힘을 이용해 틀어진 면역력의 방향을 바로잡을 수 있습니다.

건강한 기초 면역력	건강하게 감기를 이겨내면 다시 콧물과 코막힘을 사용하는 방법을 배웁니다.
	급성으로 진행하는 감기의 경과를 이용해서 틀어진 면역력을 바로 잡을 수 있습니다.

면역력 바로잡기는 시간이 필요해

감기를 한두 번 건강하게 이겨낸다고 바로 면역력의 방향이 잡히는 것은 아닙니다. 면역력 1, 2단계에서 건강한 기초 면역력을 만든 아이들도 적어도 20~30번의 감기를 이기는 과정을 거쳐야 하지요. 그래서 면역력의 방향을 바로잡고, 다시 건강한 기초 면역력을 만드는 과정은 적어도 몇 년이 필요합니다.

방향을 빨리 잡아줄수록 면역력을 바로잡기 위해 필요한 시간이 짧아집니다. 아이의 면역력이 완성되어가는 초등학생 후반기부터 중학생이 될수록 면역력 방향 바로잡기가 더 힘들어집니다. 더구나 학업에 집중하면서 체력적으로도 힘들어지는 시기로 접어들기 때문에 비염 치료가 더 어려워질 수도 있지요. 따라서 너무 늦지 않게 건강한 감기 관리를 시작해 면역력의 방향을 잡아주세요. 우리 아이에게는 아직 면역력의 방향을 바로잡을 수 있는 힘이 있습니다.

'잡아주기'와 '덜어주기'의 균형을 잡자

감기의 건강한 관리도 매우 중요하지만, 감기를 이용하는 것만으로는 아이의 비염을 치료할 수 없습니다. 아이의 비염 증상을 개선하기 위해서는 틀어진 면역력의 방향을 바로 잡아주고, 아이의 코 증상을 덜어주는 적극적인 치료가 함께 필요합니다.

아이의 비염을 치료하기 위해서 '잡아주기'와 '덜어주기'의 방법을 사용할 수 있는데요. 잡아주기는 틀어진 면역력의 방향을 바로 잡아주는 치료이고, 한의학적인 방법을 사용합니다. 덜어주기는 코 증상을 줄여주는 치료이고, 서양 의학의 방법과 한의학의 방법을 함께 사용합니다.

면역력 잡아주기	증상 덜어주기
한의학의 치료	한의학&서양 의학 치료

바로잡기 치료

비염에서 바로잡기는 아이 몸의 기혈 순환의 흐름을 바로 잡아주는 치료입니다.

① 한의학의 관점에서, 발산하는 힘으로 비염을 이기도록 면역력을 더해주는 치료를 합니다.

② 습(濕), 담음(痰飮), 어혈(瘀血)과 같은 요소들이 아이의 기혈 순환을 방해하면, 이를 해결해 아이의 기혈 순환이 원활하게 이루어지는 치료를 합니다.

③ 아이의 비염에 영향을 줄 수 있는 과도한 한(寒)과 열(熱)을 조절하는 치료를 통해 아이에게 비염이 나타나지 않도록 체질을 조절합니다.

이렇게 기혈 순환의 흐름을 바로 잡아 아이의 틀어진 면역력을 바로잡습니다. 그리고 이러한 **바로잡기를 통해 아이의 체질을 조절하고, 비염에 대한 보다 근본적인 치료**를 해 줄 수 있습니다.

덜어주기 치료

비염의 덜어주기는 아이의 콧물과 코막힘 증상을 덜어주는 치료입니다. 덜어주기는 서양 의학적인 치료와 한의학적인 치료를 모두 사용할 수 있습니다. 두 영역 모두 많은 연구와 치료가 이루어지고 있기 때문에 장점만을 골라 함께 사용하면 좋겠지만, 아쉽게도 두 영역 사이에 교류가 아직 충분하지 않습니다. 그래서 여기서는 한의학적인 치료를 위주로 하고, 서양 의학적인 치료를 보조로 사용하는 방법을 소개합니다.

한의학의 비염 덜어주기는 앞에서 살펴본 감기의 증상 치료와 비슷합니다. 아이의 비염 증상과 체질에 따라 발산과 청열의 방법을 균형있게 조절해 사용합니다. 이러한 증상 덜어주기는 콧물, 코막힘과 같은 면역력을 억제하는 것이 아니라, 아이의 몸이 콧물, 코막힘을 만들지 않아도 되도록 면역력을 더해줘서 비염의 증상을 덜어주는 치료입니다. 따라서 한의학의 비염 덜어주기는 아이의 면역력 방향을 틀어지게 하지 않습니다.

이때 함께 사용할 수 있는 서양 의학의 치료는 알러지 치료제와 코막힘 치료제 사용입니다. 서양 의학의 접근은 특정 성분을 이용해 몸의 특정 기전에 강하게 간섭하기 때문에 증상이 심할 때 적절히 사용하면 빠른 효과를 기대할 수 있습니다.

① 알러지 치료제는 아이가 꽃가루 같은 알러지의 원인에 노출되어 심한

재채기, 코 가려움 증상이 나타날 때 증상을 빠르게 진정시켜줄 수 있습니다. 약국에서 쉽게 구입할 수 있는 지르텍과 같은 약물인데요. 알러지 비염이 심한 아이들은 미리 준비해 두고, 갑자기 증상이 심해질 때 복용하면 도움이 됩니다.

② 코막힘 치료제는 아이의 코막힘이 심할 때 일시적으로 코의 혈류를 감소시켜 증상을 개선하는 약물로 오트리빈 등이 있습니다. 코막힘 치료제는 코막힘에 빠른 효과가 있지만, 꼭 주의해야 할 부분이 있는데요. 바로 **3일 이상 사용하면 안됩니다.**

코막힘 치료제는 비염을 치료하는 약물이 아니라 심한 코막힘을 잠깐 완화해주는 약물입니다. 코막힘은 아이의 몸이 필요해서 만들어 낸 증상이기 때문에 억지로 없애면 우리 몸은 반동 작용으로 코막힘을 더 심하게 만듭니다. 그러면 비염이 더 심해질 수도 있지요. 따라서 아이가 잠들기 힘들어할 때 한 번씩만 사용하고, 절대로 3일 이상 지속해서 사용하면 안됩니다.

아이의 코가 막힐 때는 조금 뒤에 살펴볼 '건강한 비염 관리 방법'을 먼저 사용하고, 그래도 힘들어하면 코막힘 치료제를 사용해주세요. 만 2세 이하의 아이에게는 사용하지 않는 것이 좋습니다.

균형 잡힌 치료가 중요

아이의 비염을 효과적으로 치료하기 위해서는 잡아주기와 덜어주기 사이의 절묘한 균형이 필요합니다. 그리고 아이의 비염 증상과 체질을 고려하여 틀어진 면역력을 잡아주고, 지나친 비염 증상을 덜어주는 치료를 해주면 아이의 비염을 건강하게 관리할 수 있습니다.

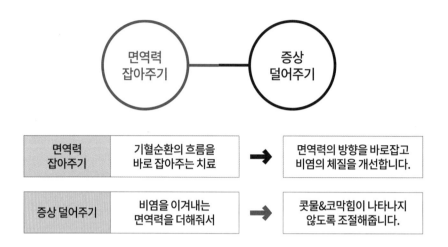

틀어진 면역력은 다시 틀어진다

아이의 비염 치료를 해보신 부모님들은 이렇게 느끼는 경우가 있을 겁니다.

"비염은 치료할 때 뿐이고, 금세 다시 나빠져요."

맞습니다. 비염 치료를 통해 지금 당장 아이의 비염 증상이 좋아졌더라도 다음 환절기 또는 다음 겨울이 되면 다시 심해지는 경우가 많습니다. 한동안 괜찮다가 아이가 초등학교에 입학하거나 수험생이 되거나 또는 아이의 컨디션이 저하되는 상황이 되면 아이의 비염이 다시 심해질 수 있습니다. 그 이유는 면역력이 틀어지는 데 있습니다. 한 번 틀어진 면역력은 다시 틀어지기 쉽기 때문입니다. 따라서 면역력이 틀어질 때마다 면역력을 다시 바로 잡아주는 치료가 필요합니다.

다행히도 아이들은 '잡아주기' 치료를 몇 차례 반복하면 차츰 면역력의 방향이 바르게 잡히면서 비염이 심해지는 환경에 다시 노출되더라도 증상이 심해지지 않고 잘 관리될 수 있습니다. 그리고 어린 나이에 잡아주기를 시작할수록 면역력을 바로 잡아주는 데 필요한 시간이 더 짧아집니다.

그러니 비염이 다시 심해지더라도 실망하지 말고, 꾸준히 아이의 면역력을 관리해주세요. 아이의 면역력을 바로 잡기 위해서는 꾸준한 관리가 필요합니다. 정상적인 과정으로 면역력이 성장한 아이들도 건강한 기초 면역력을 만들기 위해서는 2~3년의 시간이 필요합니다. 뿌리가 틀어진 아이의 면역력을 바로 잡는 일은 그 이상의 시간이 필요할 수도 있습니다.

여기서 비염 치료의 시간을 줄일 수 있는 중요한 팁을 알려드리겠습니다. 팁이란 다름 아닌 '건강한 감기 관리를 하자'는 것입니다. 앞에서도 살펴봤듯이 건강한 감기 관리를 통해서 건강한 기초 면역력을 다시 만들 수 있고, 틀어진 면역력의 방향을 바로 잡아줄 수 있습니다. 만약 아이의 비염이 좋아진 후에 감기 관리와 생활 환경이 바뀌지 않고, 여전히 같은 환경에서 지내게 한다면 아이의 면역력은 다시 틀어질 수밖에 없습니다.

아이의 비염이 좋아진 후에도 다시 면역력이 틀어지지 않기 위해서 꾸준하게 건강한 감기 관리와 생활 습관의 관리를 지속하는 것이 중요합니다. 면역력 바로 잡기와 함께 건강한 감기치료를 지속하면 아이의 비염이 더 빨리 좋아질 수 있습니다.

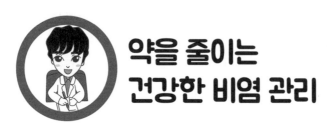

약을 줄이는 건강한 비염 관리

아이의 틀어진 면역력을 바로 잡기 위해서는 아이의 생활 습관도 함께 관리해야 합니다. 약물을 사용하기 전에 먼저 건강한 비염 관리 방법을 사용하면 불필요한 약물의 사용을 줄일 수 있습니다. 여기에 건강한 생활 습관을 꾸준히 지속하면 면역력의 방향이 다시 틀어지지 않도록 관리가 가능합니다. 그럼 비염을 관리하기 위한 생활 습관과 음식은 어떤 방법들이 있는지 알아보겠습니다.

물을 많이 마시자

물은 비염 관리의 핵심

비염에 따른 생활 관리에서 가장 중요한 관리 방법을 하나 꼽는다면 물 마시기입니다. 물은 코의 점막을 촉촉하게 하고 진정시켜 코의 면역력을 더해줍니다. 코의 면역력이 강해지면 콧물과 코막힘을 덜 만들어도 되기 때문에 코 증상이 조금 가벼워집니다. 한의학적인 관점에서도 물은 기혈순환을 돕기 때문에 아이의 비염에도 도움이 됩니다.

그래서 비염이 있는 아이라면 물을 많이 마시게 하는 것이 좋습니다. 가능하면 찬 물은 피하고 따뜻하거나 미지근한 물을 마시는 것이 더 좋고요. 뒤에서 살펴보겠지만, 한약재나 음식을 연하게 끓인 물을 마시면 더 좋습니다.

아이가 혹시 물을 잘 안 마시려고 하면 아이가 좋아하는 과일을 먹이거나 과일로 주스를 만들어 마시게 해도 괜찮습니다. 또는 호흡기계 면역력에 도움이 되는 꿀, 배청, 도라지청과 같은 단 것을 살짝 섞어서 마시게 해도 좋고요.

코를 자극하지 않는 환경을 만들자

비염이 있는 아이의 코는 예민합니다. 그래서 아이의 코가 자극되지 않도록 주위 환경을 잘 관리해줘야 하지요. 코를 자극하지 않는 환경을 살펴보겠습니다.

① 온도와 습도는?

집 안의 온도는 20~22℃, 습도는 50~60% 정도로 조절해주세요.

꼭 가습기를 사용하지 않아도 괜찮습니다.

빨래와 젖은 수건, 식물 등을 이용해도 좋아요.

② 환기는 어떻게 하나요?

환기를 자주 해 실내 온도를 깨끗하게 만드는 것이 좋지만, 갑작스런 환기로 인한 온도 변화는 아이의 코를 자극할 수 있습니다.

아침 환기를 특히 조심하고, 아이가 없을 때 하는 것이 좋습니다.

③ 계절 적응하기

환절기에는 급격한 온도 변화로 인해 아이의 코가 적응하기 힘듭니다.

환절기의 온도 변화에 잘 적응하도록 겉옷을 꼭 챙겨주고, 겨울에는 코로 찬 공기가 직접 들어가지 않도록 마스크와 목도리를 챙겨주세요.

④ 이불 관리

이불은 아이의 땀과 분비물이 쌓이면서 지저분해지기 쉽습니다.

그리고 코 증상은 아이가 잠들 때 더 심해지는 경향이 있으므로, 이불을 자주 빨고, 햇볕이 좋은 날 밖에서 자주 말려 주세요.

⑤ 알러지가 있는 아이는?

알러지 비염이 있는 아이는 원인 물질에 노출되지 않도록 잘 관리해주세요.

꽃가루 알러지가 있다면 꽃가루가 날리는 시기에는 외출을 줄이고, 외출을 할 때는 반드시 마스크를 착용해주세요.

면역력을 키워 주는 건강한 음식

아이의 비염에 도움이 되는 음식은 체질에 따라 달라집니다. 체질에 맞는 음식을 꾸준히 복용하면 아이의 비염에 도움이 됩니다.

① 박하

박하는 한의학에서 비염 치료에 많이 사용하는 약재입니다. 박하차를 연하게 끓여서 물처럼 자주 마시게 해주세요. 몸이 찬 아이에게는 잘 맞지 않을 수도 있습니다.

② 생강

생강은 아이가 비염을 이겨내는 면역력을 더해줍니다. 생강 가루나 생강즙을 요리에 조미료로 쓰면 도움이 됩니다. 여러 음식에 골고루 사용해도 좋지만, 더위를 많이 타는 아이에게는 맞지 않을 수도 있습니다.

③ 파뿌리

파뿌리는 우리 몸의 기혈순환을 도와줘 아이가 비염을 잘 이겨내도록 합니다. 파뿌리를 잘 씻어서 국물을 낼 때 같이 사용해주세요. 파뿌리는 추위를 많이 타고 손발이 찬 아이에게 더 잘 맞습니다.

④ 국화

알러지 비염으로 아이가 눈이 가렵다면 국화차를 연하게 끓여서 물처럼 마시게 해주세요. 몸이 찬 아이에게는 잘 맞지 않을 수 있습니다.

⑤ 작두콩

작두콩은 비염에 직접 도움이 되는 것은 아닙니다. 하지만 몸이 차면서 소화가 잘 안 되는 아이의 경우 도움이 됩니다.

⑥ 수세미

지나친 열을 꺼주고 염증을 억제해주는 효과가 있습니다. 성질이 찬 편이니 추위를 많이 타는 아이는 피해주세요.

⑦ 목련꽃

목련꽃은 한의학에서 '신이화'라는 이름으로 사용하는 한약재이고, 박하와 함께 비염 치료에 많이 사용합니다. 박하처럼 연하게 끓여서 물처럼 자주 마시게 해주면 코 증상에 도움이 됩니다. 몸에 열이 많은 아이에게는 잘 맞지 않을 수 있어요.

심한 코막힘 처치법

코막힘이 심하면 약물을 사용하기 전에 먼저 아래의 방법을 따라 해주세요. 이러한 방법들을 사용해도 코는 금세 다시 막힐 수 있지만, 코가 막혀 잠들기 힘들어할 때 도움이 됩니다.

① 식염수를 떨어뜨려주자

코 안에 식염수를 살짝 떨어뜨려주면 콧물이 묽어져 쉽게 밖으로 흘러나옵니다. 식염수는 코 점막을 살짝 수축시켜 코막힘을 줄여주는 효과도 있습니다.

② 콧물을 살짝 빨아주세요

코막힘이 심해서 답답해하고 잠을 잘 못 자면 코를 살짝 빨아주세요. 콧물에는 좋은 면역물질이 포함되어 있기 때문에 자주 할 필요는 없습니다. 너무 자주 하면 코 안의 점막에 상처가 생길 수 있습니다.

③ 식염수 세척

코막힘이 심해서 잠들기 힘들어하면 식염수 세척을 해주세요. 한 쪽 코에 식염수를 넣어서 반대쪽으로 나오도록 하는 방법입니다. 식염수 세척은 만 5~6세 이상이 되어야 할 수 있습니다.

비염이 있는 아이들의 코 세척을 수시로 하는 경우가 있는데요. 코 세척은 비염을 치료하는 방법이 아니라 일시적으로 코막힘을 해소하는 방법입니다. 지나친 코 세척은 코 안의 면역 물질을 제거해 코의 면역력을 오히려 약하게 할 수 있습니다. 그래서 식염수 코 세척은 아이가 잠들기 힘들거나 일상생활이 힘들 때만 한번씩 하는 것이 좋습니다.

아토피는 피부의 방어 기능이 미숙해 피부 면역력의
방향이 틀어진 상태에서 나타납니다. 피부 면역력이
튼튼하게 자라면 아이의 피부가 건강해지고, 아토피
로 진행하지 않습니다.

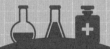

3부 4장

아토피,
튼튼한 피부 면역력을
만들자

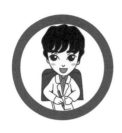

아이의 피부 면역력

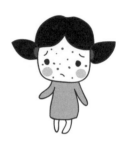

우리 아이의 피부

피부는 바깥으로부터 몸을 보호해주는 1차 방어 라인입니다. 피부는 우리 몸 바깥의 병균과 유해 물질로부터 보호하는 중요한 면역력 작용을 하고, 몸의 수분을 뺏기지 않도록 보호하는 역할도 합니다. 우리 아이의 건강한 피부를 위해서는 이러한 피부 면역력이 튼튼해야 합니다.

아토피는 피부의 방어 기능이 미숙해 피부 면역력의 방향이 틀어진 상태에서 나타납니다. 피부 면역력이 튼튼하게 자라면 아이의 피부가 건강해지고, 아토피로 진행하지 않습니다. 아토피가 있는 아이도 피부 면역력이 튼튼해지면 좋아질 수 있습니다.

이번에는 모던한의사와 함께 우리 아이의 튼튼한 피부 면역력을 만드는 건강한 생각에 대해서 알아보겠습니다. 아이의 피부 면역력이 어떻게 만들어지고 성장하는지, 아이의 피부를 어떻게 관리해야 하는지 살펴봅니다.

앞에서 살펴본 호흡기계 면역력과 마찬가지로 아이의 피부 역시 면역력의 방향을 잘 잡아줘야 하는데요. 피부 면역력의 방향은 아이의 평소 생활 관리에 포인트를 두고 살펴봅니다. 호흡기계 면역력이 열, 감기처럼 아이가 아플 때의 관리가 중요했다면, 피부 면역력은 아이가 아프지 않은 평소의 생활 관리가 중요합니다. 우리 아이가 씻는 방법, 어떤 로션을 사용하는지 등 평소에 관리하는 건강한 생각이 아이의 건강한 피부 면역력을 만들 수 있습니다.

스스로 건강해지는 피부

피부 면역력에 대한 또 한 가지 중요한 생각이 있습니다. 아이의 피부는 스스로 건강해질 수 있는 힘이 있다는 것이지요. 아이들에게 나타나는 많은 피부 트러블은 사실 별다른 치료가 없어도 좋아집니다. 아토피 역시 아이가 자라면서 면역력이 튼튼해지면 자연스럽게 좋아지는 경우가 많습니다. 그동안 중요한 것은 피부 면역력의 방향입니다. 방향을 잘 잡아서 불필요한 치료를 줄이고, 여유 있는 마음으로 기다려주면 우리 아이의 피부 면역력은 분명 건강하게 성장할 수 있습니다.

그럼 우리 아이의 건강한 피부 면역력을 만드는 방법, 본격적인 이야기를 시작합니다.

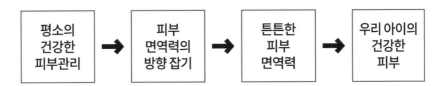

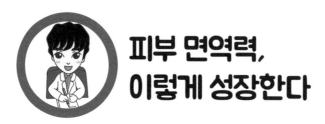

피부 면역력, 이렇게 성장한다

엄마 뱃속에서 시작하는 피부 면역력

아이의 피부 면역력은 엄마로부터 시작합니다. 바로 분만 과정을 통해서 인데요. 엄마의 배 안에서 지내는 동안 아이의 몸은 무균 상태입니다. 안전한 자궁에서 바깥 환경의 어떤 위험도 없이 아이는 10개월 동안 쑥쑥 건강하게 자랍니다. 그리고 아이가 바깥세상에 나올 때 엄마는 중요한 무기를 물려줍니다. 바로 세균입니다.

아이가 엄마의 자궁을 나와 질을 통과하면서 무균 상태였던 아이는 엄마의 질에 있는 수많은 세균들을 만나게 됩니다. 엄마의 질은 아이의 모든 피부를 부드럽게 감싸고, 아이의 피부가 스펀지처럼 세균을 흡수합니다. 바로이 세균이 피부 면역력의 출발점이 됩니다. 이때 아이가 삼키는 첫 번째 액체가 아이의 장내 세균총을 만듭니다.

가능하면 자연 분만을 하는 것이 좋지만, 그렇지 않더라도 죄책감을 가질 필요는 없습니다. 건강하고 긍정적인 마음으로 아이를 키우는 것이 더 중요합니다. 어쩔 수 없었던 결정은 훌훌 털어버리고, 앞으로 아이가 자라는 동안 건강한 면역력 관리를 해주세요. 앞으로 아이는 넓은 바깥세상을 접하면서 좋은 세균들을 가질 수 있습니다.

늦을수록 좋은 첫 목욕

갓 태어난 아이의 피부는 양수와 혈액으로 뒤덮여 깨끗해 보이지 않지만, 아이의 피부는 더럽지 않습니다. 그리고 갓 태어난 아이 피부에는 중요한 방어막이 하나 있는데, 바로 태지입니다.

태지는 엄마 배 안에 있을 때 아이의 피부에서 탈락한 상피세포와 피지 분비물이 쌓여 생긴 흰색 크림 형태의 물질입니다. 태지는 자궁에서 아이의 피부를 보호하는 역할을 하고, 출산 후에는 바깥으로부터 아이를 보호해주는 방어막이자 천연 보습제의 역할을 합니다.

무균 상태였던 아이는 엄마에게 물려받은 세균과 태지의 보호를 받으면서, 서서히 바깥세상에 적응하게 됩니다. 따라서 태지는 가능하면 벗기지 말고 오래 두는 것이 좋습니다. 아이의 첫 목욕을 늦게 하는 이유도 바로 태지를 활용하기 위해서입니다.

첫 목욕을 일찍 할수록 아이의 태지도 일찍 없어지게 됩니다. 가능하면 1~2일 정도라도 첫 목욕을 미루는 것도 좋습니다. 실제로 최근 영국에서는 갓 태어난 아이의 첫 목욕을 미룰수록 아이의 피부가 건강해진다는 생각으로 길게는 10일 가까이 첫 목욕을 미룬다고 합니다.

첫 목욕을 미루고 태지가 보호해주는 만큼 아이의 연약한 피부가 바깥세상에 더 잘 적응할 수 있습니다. 태지를 모두 없애버리면 지금은 깨끗해 보일 수 있지만, 바깥세상에 적응하기 위한 중요한 무기 하나를 잃게 됩니다.

따라서 태지는 억지로 벗기지 말고, 첫 목욕은 조금 미루는 것이 아이의 피부에는 더 좋습니다. 출산 직후 간호사 선생이 아이의 몸을 닦아줄 때도 태지를 많이 벗기지 말고 양수와 혈액만 조심해서 닦도록 부탁해 주세요.

아이의 피부는 백옥 같지 않아

이렇게 태어난 아이의 피부는 백옥같이 뽀얗고, 트러블도 잘 생기지 않는 깨끗한 피부로 생각합니다. 그래서 트러블이 조금만 생겨도 어떤 문제가 있는 것은 아닌지, 벌써 아토피가 아닌지 걱정이 들지요. 하지만 실제 아이의 피부는 백옥 같지 않습니다. 오히려 약하고 트러블이 잘 생깁니다.

아이의 피부는 쉽게 건조해져서 각질이 벗겨지는 경우가 많고, 뾰루지와 여드름도 잘 납니다. 지루 피부염이 흔하게 나타나고, 아토피로 건조한 피부와 가려운 증상이 나타나는 경우도 있습니다. 백옥 같은 피부보다 트러블이 생기면서 깨끗하지 않은 피부가 오히려 더 많습니다.

아이의 피부 면역력이 약하기 때문인데요. 무균 상태의 엄마 배 안에서 10개월 동안 지내고 나온 아이의 피부에게 바깥세상은 낯설고 무서운 곳입니다. 더구나 자궁 안의 양수에서 지내던 아이에게 바깥세상의 공기는 낯선 환경일 수밖에 없습니다. 아이의 피부는 바깥세상에 어떻게 대응해야 하는지 아무것도 모르는 상태입니다.

그래서 아이가 자라면서 피부 트러블이 자주 생길 수도 있지요. 아무것도 모르는 아이의 피부가 바깥세상을 배워가는 과정이기도 합니다. 아이의 호흡기계 면역력이 감기에 걸리면서 건강하게 성장하듯이, 아이의 피부도 이렇게 수차례 트러블을 겪으면서 건강한 피부 면역력을 만듭니다.

회복이 잘 되는 아이의 피부

아이의 피부에 트러블이 생기면 혹시 흉터가 오래 남지 않을까 걱정이 들지요. 다행히 아이의 피부는 회복력과 재생력이 좋습니다.

아이 피부는 트러블도 자주 생기지만, 시간이 지나면 대부분 깨끗해지고 좋아집니다. 아이가 피부를 긁거나 다친 상처도 대부분 흉터 없이 낫습니다. 뒤에서 살펴볼 아토피 역시 아이가 자라면서 피부 면역력이 튼튼해지면 자연스럽게 좋아지는 경우가 많습니다.

이유는 아이의 피부 면역력이 성장하는 과정에 있습니다. 아이의 피부 면역력은 약하기 때문에 트러블이 잘 생길 수 있지만, 동시에 면역력이 성장하는 건강한 힘을 가지고 있어 시간이 지나면서 자연스럽게 피부가 좋아집니다. 아이 피부의 회복력은 어른보다 훨씬 좋지요.

따라서 걱정을 조금 줄이셔도 됩니다. 물론 아이에게 트러블이 생기면 빨리 회복할 수 있도록 원인에 따른 올바른 대처가 필요합니다. 이 부분은 뒤에서 자세히 살펴보도록 하겠습니다.

아이 피부에서 사는 세균들

태어나면서 엄마에게 물려받은 세균은 아이가 자라면서 피부에 광대한 정상 세균총을 만들어갑니다. 이 세균들은 아이의 피부, 겨드랑이, 머리카락,

손톱 등 피부 구석구석에 자리를 잡고 아이의 몸을 지키는 중요한 면역 작용을 합니다. 아이의 몸에서 사는 어마어마한 수의 세균들은 몸과 평화롭게 공존하면서, 바깥에서 침입하는 나쁜 세균으로부터 몸을 지킵니다.

아이의 피부에는 감염 질환을 일으키는 나쁜 세균도 함께 살고 있는데요. 피부 면역력의 균형이 깨져 방향이 틀어지면 나쁜 세균이 과도하게 증식해 감염 증상을 일으킬 수 있습니다.

이미 여러 차례 이야기했지만, 세균은 아이의 몸에 해로운 존재가 아닙니다. 오히려 아이가 자라며 세균들을 잘 받아들여야 합니다. 아이는 새로운 바깥세상을 만나고, 때로는 트러블이 생기면서 건강한 피부 면역력을 만들어 갑니다. 건강한 피부는 피부를 깨끗하게 해주는 항균 비누보다 외출을 통해 만나는 흙 한 줌과 나뭇잎, 꽃잎들로부터 만들어지기 때문입니다.

이제는 세균을 두려워하지 말고, 아이가 좋은 세균을 만나도록 피부 면역력의 방향을 잘 이끌어주세요. 아이를 너무 싸매고 키우면서 바깥세상을 만나지 못하고, 지나친 살균으로 좋은 세균들까지 없어지게 하면 아이의 건강한 피부 면역력을 만들 수 없습니다. 아이는 새로운 바깥세상을 만나면서 새로운 세균을 만나게 되고, 피부 면역력도 조금씩 성장하게 됩니다.

아이의 상처 관리

아이들이 놀다 보면 넘어지고 긁히고 다치면서 피부에 상처가 생기는 경우가 많습니다. 하지만 부모님은 아이에게 흉터가 남지는 않을까 걱정이 들지요. 그런데 상처에 대한 인식도 예전과는 달라진 부분이 있습니다. 지금까지 당연하게 해오던 아이의 상처 관리가 오히려 상처 회복을 더디게 하고 아이의 피부 면역력에 해를 끼칠 수도 있는 것인데요.

아이의 상처 관리에서 가장 중요한 변화는 바로 소독입니다. 아이에게 상처가 생기면 보통 감염을 막기 위해 소독을 합니다. 하지만 상처에는 이미 세균이 있습니다. 아이의 피부에 세균이 사는 것과 비슷한 것인데요. 상처에 세균이 있다고 해서 항상 감염이 생기는 것은 아닙니다.

또한, 상처를 소독한다고 해서 감염을 예방할 수도 없습니다. 소독은 오히려 피부의 정상 세포와 세균까지 죽여 상처의 회복을 더디게 할 수 있기 때문입니다. 상처를 소독하는 것은 감염 증상이 생겼을 때 하면 충분합니다. 상처에 대한 생각의 전환을 바탕으로 아이의 상처를 어떻게 관리해야 하는지 알아보겠습니다.

① 먼저 부모님의 손을 깨끗하게 씻어주세요.

② 아이의 상처를 깨끗한 물로 씻어주세요.

아이의 상처에 묻은 흙먼지와 나쁜 박테리아를 씻어내는 중요한 과정입니다. 이때 상처가 더럽지 않으면 꼭 비누를 사용할 필요는 없습니다. 비누를 사용할 때는 상처 주위의 더러운 부위만 조심해서 씻어 주세요.

③ 빨간 약으로 소독하지 않아도 괜찮습니다.

어릴 때 다쳐서 상처가 생기면 '빨간약'으로 상처와 상처 주위를 소독하면서 아팠던 기억이 있을 텐데요. 이제는 아이의 상처를 빨간 약으로 소독하지 않습니다. 빨간약은 '포비돈 요오드'라는 성분의 약품인데요. 이 성분은 피부의 정상 조직과 정상 세균총까지 해치면서 오히려 아이의 상처 회복을 지연시킬 수 있습니다.

④ 항생제가 없는 연고를 사용해주세요.

시중에서 판매하는 상처용 연고는 항생제를 포함하고 있는 경우가 많습니다. 하지만 아이의 상처에 감염 증상이 없다면, 항생제 연고는 사용하지 않는 것이 좋습니다. 감염 증상은 상처가 있는 부위가 붓고 열이 나고 통증이 있거나, 노란 고름이 나올 때 의심할 수 있습니다. 상처에서 나오는 맑은 색의 액체는 감염 증상과는 무관합니다.

⑤ 피가 나거나 아이가 자주 만지면 습윤 밴드를 사용해주세요.

습윤 밴드를 사용하면 상처에 수분이 촉촉하게 유지되면서 회복이 더 빨라집니다. 따라서 아이의 상처에 피나 진물이 흐르면 시중에서 판매하는 습윤 밴드를 잘라서 붙여주세요. 습윤 밴드는 진물이 넘쳐서 흐르지 않으면 2~3일에 한 번씩 교체해주면 됩니다.

살짝 긁힌 상처에는 습윤 밴드를 사용하지 않아도 괜찮은데요. 아이가 자꾸 손으로 만지는 경우에는 아이가 만지지 못하도록 습윤 밴드로 보호해주면 좋습니다.

습윤 밴드는 폼 타입과 하이드로콜로이드 타입의 두 가지가 있습니다. 폼 타입은 두껍고, 진물을 잘 흡수하는 장점이 있어 진물이 나는 상처에 사용하고, '메디폼'과 같은 제품이 있습니다. 하이드로콜로이드 타입은 두께가 얇고, 밀착성이 좋지만 진물을 흡수하는 기능은 조금 떨어집니다. 심하지 않은 가벼운 상처에 붙여주면 좋고, '듀오덤', '이지덤'과 같은 제품이 있습니다.

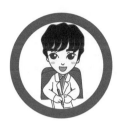

피부 트러블, 알고 구별하자

앞에서 살펴본 것처럼 아이들은 자라면서 피부 트러블이 종종 나타납니다. 이러한 피부 트러블이 생길 때마다 가장 많이 드는 생각은 우리 아이의 아토피 걱정입니다. 그러나 실제로 아이의 피부 트러블은 아토피가 아닌 경우가 많습니다. 또 많은 피부 트러블이 별다른 치료 없이도 저절로 좋아집니다. 따라서 우리 아이의 아토피에 관해서 이야기하기 전에 아토피로 오해할 수 있는 아이의 여러 가지 피부 트러블에 대해서 알아봅니다.

아이에게 지금 어떤 피부 트러블이 생겼는지를 파악하면, 일단 아이 피부에 대한 걱정을 줄일수 있습니다. 걱정과 불안이 줄어들면 당연히 불필요한 치료도 줄어들게 되지요. 그럼 우리 아이에게 어떤 피부 트러블이 나타날 수 있는지 하나씩 알아보도록 하겠습니다.

아이의 피부가 붉어지는 태열

신생아 시기에 가장 걱정되는 아이의 피부 상태가 바로 태열(胎熱)입니다.

갓 태어난 아이의 얼굴과 몸이 붉게 변하면서 트러블이 생기면 혹시 무슨 문제가 있는 것은 아닌지, 아토피가 생기는 것은 아닌지 걱정이 많이 됩니다. 그런데 태열에 대해서 인터넷이나 책을 찾아보면 명확한 의학 정보를 찾기가 힘들고, 블로그 후기들을 더 쉽게 볼 수 있습니다. 또 블로그 후기마다 내용이 다르고 제품에 대한 이야기로 치우치는 경우가 많아 더 헷갈리는 경우가 많습니다.

태열에 관한 의학 정보를 찾기 힘든 이유는 바로 한의학의 개념이기 때문입니다.

태열이라는 용어가 광범위하게 사용되고 있지만, 실제로 서양 의학에서 사용하는 개념이 아니기 때문에 태열에 대한 명확한 의학적인 정보를 찾기 어렵습니다. 그래서 태열에 대한 한의학적, 서양 의학적 개념을 모두 활용하여 정확하게 이해하고, 어떻게 대처해야 하는지 알아보겠습니다.

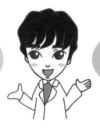

태열은
서양의학에는 없는
한의학적인 개념

서양의학에서는
아이의 피부에 염증이
나타나는 광범위한 질환으로
생각할 수

한의학의 태열

먼저 한의학에서 태열은 엄마의 뱃속에서 열(熱)을 받아 얼굴이 붉어지는 증상입니다.

유전적인 요인과 임신 중에 엄마가 먹는 음식이나 생활 관리 등의 영향으로 아이의 몸에 열이 쌓이고, 쌓인 열이 다시 피부의 태열 증상으로 나타납니다.

이렇게 나타나는 태열은 식혀주고 풀어줘야 합니다. 집 안의 온도를 시원하게 하고, 아이의 옷은 통풍이 잘되도록 입혀 아이의 몸을 시원하게 해줘야 합니다. 그리고 모유 수유를 하는 경우 엄마의 음식은 맵고 기름진 것을 줄이고, 열을 식혀주는 한약을 복용하면 태열 증상에 도움이 됩니다.

서양 의학의 태열

서양 의학에서 태열은 여러 가지 질환이 원인일 수 있습니다. 신생아 독성 홍반, 신생아 여드름, 신생아 땀띠, 지루 피부염, 접촉성 피부염, 아토피 피부염 등이 태열에 해당할 수 있는데요. 시기와 특징에 따라 아래와 같이 나타나고, 대처 방법이 조금씩 달라집니다.

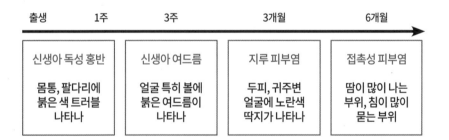

태열은 이렇게 많은 질환의 가능성이 있어서 하나의 정리된 의학 정보를 찾기가 어렵습니다. 그리고 원인에 따라서 대처 방법도 달라지기 때문에 단순히 '태열'이라고 광범위하게 생각하기보다는 먼저 아이에게 태열이 나타

나는 원인이 무엇인지 구별해야 합니다. 각각의 경우에 대해서는 아래에서 자세히 살펴보도록 하겠습니다. 그 전에 아이의 태열에 대해서 꼭 기억해둬야 할 사실이 있습니다.

태열은 대부분 자연스럽게 좋아지기 때문에 크게 걱정하지 않아도 괜찮습니다. 여러 가지 원인에 의해 나타날 수 있지만, 기본적으로 아이의 연약한 피부가 바깥세상에 적응해가는 과정이기 때문에 시간이 지나면서 피부 면역력이 성장하고 튼튼해지면 자연스럽게 좋아집니다.

물론 아토피처럼 잘 관리해야 하는 피부 질환도 있습니다. 아토피는 더 장기적인 관리가 필요할 수 있지만, 아토피 역시 피부 면역력의 방향을 잘 잡아서 꾸준히 관리해주면 좋아지는 경우가 많습니다.

이제 피부 트러블이 나타날 수 있는 구체적인 질환에 대해서 하나씩 살펴보도록 하겠습니다.

독하지 않은 신생아 독성 홍반

'신생아 독성 홍반'은 갓 태어난 아이의 피부가 붉게 나타나는 것입니다. 보통 태어나서 1~2일 사이에 아이의 몸통과 팔다리, 얼굴에 붉은 반점 또는 뾰루지가 나타나는데요. 아이에게 가렵거나 불편한 증상은 없습니다. 부모님 생각으로는 '독성 홍반'이라는 것을 심각한 질환처럼 여길 수 있지만, 실제로는 그렇지 않습니다.

갓 태어난 아이에게 나타난 신생아 독성 홍반은 신생아에게 흔하게 나타나고, 자연스럽게 좋아집니다. 다시 말해서, 신생아 독성 홍반이 이름과 달리 심각한 질환이 아니라는 것입니다. 갓 태어난 아이의 절반 가량에 찾아볼 수 있을 정도로 흔한 것이기도 하고, 보통 1주일 사이에 자연스럽게 좋아집니다. 간혹 6주까지 지속하는 경우가 있지만 별다른 치료가 없어도 자연스럽게 좋아집니다. 따라서 아이의 연약한 피부에 불필요한 연고를 바를 필요가 없습니다. 독성 홍반을 좋아지게 하는 것은 시간과 기다림입니다.

그리고 이 시기에 엄마는 보통 산부인과나 조리원에 있는 시기이기 때문에 산부인과에서 진단받는 경우가 많은데요. 혹시 아이가 태어나자마자 신생아 독성 홍반이라는 이야기를 듣더라도 걱정하지 마세요. 시간이 지나면 저절로 없어집니다.

저절로 좋아지는 신생아 여드름

아이의 깨끗한 얼굴에 뾰루지 같은 여드름이 올라오는 경우가 있습니다. 이것을 '신생아 여드름'이라고 하는데요. 이 역시 신생아의 20% 정도에게서 볼 수 있는 흔한 피부 질환입니다.

신생아 여드름은 아이의 몸에 남아있는 모체 호르몬의 영향으로 피지선이 자극을 받아 나타나는 것일 뿐, 피부에 문제가 있는 것은 아닙니다. 보통 얼굴, 특히 볼에 집중해서 나타나고, 생후 3주일쯤에 시작해서 생후 4개월 이전에 흉터 없이 깨끗하게 없어집니다.

신생아 여드름은 자연스럽게 좋아지지만, 빠른 회복을 위해서 몇 가지 관리가 필요합니다.

① 아이의 얼굴을 매일 깨끗이 씻어주세요

신생아 여드름은 피지선에서 피지가 많이 분비되는 상태이기 때문에 매일 비누와 물로 얼굴을 깨끗이 씻는 것이 좋습니다. 비누는 자극이 적은 제품이 좋습니다.

② 로션을 너무 많이 바르지 마세요

로션을 과도하게 바르면 피지샘을 답답하게 만들어 회복이 더딜 수 있습니다. 로션은 가볍게 발라 주고, 오일 성분이 많이 포함된 제품은 피하는 것이 좋습니다.

피부가 더워 생기는 땀띠

아이가 더워서 땀을 많이 흘리면 땀샘이 막혀 염증으로 땀띠가 생길 수 있습니다. 땀띠도 아이들에게 흔하게 나타납니다. 한의학의 관점에서 아이들은 몸에 열이 많은 편이기 때문에 아이를 너무 싸매거나 덥게 키우는 경우에 땀띠가 나타날 수 있습니다.

땀띠는 보통 얼굴, 두피, 피부가 접히는 부위에 좁쌀 모양으로 나타나지만, 땀이 많이 나는 부위에는 어디든지 땀띠가 생길 수 있습니다.

땀띠는 땀이 나지 않도록 시원하게 관리하는 것이 가장 중요합니다. 아이가 덥지 않도록 집 안의 온도를 잘 조절하고, 시원하고 통풍이 잘되는 옷을 입혀주세요. 그리고 땀이 나면 부드러운 면수건으로 톡톡 누르듯이 닦아줍니다. 보습은 가볍게 해주는 것이 좋습니다. 피부에 뭔가 바를수록 땀샘을 더 답답하게 만들어 땀띠가 더 심해질 수 있습니다.

간혹 땀띠가 있는 부위에 분을 바르는 경우가 있는데요. 분은 땀을 증발하지 못하게 가두는 작용을 해서 오히려 땀띠를 더 심하게 할 수 있습니다.

노란 딱지가 생기는 지루 피부염

보통 태열과 관련해서 가장 많이 듣게 되는 병명이 지루 피부염입니다. 지루 피부염은 두피에 노란 딱지가 생기는 피부 상태입니다. 보통 두피가 갈라지면서 노란 딱지가 생기고, 얼굴, 귀 뒷면, 목, 팔까지 나타나는 경우도 있습니다.

피지샘이 많은 부위에 생기는 경향이 있고, 신생아 여드름과 비슷하게 모체 호르몬의 영향으로 나타나는 것으로 여깁니다. 이러한 지루 피부염도 아이들에게 꽤 흔하게 나타납니다. 아이들 중 약 10%에서 지루 피부염이 나타나고, 보통 생후 3주~3개월쯤에 나타나 몇 개월 사이에 천천히 좋아지게 됩니다.

지루 피부염은 대체로 별다른 치료가 필요 없지만, 간혹 치료가 필요한 경우도 있습니다. 아이에게 지루 피부염이 있으면 이렇게 해주세요.

① 매일 아이의 머리를 감겨주세요

피지 분비가 많기 때문에 매일 깨끗이 씻는 것이 좋습니다. 샴푸는 자극이 적은 제품을 사용해주세요.

② 노란 딱지는 조심스럽게 제거해주세요

머리를 감길 때 손가락이나 부드러운 수건으로 살살 문지르거나 부드러운 빗으로 살살 떼고, 손톱으로 긁지 말아야 합니다. 만약 잘 안 벗겨 지는 경우에는 오일이나 바셀린으로 불린 후 샴푸해주세요. 이때 오일은 깨끗하게 씻어야 합니다. 오일이 남아있으면 증상이 더 심해질 수 있습니다.

③ 그래도 좋아지지 않으면 병원에서 진찰을 받아보세요

아이의 상태에 따라 샴푸와 연고를 처방 받을 수 있습니다. 연고는 꼭 병원에서 처방 받아 사용하고, 함부로 사용하지 마세요. 아이의 피부를 통해 흡수되어 부작용을 일으킬 수 있습니다.

지루 피부염은 아토피와는 다르다

아이에게 지루 피부염이 있는 경우에는 혹시 아토피로 진행하지 않을까 걱정하는 경우가 많습니다. 하지만 지루 피부염은 아토피와는 다른 질환이고, 아토피로 진행하지는 않습니다. 그리고 뒤에서 살펴보겠지만, 아토피는 아이의 가려움이 오래 지속되기 때문에 지루 피부염과 구별할 수 있습니다.

땀과 침이 자극하는 접촉성 피부염

아이의 연약한 피부는 땀과 침에도 쉽게 자극을 받습니다. 아이가 더워 땀을 많이 흘리는 경우, 침을 많이 흘리거나 입 안에 들어간 손으로 얼굴을 만지며 침을 묻히는 경우는 땀과 침이 아이의 연약한 피부를 자극해 염증이 생길 수 있습니다. 그렇다고 땀과 침에 독성이 있는 것은 아닙니다.

땀과 침을 자주 흘리면 아이의 피부가 건조해집니다. 특정 부위에 땀과 침이 자주 나고 마르는 과정이 반복되면 피부 장벽의 기능에 손상이 생깁니다. 그러면서 아이의 피부가 건조해지고 붉은색을 띠며, 갈라지면서 염증 반응이 나타날 수 있습니다. 또 앞에서 살펴본 다른 피부 상태와는 다른, 아이가 따가워하거나 불편해할 수 있습니다. 이것을 '접촉성 피부염'이라고 하는데, 다음과 같은 경우에서 많이 나타납니다.

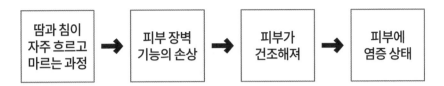

땀과 침이 자주 흐르고 마르는 과정 → 피부 장벽 기능의 손상 → 피부가 건조해져 → 피부에 염증 상태

① 땀이 많이 흐르는 피부 부위

한의학의 관점에서 아이들은 기본적으로 몸에 열이 많은 편이라 땀도 많습니다. 특히 피부가 접히는 부분은 땀이 더 많이 나면서 접촉성 피부염이 쉽게 생길 수 있습니다.

② 입으로 손이 많이 가는 시기

아이들은 만 4~6개월 정도가 되면 침 분비가 많아지고, 손을 입으로 가져가 물고 빠는 경우가 많습니다. 이때 침이 묻은 손이 얼굴에 닿으면서 접촉성 피부염이 생기는 경우가 많습니다. 흔히 침독이라고 부르지요.

당연하지만, 땀과 침에 의해서 접촉성 피부염이 생긴 경우에는 땀과 침을 깨끗이 닦아줘야 합니다. 부드러운 면수건을 물에 적셔 피부를 톡톡 두드리듯 닦아주고, 마른 수건으로 다시 남은 수분이 없도록 닦아주세요. 그리고 보습으로 마무리를 해주시면 됩니다. 이 방법은 접촉성 피부염이 아니더라도 아이의 피부를 관리하는 중요한 방법이기 때문에 꼭 기억해 두세요.

자주 흐르는 땀과 침! 이렇게 관리해주세요	STEP 1 젖은 수건으로 톡톡 닦아주기	STEP 4 마른 수건으로 다시 닦아주기	STEP 3 가벼운 보습으로 마무리

깨끗해서 생기는 접촉성 피부염

땀과 침보다 더 중요한 접촉성 피부염의 원인이 있습니다. 바로 아이를 자주 씻기는 습관입니다. 아이의 피부를 뽀득뽀득 씻길수록 아이의 피부 면역력이 더 약해질 수 있습니다.

아이의 피부 장벽에 있는 지질을 비롯한 여러 가지 성분들이 피부를 보호하고 수분을 지키는 작용을 합니다. 그런데 너무 깨끗이 씻기면 이러한 성분들도 함께 씻겨 없어져 버립니다. 여기에 더해 아이의 피부를 함께 지켜주는 좋은 세균들까지 없어질 수 있습니다. 바꿔 말하면, 깨끗히 씻은 피부가 깨끗한 상태는 아니라는 것입니다. 오히려 아이의 피부 면역력을 약하게 만드는 지름길입니다.

현대 사회의 유행이 여러 가지 다양한 세정 제품들을 사용해 살균과 위생에 지나치게 신경 쓰면서 오히려 아이의 피부 면역력을 점점 더 약하게 만들었습니다. 하지만 실제로 아이의 피부는 이렇게 깨끗이 씻어야 할 만큼 더럽지 않습니다. 바깥 놀이를 해서 흙먼지가 묻었을 때만 손과 더러운 부분을 가볍게 비누로 씻고, 나머지는 물로만 씻어도 괜찮습니다.

너무 깨끗이 씻는 습관은 아이의 피부 면역력을 더 약하게 만들 수 있습니다. 이 부분은 뒤에서 살펴볼 〈아토피 관리〉에서도 아주 중요한 부분입니다. 뒤에서 다른 생활 관리와 함께 다시 살펴보도록 하겠습니다.

기저귀를 잘 관리하자, 기저귀 피부염

기저귀 피부염은 기저귀에 의한 접촉성 피부염입니다. 주로 기저귀를 찬 부위에 나타나기 때문에 구별하기가 어렵지 않습니다. 기저귀 안에 대소변이 오랫동안 있게 되면 기저귀 안의 습도가 지나치게 올라 피부 장벽 기능이 무너지고, 기저귀 피부염이 생기게 됩니다. 마치 물속에서 오랫동안 머물러 피부가 부는 것과 비슷한 모습인데요. 피부가 기저귀 안의 높은 습도로 불게 되면 피부 장벽 기능이 무너지면서 쉽게 상처와 염증이 생기고, 무너진 피부 장벽과 상처를 통해서 감염이 생기는 경우도 있습니다.

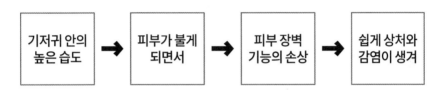

기저귀 피부염은 아이들이 자라면서 한번은 경험하는 경우가 많고, 보통 기저귀를 바로 갈아주지 못했을 때, 장염으로 설사를 많이 할 때, 또는 이유식을 시작하면서 소화 과정의 양상이 바뀌었을 때 나타나는 경향이 있습니다. 그러나 기저귀를 잘 관리해주면 피부 장벽 기능이 회복하면서 다시 좋아지게 됩니다. 아이의 기저귀는 다음과 같이 관리해 주세요.

① 기저귀를 바로 갈아주세요.

기저귀의 대소변을 오래 방치하지 않고 바로 갈아주면 기저귀 안의 습도도 높아지지 않고, 대소변이 발진이 생긴 부위를 자극하지 않아 기저귀 피부염이 빨리 좋아집니다.

② 기저귀 피부염이 생긴 부위는 따뜻한 물로 씻어 주세요.

피부염이 생긴 부위는 기저귀를 갈 때마다 따뜻한 물로 씻어 주는 것이 좋습니다. 비누 또는 바스는 대변을 볼 때만 자극을 주지 않도록 조심해서 사용해주세요. 비누를 과도하게 사용하면 오히려 기저귀 피부염의 회복을 더디게 할 수 있습니다.

③ 물티슈는 사용하지 않는 것이 좋습니다.

물티슈의 여러 성분들이 기저귀 발진이 생긴 부위를 자극할 수 있습니다. 물티슈 대신 종이 타월이나 부드러운 면포를 물에 적셔서 닦아주고, 물로 씻어주는 것도 괜찮습니다.

④ 평소에는 기저귀를 열어 두세요.

기저귀는 안의 공기와 습도를 가둬 회복을 더디게 할 수 있습니다. 평소에는 기저귀를 열어서 아래에 깔아둔 채로 공기가 잘 통하게 해두면 피부 장벽 기능이 빨리 회복할 수 있습니다.

⑤ 발진이 생긴 곳에는 연고를 발라주세요.

'비판텐 연고'와 같이 기저귀 발진에 사용하는 연고를 발라주면 회복에 도움이 됩니다. 연고는 발진 부위가 과도한 습도와 대소변으로부터 받은 자극에서 보호합니다. 연고는 보호가 목적이기 때문에 두껍게 바르는 것이 좋습니다.

이렇게 관리를 해주면 며칠 사이에 조금씩 좋아지게 되는데요. 만약 좋아지지 않거나 또는 더 심해지는 경우 병원에서 정확한 진찰을 받아보세요. 간혹 진균 또는 세균에 의한 감염 증상을 동반할 수 있고, 이러한 경우에는 항진균 연고 또는 항생제 연고를 사용합니다.

음식과 약물에 반응하는 두드러기

두드러기는 특정 외부 물질에 민감하게 반응하는 알러지 반응인데요. 아이들이 자라면서 한두 번 경험하는 피부 트러블입니다. 보통 이유식을 시작하면서 새로운 음식을 접하거나, 아픈 아이가 약물을 복용한 후 갑자기 나타나는 경우가 많습니다.

두드러기는 넓은 부위의 피부가 붉게 부어오르고, 가려움을 동반할 수 있습니다. 몸의 어느 부위든 두드러기가 나타날 수 있지만, 특히 얼굴, 눈꺼풀, 귀, 입 주변에 자주 나타나고, 팔다리와 몸통에 나타나는 경우도 많습니다.

그러나 두드러기는 대부분 별다른 치료가 없어도 저절로 좋아집니다. 갑자기 피부에 뭐가 생겨서 부모님들이 많이 놀랄 수 있지만, 병원에 갈지 고민하는 동안 자연스럽게 없어지는 경우가 많습니다. 간혹 심각한 알러지 반응으로 아이의 호흡이 힘들고, 설사 구토 복통이 심할 때가 있는데요. 이때는 밤중이라도 응급실에서 정확한 진찰을 받아야 합니다. 두드러기 증상과 가려움이 많이 심할 때도 병원의 정확한 진찰을 받는 것이 좋습니다.

피부에 생긴 세균 감염, 농가진

앞에서 살펴본 피부 트러블과 달리 농가진은 세균 감염으로 생기는 질환입니다. 바깥 환경에서 세균이 직접 침입해 나타날 수도 있고, 아토피로 피부 면역력이 약한 아이들이 자주 긁어 상처에 2차 감염이 생기면 나타나기도 합니다. 간혹 모기에 물린 부위를 많이 긁어서 생기기도 합니다.

농가진이 생기면 피부가 붉고 지저분해 보이는 노란 딱지가 생깁니다. 어린 아이들은 수포 형태로 나타나기도 합니다. 그리고 만 2~5세 아이들에게 가장 흔하게 나타나는데요. 피부 면역력이 약해 병균으로부터 피부를 지키지 못하는 아이들은 감염이 생겨 농가진이 생길 수 있습니다.

농가진은 세균에 의한 감염이기 때문에 항생제를 사용합니다. 증상이 심하지 않으면 항생제 연고를 사용하고, 심한 경우에는 먹는 항생제를 사용하지요. 농가진은 보통 적절한 항생제 치료로 좋아질 수 있습니다.

무엇보다 번지지 않도록 관리하는 것이 가장 중요합니다. 농가진은 다른 피부 부위로 쉽게 번지는 특징이 있습니다. 그래서 농가진이 있는 부위를 만지지 않도록 하는 것이 중요합니다. 농가진 부위를 습윤 밴드로 덮는 경우가 있는데요. 그러면 고름이 흡수되어 습윤 밴드가 덮은 부위로 농가진이 더 번집니다. 그래서 농가진이 있는 부위에는 습윤 밴드를 사용하지 않는 것이 좋습니다. 농가진은 다른 사람에게도 전염성이 강하기 때문에 손을 잘 씻고 아이가 사용하는 옷, 수건, 장난감 등을 청결하게 잘 관리해야 합니다.

피부 트러블 구별

지금까지 아이에게 나타날 수 있는 여러 피부 트러블에 대해서 살펴봤습니다. **앞으로는 아이에게 피부 트러블이 생기면 아토피보다 다른 피부 트러블이 아닌지 먼저 생각해보세요.**

혹시 아토피가 아닐까 걱정하는 피부 트러블은 실제로 아토피가 아닌 경우가 많습니다. 그리고 많은 경우 별다른 치료 없이, 또는 적절한 관리를 해주면 자연스럽게 좋아질 수 있습니다.

출생	1주	3주	3개월	6개월

신생아 독성 홍반 | 신생아 여드름 | 땀띠 | 지루 피부염 | 접촉성 피부염 | 두드러기

태열의 증상	시기와 특징	대처법
신생아 독성 홍반	생후 1~2일 사이에 몸통과 팔다리에 붉은 반점 또는 뾰루지가 나타나	별다른 치료가 필요없고 보통 1주일 사이에 자연스럽게 좋아져
신생아 여드름	생후 3주 전에 아이의 얼굴 특히 볼에 붉은 색 뾰루지가 나타나	보통 4개월 이전에 없어져 얼굴은 깨끗이 씻고 오일성분 포함된 로션은 피하고 보습은 가볍게 해야
땀띠	어느 시기에든 나타날 수 있지만 보통 생후 3개월 이전에 많이 나타나 얼굴, 두피, 피부가 접히는 부위	땀이 나지 않도록 시원하게 해줘야 땀이 나면 잘 닦아주고 보습은 가볍게 해줘야
지루성 피부염	생후 3주부터 돌 이전에 나타나 두피가 갈라지고 노란 딱지가 생겨. 얼굴, 귀 뒤, 목, 팔에도 나타날 수도	매일 머리를 샴푸해주고 염증이 있는 부위를 깨끗이 씻어줘야 노란 딱지는 불려서 조심히 제거해주기
접촉성 피부염	땀과 침을 많이 흘리는 아이들, 생후 4~6개월쯤 침독으로 나타날 수 있어 깨끗이 씻을수록 피부는 더 건조해져	땀과 침은 바로바로 닦아주고 아이를 씻길 때 더럽지 않은 부분은 물로만 씻겨주기
두드러기	보통 음식과 약물에 반응해서 나타나 피부의 넓은 부위가 붉어지면서 부어오르고 가려움을 동반하기도	수시간 내에 자연스럽게 좋아져 증상이 심하거나 호흡곤란, 설사, 구토, 복통이 심하면 병원에서 진찰받아야

피부염

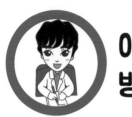

아토피, 피부 면역력의 방향이 틀어지다

아이의 피부 트러블은 앞에서 살펴본 가벼운 상태인 경우가 많지만, 정말 아토피인 경우도 있습니다. 만약 우리 아이에게 아토피가 있다면 다른 피부 트러블처럼 그저 지켜볼 수만은 없습니다. 아토피가 있는 아이는 피부 면역 력이 바르게 성장하도록 방향을 바로 잡아주기 위한 지속적인 관리가 필요 합니다.

아직 아토피는 명확한 치료 방법이 없기 때문에 여러 가지 측면에서 종합 적인 관리가 필요한데요. 아토피의 관리를 위해서는 앞에서 살펴본 열과 감 기, 비염과 마찬가지로 먼저 아토피가 어떤 질환이지 정확하게 이해해야 합 니다. 우리 아이의 피부 상태를 정확히 알아야 우리 아이의 피부를 제대로 관리해줄 수 있습니다.

지금부터 아토피에 관한 본격적인 이야기를 시작합니다.

아토피와 피부 면역력

면역력의 방향

아토피는 피부 면역력의 방향이 틀어진 상태입니다. 앞에서 살펴본 여러 피부 트러블은 아이 피부의 정상적인 반응이거나 또는 일시적으로 피부 면역력의 방향이 틀어진 상태이고, **아토피는 오랫동안 피부 면역력의 방향이 틀어진 만성적인 상태입니다.** 코의 면역력이 틀어진 상태가 비염이라면, 아토피는 피부의 면역력이 틀어진 상태이지요.

아이의 피부 면역력의 방향이 틀어져서 피부가 튼튼하게 성장하지 못하면 만성적인 염증이 생기면서 아토피로 진행합니다.

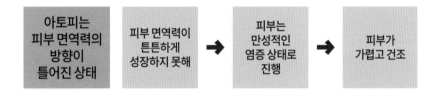

이러한 아토피의 피부 면역력 상태는 '피부'와 '면역력'의 두 가지 관점으로 나눌 수 있는데요. 구체적으로 살펴보겠습니다.

아토피는 면역력이 민감하게 반응하는 질환

아토피가 있는 아이는 다른 아이들에게 영향을 주지 않는 바깥 환경에도 민감하게 반응합니다. 일교차, 습도, 스트레스와 같은 일반적인 요인에 반응하기도 하고, 비누, 음식, 반려동물, 진드기, 화학 물질과 같은 특정 요인에 민감한 반응을 보이기도 합니다.

아토피의 민감한 반응은 알러지와도 관계가 깊습니다. 앞에서 살펴본 알러지 비염은 코의 면역력이 민감하게 반응하는 상태이고, 아토피 피부염은 피부의 면역력이 민감하게 반응하는 상태입니다. 이 두 질환은 비슷한 계통에 속하는 질환이고, 아토피 피부염이 알러지 비염으로 진행하는 경우가 많습니다.

아토피는 피부 장벽의 기능이 약한 상태

피부는 바깥 환경의 병균으로부터 아이의 몸을 보호하고, 몸의 수분을 빼앗기지 않도록 막는 다는 사실을 기억하시죠? 아토피가 있는 아이의 피부는 약하고 미숙하기 때문에 이러한 기능을 정상적으로 해내지 못합니다. 수분을 쉽게 뺏겨서 피부가 건조해지고, 병균이 쉽게 침입해 피부에 염증을 일으키는 경우도 많습니다.

아토피는 이렇게 면역력이 민감하게 반응하고 피부 장벽이 기능이 약한 상태입니다. 그래서 틀어진 피부 면역력의 방향을 바로잡아주는 것을 아토피 치료의 가장 중요한 목표로 합니다.

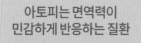
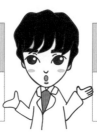

아토피는 면역력이 민감하게 반응하는 질환	아토피는 비부 장벽의 기능이 약한 상태
다른 아이에게는 괜찮은 바깥 환경에 민감하게 반응	피부가 건조하고 피부에 염증이 잘 생길 수 있어

아토피는 왜 생기나요?

아토피는 한 가지 원인에 의해서 나타나지 않습니다. 여러 가지 요인이 복합적으로 작용해 피부 면역력에 영향을 줍니다.

① 타고난 피부 면역력이 약하거나 틀어지면 생겨

아토피와 같은 알러지 질환은 유전적인 요인이 크게 작용합니다. 부모님의 면역력 방향이 틀어지면, 아이 역시 면역력의 방향이 틀어질 수 있습니다. 아토피가 있는 아이의 70%는 가족에게도 이미 아토피가 있습니다. 한쪽 부모님이 아토피가 있는 경우에는 2~3배, 양쪽 부모님이 모두 아토피가 있는 경우에는 3~5배까지 아토피 피부염이 나타날 가능성이 증가합니다.

② 아이의 환경과 생활 습관

피부는 바깥 환경과 아이의 몸을 구분하는 경계선이자 장벽인데요. 여러 가지 바깥 환경 요인이 아이의 피부와 아토피에 영향을 줍니다. 아이가 넓은 바깥 환경에 언제 노출되는지, 반려동물을 키우는지, 바깥 온도와 습도, 아이를 씻기고 보습하는 방법까지 아이의 피부가 접하게 되는 바깥 환경의 모습은 피부 면역력에 많은 영향을 줍니다. 따라서 잘못된 바깥 환경과 생활 습관이 있다면 아이의 피부 면역력을 틀어지게 해 아토피를 일으키는 피부의 위험 요인으로 작용할 수 있습니다.

③ 음식과 아토피

부모님들은 아이의 아토피 원인으로 음식을 생각하는 경우가 많습니다. 하지만 음식만으로 아토피가 나타나지는 않습니다. 음식이 아토피를 심하게 할 수는 있지만, 아토피가 있는 아이는 음식 이전에 이미 아토피가 있는 상태입니다.

최근에는 아토피가 있는 아이들에게 예전처럼 강한 음식 제한을 하지 않습니다. 지나친 음식 제한은 오히려 아이의 성장과 발달에 좋지 않은 영향을 줄 수 있기 때문입니다.

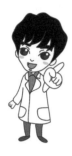

아토피의 명확한 원인은 아직 모릅니다.
1. 유전적으로 타고난 피부 면역력이 약하고 틀어질 수 있어
2. 아이의 바깥 환경과 생활 습관은 피부에 영향을 줘
3. 음식은 아토피를 심하게 할 수 있지만 원인은 아니야

아토피에 영향을 줄 수 있는 여러 가지 원인을 살펴봤는데요. 아토피를 일으키는 원인이 이렇게 많다는 것은 명확한 원인을 모른다는 뜻이기도 합니다. 하지만 현재 시점에서 명확히 알 수 있는 것이 있다면 **아토피는 하나의 원인이 아니라, 여러 가지 요인이 복합적으로 작용한다는 사실**입니다.

따라서 아토피가 있는 아이는 면역력의 방향을 바로 잡아주는 치료와 함께 여러 가지 건강한 생활 관리가 필요합니다. 몇 가지 음식 관리와 보습만으로 아토피가 쉽게 좋아지지 않는 이유이기도 합니다.

아토피는 가려워야 한다

아토피를 다른 피부 트러블과 구별하는 중요한 특징이 있습니다. **아토피는 가려워야 합니다. 가렵지 않으면 아토피가 아닙니다.** 아이에게 나타나는 많은 피부 트러블이 혹시 아토피가 아닐지 걱정이 되지만, 아이에게 가려워서 불편해하는 증상이 보이지 않는다면 아토피가 아닙니다. 하지만 아이가 피부 트러블이 나타난 부위를 가려워한다면, 아토피를 의심할 수 있습니다.

아토피의 가려움은 오래갑니다. 아토피로 진단하기 위해서는 아이가 가려워하는 증상이 적어도 1년 이상 지속해야 합니다. 며칠 가려운 증상으로만 아토피를 진단하지는 않습니다.

사실 아토피의 의학적인 진단 기준은 더 복잡합니다. 하지만 오래가는 가려움만큼은 아토피의 필수적인 조건입니다. 아이의 피부 트러블로 아토피가 걱정되면 먼저 꼭 기억해보세요.

"아토피는 오래가는 가려움이 있어야 한다."

오래가는 가려움이 없다면, 일단 아토피를 배제할 수 있습니다.

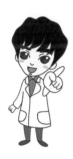

아토피는 오래 지속되는 가려움이 있어야 합니다.

아이가 가려워하지 않으면 아토피가 아닙니다.

아토피가 있다면 가려움을 잘 관리해줘야 합니다.

하지만 정말 아토피가 있는 아이들은 오래가는 가려움으로 많이 힘들어합니다. 가려움이 심하면 아이가 잠을 못 자 일상생활이 힘들어지고, 긁은 상처에서 피가 나 감염 증상이 생기는 경우까지 있습니다. 아토피에서는 가려움을 관리해주는 것이 관리의 중요한 목표입니다.

아토피는 이렇게 진행한다

우리 아이에게 아토피가 있다면 꼭 기억해야 할 중요한 사실이 있습니다. **아토피는 아이가 자라면서 자연스럽게 좋아지는 경우가 많습니다.** 아이가 자라면서 피부 면역력도 함께 성장해 점점 튼튼해지고, 아이를 힘들게 했던 아토피 증상도 조금씩 좋아질 수 있습니다. 그래서 걱정을 조금 줄이셔도 괜찮습니다.

아토피는 평생 아이에게 지속하는 불치병이 아닙니다. 아이의 피부 면역력이 건강하게 성장하도록 잘 관리해주면 아이의 아토피는 더 빨리 좋아질 수 있습니다.

좀 더 구체적으로 살펴보면, 아토피는 다음과 같은 모습으로 진행하게 됩니다.

① 신생아 시기

신생아의 피부 면역력은 가장 약한 상태이지만, 엄마에게 물려받은 호르몬의 영향으로 피지 분비가 많기 때문에 아토피 피부염이 잘 나타나지 않습니다. 오히려 이러한 피지 분비가 너무 많으면 앞에서 살펴봤던 여드름이나 지루 피부염이 나타날 수 있습니다.

② 영유아 시기

아토피가 시작되고 심해지는 시기입니다. 피부 면역력이 약하고 방향이 틀어진 아이들은 아토피 피부염이 나타날 수 있습니다. 아토피는 만 1세 이전에 시작하는 경우가 많지만, 대부분 만 5세 이전에 시작합니다. 아토피의 가려움으로 아이들이 가장 힘들어하는 시기이기도 합니다.

③ 소아, 청소년 시기

아이들이 자라면서 피부 면역력이 튼튼해지면 아토피는 조금씩 좋아집니다. 아이가 자라면서 피부가 점점 두꺼워지고, 피지 분비도 다시 많아집니다. 그리고 아이의 피부가 바깥 환경에 대처할 힘을 키워가면서 피부 면역력이 점차 튼튼해지면 아이의 아토피가 좋아질 수 있습니다.

④ 성인과 노인 시기

아이가 자라면서 아토피 증상이 없어졌더라도 완치된 것은 아닙니다. 한번 틀어진 피부 면역력은 바로 잡더라도 다시 틀어질 수 있습니다. 아이가 어른으로 성장하면서 컨디션이 많이 저하되거나 스트레스를 심하게 받는 경우에는 아토피가 재발할 수 있습니다. 그리고 노년으로 접어들면 피부 면역력이 약해지면서 아토피 피부염이 다시 나타날 수 있습니다.

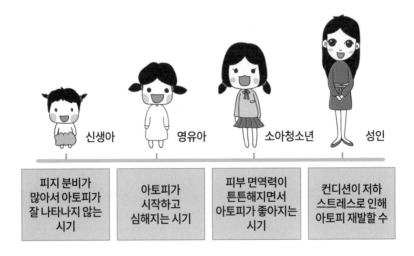

신생아	영유아	소아청소년	성인
피지 분비가 많아서 아토피가 잘 나타나지 않는 시기	아토피가 시작하고 심해지는 시기	피부 면역력이 튼튼해지면서 아토피가 좋아지는 시기	컨디션이 저하 스트레스로 인해 아토피 재발할 수

아이의 아토피는 일반적으로 위 그림처럼 진행하지만, 모든 질환들처럼 꼭 그렇지는 않습니다. 소아·청소년 시기까지 아토피가 심한 아이들도 있고, 성인까지 아토피가 지속되는 경우도 많습니다. 하지만 지금 우리 아이에게 아토피가 있을 때 평생 지속되지 않고 자연스럽게 좋아질 수 있다는 사실만으로도 아토피에 대한 걱정을 많이 줄일 수 있습니다.

아토피가 좋아지기 위해서 가장 중요한 것은 피부 면역력의 방향입니다. 아이의 틀어진 피부 면역력의 방향을 바로 잡아주고, 건강하게 성장하도록 관리해주면 아이의 아토피는 좋아질 수 있습니다.

그렇다면 과연 아이의 피부 면역력을 어떻게 관리해야 할까요? 계속해서 아토피와 피부 면역력에 대한 이야기를 이어가 보겠습니다.

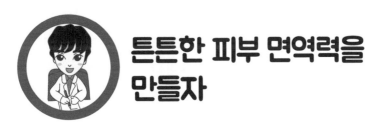

튼튼한 피부 면역력을 만들자

아토피의 관리에 대한 이야기를 시작하기 전에 앞에서 살펴본 아토피에 관해 다시 한 번 정리합니다.

① 아토피는 아이의 피부 면역력의 방향이 틀어진 질환입니다.

② 하나의 원인이 아닌 여러 가지 원인이 작용하고,

③ 꼭 가려움 증상이 나타나야 합니다.

④ 그리고 잘 관리해주면 아이가 자라면서 피부 면역력이 튼튼해지고, 아 토피가 좋아질 수 있습니다.

아토피의 관리는 바로 이러한 생각에서 출발합니다. 아토피 관리의 가장 중요한 두 가지 틀은 '피부 면역력 방향 잡기'와 '가려움 증상 관리'입니다.

'피부 면역력 방향 잡기'는 아토피의 원인으로 작용하는 바깥 환경과 생활 습관 관리를 기본으로, 증상이 심한 경우 면역력의 방향을 잡아주는 치료를 합니다. '가려움 증상 관리'는 생활 관리를 먼저 하고, 스테로이드와 약물은 꼭 필요할 때만 신중하게 사용합니다. 그럼 우리 아이의 아토피를 어떻게 관리해야 하는지 하나씩 자세히 살펴봅니다.

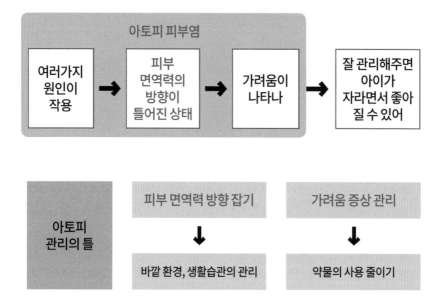

피부 면역력의 방향을 잡아주자

아이의 아토피 증상이 심해 피부 면역력의 방향이 많이 틀어져 있다면 틀어진 피부 면역력의 방향을 바로잡아주는 치료가 필요합니다. 면역력의 방향을 바로잡는 치료는 한의학의 접근을 사용합니다.

한의학의 아토피 치료는 지금까지 감기와 비염에서 살펴봤던 '더해주기'

와 '잡아주기', 그리고 '덜어주기'를 모두 사용합니다. 아이의 부족한 피부 면역력을 더해주고, 틀어진 방향을 잡아주며 아토피 증상은 덜어주는 치료를 균형 있게 조절해 아이의 아토피를 관리합니다.

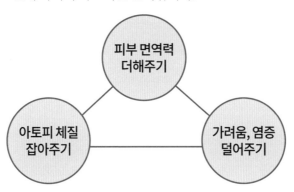

① 피부의 면역력을 더해주자

감기와 비염을 이겨내는 우리 몸의 힘을 한의학에서는 '발산하는 힘'이라고 합니다. 피부 역시 발산하는 힘을 이용해 피부 면역력의 힘을 더해줍니다. 치료의 세부적인 차이는 있지만, 피부와 코는 한의학에서 오장육부 중 폐(肺)의 영역에 속합니다. 폐의 중요한 기능 중 하나가 바로 발산하는 힘입니다. 아토피에서도 발산하는 힘을 더해주는 치료가 중요합니다. 발산하는 힘은 약한 피부의 면역력을 튼튼하게 만듭니다.

② 아토피 체질을 바로잡자

한의학에서는 아이의 체질을 조절해서 틀어진 피부 면역력의 방향을 잡아주는 치료를 합니다. 아토피 체질의 조절은 두 가지 방향으로 이루어집니다.

하나. 먼저 아이 몸의 수(水) 대사를 바로잡습니다.

아토피가 있는 아이는 피부의 수분 조절 능력이 부족합니다. 그래서 한의학 치료를 통해서 아이 몸의 수 대사를 원활하게 조절해 수분 조절 능력이 부족한 피부의 기능을 튼튼하게 만듭니다.

둘. 민감하게 반응하는 알러지 체질을 바로잡습니다.

아토피가 있는 아이는 바깥 환경에 민감하게 반응하기 때문에 민감한 반응을 줄이기 위해 아이의 체질을 바로잡는 치료를 합니다.

아토피의 체질 개선은 비염에서 살펴봤던 방법과 비슷합니다. 습(濕), 담음(痰飮), 어혈(瘀血)과 같은 문제점을 개선해 아이의 기혈 순환을 원활하게 만들어주고, 아토피에 영향을 줄 수 있는 과도한 한(寒)과 열(熱)을 조절합니다. 물론 세부적인 치료는 아이의 체질과 아토피 상태에 따라서 달라집니다.

③ 가려움과 염증을 덜어주자

피부의 발산하는 힘을 더해주고, 피부의 수 대사를 조절해주면, 아이의 가려움이 자연스럽게 줄어듭니다. 한의학의 아토피 치료는 더해주고 잡아주는 치료를 통해 증상을 덜어줍니다. 그래서 더욱 근본적으로 아이의 아토피 증상을 관리해줄 수 있습니다.

아이의 피부에 나타나는 과도한 염증은 청열(淸熱)의 방법을 사용합니다. 한의학에서는 피부의 염증 반응을 줄일 수 있는 효과적인 방법과 좋은 한약이 많이 있습니다. 아이의 체질에 따라 다른 청열의 방법을 사용해서 아토피 염증을 관리합니다.

이렇게 아이의 아토피는 더해주기와 잡아주기, 덜어주기의 세 가지 접근을 사용해 아이의 피부 면역력을 관리합니다. 그리고 이 세 가지 접근법을 아이의 아토피 상태와 체질을 고려하여 균형 있게 조절하는 것이 중요합니다.

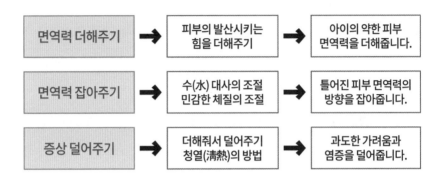

스테로이드를 사용하는 원칙

아토피와 스테로이드는 떼려야 뗄 수 없는 관계입니다. 아토피에는 보통 스테로이드 연고를 처방받는데요. 아이에게 스테로이드 연고를 사용해도 좋을지 그 부작용에 대한 고민과 걱정이 들지요. 하지만 스테로이드를 두려워할 필요는 없습니다. 잘 사용하면 아이의 아토피에 도움이 됩니다.

현재 치료 방법이 명확하게 없는 아토피에 스테로이드는 중요한 약물입니다. 아이가 아토피로 피부의 염증과 가려움 증상이 심하다면 스테로이드 연고를 사용해도 괜찮습니다. 스테로이드는 심한 아토피 증상을 빠르게 호전시켜줄 수 있어요.

하지만 잘못 사용하면 아이의 피부 면역력이 더 약해질 수 있습니다. 스테로이드 연고를 강하게 사용하거나 오랫동안 사용하는 경우에는 아이의 피부가 오히려 얇아지면서 피부 장벽 기능이 더 약해집니다. 이외에도 아이에게 여러 가지 부작용을 일으킬 수 있습니다.

또 한 가지 중요한 사실은 스테로이드 연고가 아토피를 치료하는 것은 아니라는 것입니다. 스테로이드 연고는 아토피 증상이 심할 때 일시적으로 염증을 억제해주는 약물입니다. 염증 억제 작용은 아이 몸의 면역 작용을 억제하는 작용이기 때문에 스테로이드 연고를 중단하면 다시 아이의 면역 작용이 돌아오면서 아토피가 심해지는 경우가 많습니다. 그래서 스테로이드 연고는 꼭 필요할 때에만 영리하게 사용해야 합니다.

모던한의사와 함께 하는 아토피와 피부 면역력 관리는 스테로이드 사용을 무조건 피하지 않습니다. 영리하게 잘 사용하면 아이의 아토피에 도움이 될 수 있습니다. 스테로이드 연고는 다음 세 가지 원칙에 따라 꼭 필요할 때에만 현명하게 사용해 주세요.

① 아이가 가려울 때 사용하자

앞에서 본 것처럼, 가려운 증상이 있어야 아토피입니다. 스테로이드 연고를 사용하기 위해서는 우선 아이가 가려워해야 합니다.

많은 부모님들이 아토피가 아닌 피부 트러블에 스테로이드 연고를 사용하는데요. 앞에서 살펴봤듯이 많은 피부 트러블들은 별다른 치료 없이 생활 관리만으로 자연스럽게 좋아집니다. 그래서 아이가 아토피인지 다른 피부 트러블인지를 먼저 구별하고, 가려움을 동반하는 아토피 피부염에서만 스테로이드 연고를 사용해주세요.

가려움이 심하지 않다면 먼저 생활 관리를 합니다. 가끔 한두 번 긁는 정도는 스테로이드 연고를 사용하지 않아도 괜찮습니다.

② 정해진 용량과 용법으로

부모님이 어릴 때는 약국에서 스테로이드 연고를 구입해 사용할 수 있었지만, 지금은 꼭 필요할 때만 사용하기 위해 병원에서 처방을 받아야 합니다. 스테로이드 연고는 그만큼 잘 사용하면 도움이 되지만, 잘못 사용하면 부작용이 생길 수 있습니다.

따라서 병원에서 설명한 용량과 용법을 꼭 지켜야 합니다. 정해진 용량과 용법대로 사용하면 스테로이드는 대부분 부작용을 일으키지 않습니다.

또 집에 남아 있는 스테로이드 연고를 다른 피부 트러블에 임의로 사용하지 마세요. 아이에게 어떤 피부 트러블이 있는지 먼저 확인하고, 구별이 어려울 때는 병원에서 정확한 진찰을 받아 확인한 후 사용하세요. 집에 있는 '리도맥스', '락티케어'와 같은 연고는 임의로 사용하면 오히려 부작용이 더 클 수 있습니다.

③ 스테로이드 연고에 의존하지 말자

스테로이드 연고는 아이의 아토피 증상이 심할 때 사용하는 약물입니다. 이러한 약물이 있다는 것만으로도 아토피 관리가 수월할 수 있지만, 스테로이드 연고를 자주 사용하다 보면 어느새 의존하게 되는 악순환에 빠지게 됩니다.

스테로이드 연고는 아토피 증상이 심할 때만 사용하고, 장기적으로는 사용을 줄이기 위해 꾸준히 아이의 피부 면역력을 관리해주세요. 아토피는 앞으로 몇 년 동안 꾸준히 관리해줘야 하는 긴 여정입니다. 그 동안 스테로이드는 아토피로 아이가 힘들 때 잠시 사용하는 도구가 되어야 합니다.

스테로이드를 사용하는 세 가지 원칙	1. 아이가 아토피로 가려움이 심할 때 사용하자.
	2. 정해진 용량과 용법으로 사용하고 임의로 사용하지 말자.
	3. 스테로이드를 줄이기 위해 꾸준히 피부 면역력을 키워주자.

이상 스테로이드를 사용하는 세 가지 원칙을 살펴봤습니다. 스테로이드는 꼭 필요할 때에만 현명하게 사용해야 합니다. 잘못 사용하게 되면 부작용으로 건강한 피부 면역력을 키울 수 없습니다. 그리고 스테로이드 사용과 함께 줄이기 위한 관리도 반드시 해야 합니다. 스테로이드의 사용을 줄이고, 건강한 피부 면역력을 키우기 위한 건강한 생활 관리에 대해서 자세히 알아보겠습니다.

가려움을 줄여주는 시원한 찜질

가려움은 아토피의 가장 중요한 증상이고, 아이를 힘들게 하는 증상입니다. 가려움이 심하면 아이가 잠들기 힘들고, 공부나 식사 등 일상적인 활동을 방해할 수 있습니다. 아토피의 가려움은 피부 면역력이 튼튼해지고 틀어진 방향을 잡아주면 조금씩 좋아지지만, 기나긴 아토피 여정 동안 가려워하는 아이를 그저 지켜볼 수만은 없습니다.

아토피로 아이가 많이 가려워할 때는 보통 약물을 사용하는데요. '항히스

타민제'를 복용하거나, 스테로이드 연고를 사용하게 됩니다. 이때 약물을 사용하기 전에 먼저 사용할 수 있는 건강한 방법이 있는데요. 바로 시원한 찜질입니다.

시원한 찜질은 아토피로 인한 가려움에 효과가 좋은데요. 피부에 수분을 더해주고 피부를 진정시킵니다. 붉은 기가 줄어들고, 거친 피부와 딱지를 제거해주는 효과도 있습니다. 무엇보다 가려움이 줄어들어 아이가 상처 부위를 긁지 않게 됩니다.

먼저 면포와 물을 준비합니다. 얇고 부드러운 면포를 너무 차갑지 않도록 적당히 시원하게 적셔서 아이가 가려워하는 부위에 올려주세요. 그리고 젖은 면포 위에는 다시 마른 면포를 올려서 빨리 마르지 않도록 합니다. 가려움의 부위가 넓지 않다면 거즈를 사용해도 괜찮습니다. 아이가 자는 동안 계속 해도 좋고, 가려워서 힘들어하는 낮에도 좋습니다.

아이에게 시원한 찜질을 해주실 때는 아래와 같은 순서로 해주세요.

① 보통 아이들은 저녁 시간과 잠들기 전에 가려움이 더 심해집니다. 잠들기 전에 미지근한 물에 통 목욕합니다. 목욕만으로도 아이의 가려움이 많이 줄어들 수 있습니다.

② 목욕이 끝나면 몸을 잘 닦아주고, 바로 보습을 해주세요.

③ 아이가 많이 가려워하는 부위에 시원한 찜질을 하면서 아이가 잠들게 해주세요.

④ 그래도 아이가 가려워하고 잠들기 힘들어하면, 약물을 복용하거나 연고를 사용할 수 있습니다.

이러한 방법만으로도 아토피에 사용하는 약물을 많이 줄일 수 있습니다. 아이가 많이 가려워할 때는 약물을 사용하기 전에 먼저 시원한 찜질을 해주세요.

영리하고 효과적인 보습

아토피가 있는 아이는 피부 장벽 기능이 약해서 피부가 건조하기 때문에 건조한 피부의 보습은 아토피 관리에서 중요한 요소입니다. 건조한 피부를 영리하고 효과적으로 보습하기 위해서 알아둬야 할 내용이 있는데요. 바로 피부의 지질 성분입니다.

피부에는 세라마이드를 비롯해 여러 가지 지질 성분들이 있습니다. 지질 성분은 피부의 각질층에서 바깥으로 수분을 빼앗기지 않도록 보호하는 역할을 합니다. 따라서 아이의 피부를 보습해줄 때는 지질 성분이 많이 포함된 제품이 좋습니다.

보습 제품은 지질 성분이 함유된 정도에 따라 로션, 크림, 연고의 형태로 구별할 수 있습니다. 로션은 수분의 함량이 많고, 지질 함량이 상대적으로 적은데요. 로션은 피부에 잘 발려서 좋지만, 로션에 포함된 수분이 증발하는 과정에서 아이의 피부가 더 건조해질 수 있습니다. 그래서 로션보다는 크림이나 연고 형태의 제품을 사용하는 것이 더 좋습니다. 지질이 많이 포함된 크림이나 연고 형태의 제품은 끈적한 느낌이 들지만, 보습 효과는 더 좋습니다. 보습에서 중요한 것은 수분을 보충하는 게 아니라 빼앗기지 않는 것입니다. 연고는 뻑뻑해 피부에 바르기가 수월하지 않은데요. 아토피가 있는 부위에만 바르고, 나머지 부위에는 바르기 편한 크림을 쓰는 것도 좋은 방법입니다.

보습에 관한 네 가지 팁

① 목욕 후에 바로 보습을 해주세요

목욕 후에는 아이의 피부에 수분이 많이 남아 있어서 촉촉한 상태입니다. 아이의 몸을 잘 닦아 주신 후에 바로 보습을 해주면 효과가 가장 좋습니다.

② 생후 1개월 동안 보습에 특히 신경씁니다

갓 태어난 신생아의 피부 장벽 기능은 아직 많이 미숙합니다. 이 시기에 아이의 피부 면역력 방향이 틀어지지 않도록 보습을 잘 해주는 것이 중요합니다. 특히 부모님의 아토피로 인해 유전 가능성이 있는 경우에는 생후 1개월 동안의 보습이 더욱 중요합니다.

③ 보습 제품은 아이들마다 반응이 모두 다르게 나타납니다

다른 아이에게 좋은 효과가 있는 제품도 우리 아이가 민감하게 반응해 피부가 더 안 좋아질 수도 있습니다. 보습 제품을 추천받았을 때는 조금 덜거나 샘플로 미리 사용해보고, 우리 아이의 피부에 맞는 제품을 찾아주세요.

④ 보습 제품이 아토피를 치료하지는 않습니다

많은 부모님들이 값비싼 아토피 로션에 대해서 큰 기대를 하는 경우가 많은데요. 보습 제품이 아토피를 치료하지는 않습니다. 보습 제품은 수분을 빼앗기지 않도록 아이의 피부를 보호하는 작용으로, 피부 장벽 기능이 약해지지 않고 조금씩 회복하도록 도와주는 역할을 합니다. 아토피는 보습뿐만 아니라 피부 면역력의 방향을 바로 잡아주는 여러 관리와 치료가 함께 필요합니다.

더럽지 않으면 물로만 씻자

아이의 피부를 너무 깨끗하게 씻기는 것은 오히려 아이의 피부를 약하게 합니다. 아이의 피부를 너무 강하게 씻으면 피부를 보호해주는 지질 성분까지 없어지면서 피부의 보호막이 사라지고, 피부 상태가 더 안 좋아집니다. 따라서 더럽지 않은 부위는 물로만 씻어 주세요.

씻을 때는 미지근한 물로 여러 번 헹궈서 씻어 주세요. 그리고 더러운 부위는 자극성이 약한 비누를 사용해서 조심해서 씻어 주세요. 타월보다는 손바닥으로 거품을 내고 손으로 부드럽게 씻는 것이 좋습니다. 바깥 활동을 하지 않는 어린 아이들은 매일 목욕을 하지 않아도 괜찮습니다.

하지만 물로만 씻기거나 목욕을 하지 않더라도, 아이의 손은 비누로 깨끗이 씻어야 합니다. 아이가 바깥 환경에서 가장 많이 쓰는 신체 부위가 손입니다. 여러 가지 새로운 병균들이 손에 많이 묻을 수 있어서 잘 씻지 않고 아토피 상처가 있는 부위를 긁으면 2차 감염이 나타날 수도 있습니다. 꼭 아토피가 아니더라도 아이의 손은 아이가 감기, 장염, 감염 질환에 노출되는 가장 중요한 통로이기 때문에 외출 후 손을 잘 씻는 습관이 매우 중요합니다.

깨끗하게 씻기는 방법 외에도 부모님들이 가장 많이 궁금해하는 목욕에 관한 궁금증도 살펴보겠습니다.

목욕에 관한 질문

① 통 목욕과 샤워 중에 어떤 게 더 좋을까요?

아토피가 있는 아이들에게 통 목욕과 샤워 중 무엇이 더 좋은지는 아직 전문가들 사이에서도 논쟁이 있는 부분입니다. 많은 전문가들이 통 목욕을 더 추천하지만, 빨리 끝낼 수 있는 샤워가 더 좋다고 말하는 전문가들도 있습니다.

하지만 **통 목욕과 샤워보다 더 중요한 것은 씻는 방법과 보습**입니다. 어떤 방법으로 씻기더라도 아이의 피부에 자극을 주지 않고 부드럽게 씻는 것과, 씻긴 후에 바로 보습을 해주는 것이 더 중요합니다.

② 입욕제가 도움될까요?

특정 입욕제가 아이에게 도움되는 경우가 있습니다. 하지만 다른 아이에게 도움되던 입욕제가 우리 아이에게는 효과가 없거나, 오히려 아이의 피부 상태를 더 심하게 만들 수도 있습니다. 아토피는 아이의 면역력이 민감하게 반응하는 상태이기 때문에 아이가 입욕제 성분에 민감하게 반응하는 경우가 있습니다. 입욕제를 사용할 때는 연하게 사용하고, 피부의 반응을 살펴본 후 별다른 문제가 없는 것을 확인한 다음 사용하는 것이 좋습니다.

③ 아토피에 연수기가 도움될까요?

칼슘과 마그네슘 이온이 많이 포함된 물을 '경수', 적게 포함된 물을 '연수'라고 하는데요. 아토피에는 연수가 도움될 수 있습니다. 아토피 증상이 심한 아이는 연수기 사용을 고려할 수 있지만, 우리나라는 일반적으로 수돗물이 연수로 공급되기 때문에 꼭 연수기가 필요한 것은 아닙니다.

연수기를 사용하면 물이 부드러워졌다고 느낍니다. 연수기는 물 안에 있는 칼슘과 마그네슘 같은 이온을 없애 피부에 있는 비누와 세정 성분이 잘 제거되지 않아 미끈거리는 느낌이 생기기 때문인데요. 씻기지 않고 남은 비누 성분이 피부에 오래 머물게 되면 약하고 민감한 아토피 아이들의 피부를 자극할 수 있습니다. 따라서 연수기를 사용할 때는 피부에 세정제 성분이 남지 않도록 여러 차례 헹구는 것이 좋습니다.

지나친 살균은 피부에 독

살균은 적당히

아이의 피부에 있는 지질 성분과 함께 피부에 사는 좋은 세균은 아이의 피부 면역력을 강하게 만들어 주는 중요한 무기입니다. 우리가 일상생활에서 하는 습관적인 살균은 피부의 중요한 무기가 되는 좋은 세균들을 죽이게 됩니다. **피부의 좋은 세균을 죽이는 지나친 살균을 줄여주세요.**

집 안의 위생과 아이의 건강을 위해서 하는 살균은 오히려 아이의 피부 면역력을 해칠 수 있습니다. 집 청소는 먼지와 곰팡이가 없고 깨끗한 환경을 유지하는 것으로 충분합니다. 지나친 살균은 아이의 피부 면역력을 키우는 좋은 세균을 없애고, 오히려 나쁜 화학 물질이 민감한 아이의 피부를 더 자극할 수 있습니다.

항균 비누는 그만

손을 씻을 때 항균 비누를 사용하지 마세요. 미국소아과학회에 따르면 항균 비누의 세정 작용은 일반 비누와 비교해도 큰 차이가 없습니다. 항균 비누는 오히려 아이의 손에 사는 좋은 세균을 죽이고, 나쁜 세균이 더 늘어나게 할 수 있다고 합니다. **항균 비누보다 더 중요한 것은 10초 이상 충분한 시간을 들여 꼼꼼히 씻는 습관입니다.**

햇볕과 친해지자

햇볕의 효과

병원에 가지 않고 집 밖에만 나가도, 아이의 피부 면역력을 튼튼하게 만들어주는 훌륭한 선생님이 있습니다. 바로 햇볕입니다. 햇볕을 받아 아이의 피부를 태우면 피부의 각질층이 두꺼워지면서 아이의 피부 면역력이 더 튼튼해집니다. 아토피가 있는 아이들이 여름 휴가를 다녀와서 얼굴과 몸이 까맣게 타면 아토피가 좋아지는 경우도 있지요.

이러한 원리를 활용한 아토피의 치료가 바로 광선 치료입니다. 광선 치료는 아토피가 있는 피부에 자외선을 가해 피부를 튼튼하게 해주는 치료인데요. 하지만 광선 치료는 아이들에게 부작용을 일으킬 수 있기 때문에 대체로 추천하지 않습니다. 대신 바깥에서 햇볕을 쪼이게 하는 것이 좋습니다.

요즘의 아이들은 예전보다 바깥 활동이 많이 줄었기 때문에 햇볕에 노출되는 시간이 부족합니다. 최근에는 외출할 때 선크림을 많이 사용하기 때문에 아이의 피부가 햇볕과 직접 만나지 못합니다. 더구나 오히려 선크림의 화학 성분에 민감하게 반응하는 경우도 있습니다.

이제부터 선크림은 조금 줄이고, 햇볕과 자주 만나도록 해주세요. 아토피가 있는 아이들은 햇볕이 아이의 피부를 더 건강하게 만듭니다. 피부가 조금 타도 괜찮습니다. 아이의 피부가 타면서 피부 면역력이 더 튼튼해지고, 아토피도 좋아질 수 있습니다.

햇볕을 쬐는 방법

① 생후 6개월 미만의 아이는 아직 피부가 약하기 때문에 직접 노출은 피

해야 합니다.

② 아직 운동 기능이 충분히 발달하지 못한 아이와 몸통에 아토피가 있는 아이들은 베란다와 거실에 햇볕에 들어올 때 10~20분 정도 옷을 벗기고 일광욕을 해주세요.

③ 처음에는 5분씩 시작해서 시간을 조금씩 늘려가 주세요. 처음부터 아이의 약한 피부가 강한 햇볕에 노출되면 피부가 새빨개지거나 수포가 생길 수 있습니다.

열이 많은 아이의 땀 관리

땀은 아이의 피부를 건조하게 해 접촉성 피부염을 만든다는 사실 기억하시죠? 아이들은 어릴수록 땀이 많이 납니다. 한의학의 관점에서 아이들은 몸에 열이 많은 편이고, 서양 의학의 관점에서는 아직 체온 조절 기능이 미숙하기 때문인데요. 땀은 아이의 피부를 더 건조하게 하기 때문에 아토피 증상을 더 심하게 할 수 있습니다. 그래서 **아토피가 있는 아이는 땀을 잘 관리해야 합니다.**

땀 관리 방법

먼저 땀을 흘리지 않도록 집 안을 시원하게 해주세요

아이들은 몸에 열이 많기 때문에 어른들이 시원하다고 느끼는 온도에도 더위를 느낄 수 있습니다. 아이가 더워 땀을 많이 흘리지 않도록 집 안의 온도를 시원하게 해주세요. 아이가 입는 옷은 통풍이 잘되는 옷으로 입히면 좋습니다. **땀을 흘리고 나서 관리하는 것보다 먼저 흘리지 않도록 관리하는 것**

이 우선입니다.

아이가 땀을 흘리면 자주 닦아주세요

땀을 닦는 방법은 앞에서 살펴본, '젖은 수건 - 마른 수건 - 보습'의 3단계로 관리해주면 됩니다. 학교를 다니는 아이들은 손수건을 챙겨 땀을 흘리면 자주 닦도록 하는 것도 좋습니다. **땀이 마르면서 피부가 건조해지고 더 가렵기 때문에 마르기 전에 닦아줘야 합니다.**

가습은 어느 정도로 해야 할까?

건조한 공기는 피부 장벽의 기능을 약하게 만들어 아이의 피부를 더 건조하게 합니다. 아이들의 아토피는 공기 중의 습도가 낮아 건조해지는 환절기에 더 심해지는 경향이 있습니다. 만약 습도가 15% 아래로 떨어지면 각질 세포의 견고한 구조가 무너지게 됩니다. 이때 아이의 피부를 뽀독뽀독 씻어서 피부의 지질이 충분하지 않은 상태라면 피부 장벽의 기능 더욱 약해집니다. 그래서 집 안의 공기가 건조하지 않도록 가습을 해야 하는데요.

피부에 가장 이상적인 습도는 60%입니다. 집 안의 습도를 충분하게 하려면 가습기를 사용해도 좋고, 젖은 물수건이나 식물을 활용해 주세요. 만약 가습기를 사용하는 경우에는 기기를 위생적으로 관리해야 합니다.

침구를 햇볕에 자주 말리자

아이가 사용하는 침구는 8시간에서 12시간 이상, 하루의 절반가량 아이의 피부와 접촉하기 때문에 이불과 베개가 더러워지기 쉽습니다. 아이들은 자면서 흘리는 땀이나 피부에서 떨어진 각질 세포, 공기 중의 먼지 등으로 이불과 베개가 더러워지는 것입니다. 이불을 더럽게 하는 땀과 먼지, 진드기는 아이의 피부가 자극합니다. 그래서 아이의 침구를 청결하게 관리해야 합니다.

아이가 사용하는 이불과 베개 커버는 가능하면 자주 빨아주고, 해가 좋은 날엔 바깥에서 털어 잘 말려주세요. **아이의 이불은 값비싼 것보다 자주 빨고 햇볕에 자주 말리는 것이 더 중요합니다.**

아이에게 웃는 얼굴을 보여주자

아이의 마음도 아토피에 영향을 줍니다. 아이가 스트레스를 받으면 아토피는 더 심해질 수 있어요. 반면에 낮에 즐겁게 뛰어놀고, 밤에 지쳐서 바로 곯아떨어진다면 피부가 가려울 겨를이 없습니다. 따라서 아이가 스트레스를 받지 않고 즐거운 하루를 보내도록 하는 게 중요합니다.

또래 친구들과 신나게 놀도록 하고, 운동이나 음악 활동처럼 아이가 흥미를 보이는 활동을 하는 것도 좋습니다. 아이는 바깥 환경을 접하면서 좋은 세균을 만나고, 햇빛을 통해 피부가 강해지고, 스트레스가 줄어드는 1석 3조의 효과를 볼 수 있습니다. 반면에 외출을 자주 하지 않고 집에서 텔레비전과 스마트폰을 보는 생활은 아이의 아토피와 피부 면역력에 도움이 되지 않습니다.

그리고 가장 중요한 사실이 하나 있습니다. 부모님이 아이에게 아토피를 걱정하는 얼굴을 보여주지 않는 것입니다. 아이에게 아토피나 피부 트러블이 생겨서 아이의 얼굴이 울긋불긋하고 깨끗하지 않으면 부모님 마음도 걱정과 미안함, 죄책감 등으로 복잡해지기 마련입니다. 하지만 아무것도 모르는 아이가 걱정하는 눈빛으로 쳐다보는 엄마의 얼굴을 보면 엄마가 혹시 나를 싫어하는 것은 아닌지 하는 생각을 하게 되고, 아이의 마음에도 걱정과 스트레스가 생깁니다.

유아나 소아 시기의 아이들도 마찬가지입니다. 부모님이 걱정하는 모습을 자주 보여주면 아이 역시 스트레스가 많아지고, 아토피가 혹시 자기 때문은 아닌지 걱정할 수 있습니다. 아이에게는 항상 웃는 얼굴을 보여 주세요. 그리고 아이에게 아토피가 좋아질 수 있을 거라고 응원해주세요.

부모님이 긍정적인 마음으로 건강한 피부 면역력을 키우기 위해서 꾸준히 관리한다면 우리 아이의 아토피는 분명히 좋아질 수 있습니다.

아토피

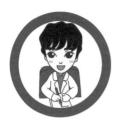 # 아토피 음식 관리

음식이 아토피의 원인?

아토피 피부염의 원인을 음식으로 생각하는 경우가 많습니다. 엄마가 임신 시기에 먹은 빵과 우유, 아이가 먹는 달걀, 우유, 밀가루와 같은 음식이 아토피를 일으키지는 않을지 걱정이 됩니다.

하지만 아토피의 관리에서 분명하게 알아둬야 할 사실이 있습니다. 특정 음식이 아토피를 심하게 할 수는 있지만, 아토피의 원인은 아닙니다. 예를 들어, 달걀에 알러지가 있는 아이가 달걀을 먹고 아토피가 심해지는 경우가 있습니다. 하지만 이것은 달걀에 민감하게 반응하는 모습이고, 아이가 달걀을 먹어서 아토피가 생긴 것은 아닙니다. 아이는 달걀을 먹기 이전에 이미 아토피가 있는 상태입니다. 다시 말해서 음식은 아토피를 악화하는 요인이지 원인이 아닙니다.

그래서 아토피가 있는 아이라도 무조건 우유와 달걀, 밀가루, 고기를 피하지는 않습니다. 우유와 달걀, 밀가루가 아이에게 아토피를 일으키지는 않습니다. 만약, 아이가 민감하게 반응하는 음식이 있다면, 그 음식만 피해주는 것이 아토피 음식 관리의 포인트입니다. 그럼 민감하게 반응하는 음식은 어떻게 찾을 수 있을까요?

민감한 음식을 찾는 알러지 검사

아이가 어떤 음식에 민감하게 반응하는지는, 알러지 검사를 통해서 추측할 수 있습니다. 알러지 검사는 알러지 반응이 자주 나타나는 음식과 물질들에 대해 민감하게 반응하는지 혈액이나 피부 반응을 통해 알아보는 검사인데요. 알러지 검사에 대해 알아둬야 할 세 가지 포인트가 있습니다.

① 알러지 검사가 100%는 아닙니다

알러지 검사보다 더 중요한 것은 아이의 반응입니다. 검사에서 알러지 반응이 나왔더라도, 아이가 먹어서 별다른 문제가 없다면 먹어도 괜찮습니다. 실제로 검사에서 민감한 음식을 먹었을 때 별다른 문제가 없는 경우가 많습니다. 연구 결과에 따르면, 아토피가 있는 아이들이 검사에서 음식 알러지에 양성이 나오는 경우는 30~80%이지만, 실제 음식을 섭취해서 민감하게 반응하는 경우는 6~30%정도입니다.

최근에는 이러한 알러지 검사 결과를 참고해 아이의 반응을 살펴보면서 어떤 음식을 피할지 결정합니다. 만약 혈액 검사 결과 달걀에 알러지 반응이 있더라도, 달걀을 먹은 아이가 별다른 문제를 보이지 않는다면 먹어도 괜찮습니다.

② 알러지 검사에는 모든 음식이 포함되지 않습니다.

최근에는 예전보다 많은 종류의 음식을 검사하지만, 모든 음식에 대한 반응을 검사할 수는 없습니다. 알러지 검사에서는 괜찮더라도 검사에 포함되지 않은 음식의 알러지 반응은 나타날 수 있습니다.

③ 알러지 검사, 꼭 해야 하나요?

심한 아토피는 알러지 검사가 도움이 될 수 있지만, 가벼운 아토피는 검사가 꼭 필요하지 않습니다. 알러지 검사보다 더 정확한 것은 실제 음식을 먹었을 때의 반응이기 때문에 검사를 하지 않고 식생활을 주의 깊게 살펴보는 것만으로도 민감하게 반응하는 음식을 찾을 수 있습니다.

만약 아이가 특정 음식에 민감하게 반응한다면 음식을 먹은 후 아토피 증상이 눈에 띄게 심해집니다. 그러나 갑자기 증상이 심해지거나 증상의 변화가 없고, 약한 증상만 오래 지속된다면 음식이 악화 요인일 가능성은 적습니다.

민감한 음식은 먹어보고 확인하자

알러지 검사와 관계 없이 음식에 대한 반응을 최종 확인하기 위해서는 직접 먹어봐야 합니다. 하지만 막상 알러지가 잘 나타나는 음식들을 직접 먹여보려면 많이 조심스러울 텐데요. 이러한 음식을 시도하는 방법이 있습니다.

예를 들어, 달걀이 민감하다는 결과라면 먼저 흰자와 노른자를 분리해서 으깬 후 팔에 조금 올려 문질러 보세요. 팔에 이상이 없다면 입 주변 피부에 문질러 보세요. 역시 이상이 없다면 소량을 먹여 보고, 반응을 주의 깊게 살펍니다. 이때 함께 먹는 음식은 평소에 먹던, 별다른 문제가 없는 음식으로 구성해야 달걀의 반응을 정확히 볼 수 있습니다.

만약 아이의 아토피 증상이 심해지거나, 두드러기 반응이 나타나면 달걀은 앞으로 수개월 동안 피해야 합니다. 달걀으로 심해진 피부 증상은 달걀을 먹지 않으면 바로 좋아지기 때문에 걱정하지 않아도 괜찮습니다. **만약 이러한 과정을 통해서 별다른 문제가 없다면 달걀을 먹어도 괜찮습니다.**

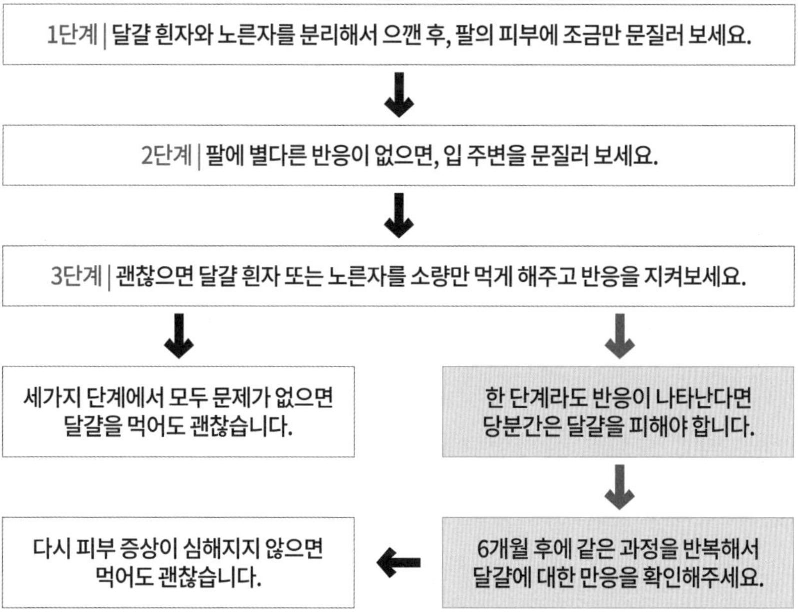
1단계 | 달걀 흰자와 노른자를 분리해서 으깬 후, 팔의 피부에 조금만 문질러 보세요.
2단계 | 팔에 별다른 반응이 없으면, 입 주변을 문질러 보세요.
3단계 | 괜찮으면 달걀 흰자 또는 노른자를 소량만 먹게 해주고 반응을 지켜보세요.
세가지 단계에서 모두 문제가 없으면 달걀을 먹어도 괜찮습니다.
한 단계라도 반응이 나타난다면 당분간은 달걀을 피해야 합니다.
6개월 후에 같은 과정을 반복해서 달걀에 대한 만응을 확인해주세요.
다시 피부 증상이 심해지지 않으면 먹어도 괜찮습니다.

아토피도 골고루 먹자

아이가 특정 음식에 민감하게 반응하지 않는다면 아토피가 있더라도 음식을 제한할 필요는 없습니다. 아토피가 있는 아이라도 골고루 음식을 먹을 수 있습니다. 그러니 음식에 관해 너무 걱정할 필요는 없습니다. 단, 음식에 대한 반응을 주의 깊게 살펴보면서 아이의 식생활을 진행해 주세요. 특히 아토피가 심할수록 음식에 민감하게 반응할 가능성이 크기 때문에 더 주의 깊게 살펴봐야 합니다.

만약, 달걀을 먹고 증상이 심해지면 당분간 달걀을 피하면 되고, 복숭아를 먹고 심해지면 복숭아를 피하면 됩니다. 어떤 음식을 피해야 할지 먹어보지 않으면 알 수 없습니다. 이렇게 민감하게 반응하는 음식은 피하고, 되도록 음식은 골고루 먹게 해주세요.

아토피는 장시간 관리해야 하는 질환이고, 관리하는 동안 음식을 골고루 잘 먹어야 건강하게 잘 자랄 수 있습니다. 특히 이 시기는 아이의 성장이 빠르며 신체의 여러 기능이 발달하기 때문에 지나치게 음식을 제한하면 아이의 성장과 발달에 오히려 해로운 영향을 줄 수 있습니다. 잘 먹어야 아이의 피부 면역력도 건강하게 성장할 수 있지요. 이러한 생각을 바탕으로 아토피와 음식에 관한 몇 가지 궁금증에 대해서 살펴봅니다.

임산부도 우유를 마실 수 있다

부모님에게 아토피가 있는 경우에는 임신부터 수유에 이르기까지 여러 음식 섭취가 조심스럽습니다. 특히 우유와 밀가루와 같은 음식을 피하는 경우가 많은데요. 엄마가 우유에 알러지가 없다면 우유를 마셔도 괜찮습니다.

〈업투데이트〉에 따르면 임신과 수유 기간까지 엄마의 음식 조절이 아이의 아토피에 영향을 주지 않는다고 합니다. 따라서 엄마가 아토피가 있다고 해서 무조건 우유와 밀가루를 피할 필요는 없습니다.

앞에서도 살펴봤듯이 음식은 아토피를 악화시킬 수 있는 요인이지만, 아토피의 원인으로 작용하지는 않습니다. 다시 말해서, 우유 때문에 아토피가 생기지는 않습니다.

그러나 엄마가 아무 음식이나 다 먹어도 괜찮다는 뜻은 아닙니다. 엄마가 먹는 건강한 음식이 아이의 몸과 면역력의 재료가 되기 때문에 임신부터 수유 기간까지는 항상 건강한 식생활을 해야 합니다.

어떤 분유를 먹여야 하나요?

아토피가 있는 아이에게 분유를 주는 경우에는 어떤 분유를 먹여야 할 지 고민이 됩니다 우유로 만든 분유를 잘못 먹여 아토피가 심해지지 않을까 하는 걱정 때문에 값이 비싼 분유나 산양 분유를 먹이기도 하지요.

그러나 분유에 대한 시각도 예전과는 달라졌습니다. 우유가 아토피의 원인이 아니기 때문에 분유 역시 문제가 되지 않습니다. 그래서 아이가 분유에 포함되어 있는 유당에 알러지가 없다면 일반 분유를 먹여도 괜찮습니다.

그리고 모유 수유를 못하더라도 죄책감을 갖지는 마세요. 최근 연구 결과에 따르면 분유 대신 모유를 먹이더라도 아토피의 예방 효과가 없다고 알려졌습니다. 값비싼 분유라도 아이의 아토피를 개선해주지 않습니다. 비싼 분유에 대한 고민보다는 앞에서 살펴본 튼튼한 피부 면역력을 만드는 건강한 생활 관리를 해주는 것이 아이를 위해 더 현명한 아토피 관리입니다.

이유식은 늦게 시작해야 하나요?

아토피가 있는 아이들은, 음식 알러지 위험 때문에 이유식을 늦게 시작하는 경우가 많습니다. 하지만 이 부분도 예전과는 달라졌습니다. 아토피가 있더라도 이유식은 남들과 같은 시기에 시작합니다.

예전에는 달걀, 견과류, 생선과 같은 음식이 아토피를 심하게 할 수 있다는 생각 때문에 피하거나 또는 늦게 시작하기를 권고했습니다. 하지만 최근 연구 결과에서는 이러한 음식을 늦게 시작할수록 오히려 이러한 음식에 대한 알러지 가능성이 더 커진다고 알려졌습니다. 따라서 달걀, 고기, 생선과 같은 단백질 종류의 음식도 남들과 같은 시기에 시작하는 것이 좋습니다.

이러한 음식들에 대해서 미리 알러지 검사를 할 필요는 없습니다.

앞에서도 살펴봤듯이 알러지 검사 결과를 참고할 수는 있지만, 결국 음식에 대한 알러지 반응은 먹어봐야 알 수 있습니다. 아이의 반응을 주의 깊게 살펴보면서 새로운 음식을 추가하고 이유식을 진행해주세요.

실제로 가벼운 아토피가 있는 아이들에게 음식 알러지가 나타나는 경우는 전체의 6% 정도에 불과하기 때문에 걱정을 조금 줄이셔도 괜찮습니다. 하지만 심각한 아토피가 있는 경우에는 30% 정도에서 음식 알러지 반응이 나타날 수 있어 이유식의 반응을 주의 깊게 살펴봐야 하고, 미리 알러지 검사를 하는 것도 도움이 될 수 있습니다.

유산균이 아토피에 도움이 되나요?

아토피가 있는 아이들은 거의 유산균을 복용하고 있지 않을까 싶은데요. 조금은 충격일 수도 있지만, 유산균은 아이의 아토피 치료에 효과가 없습니다.

세균들이 아이 몸의 면역 작용에서 중요한 역할을 하기 때문에 유산균으로 좋은 세균을 더해주면 아이의 면역력을 키워 아토피에 도움이 될 수 있다는 생각으로 유산균이 많이 유행했는데요. 실제 연구 결과에 따르면 유산균은 아토피 치료에 효과가 없다고 알려졌습니다.

세균에 대한 연구는 이제 걸음마 단계이기 때문에 정확한 설명을 하기는 어렵습니다. 그러나 우리 몸에는 수많은 종류의 세균이 살고 있는데, 유산균으로 특정 세균만을 더해주는 것이 아토피에는 큰 도움이 되지 않을 수 있습니다. 그리고 위장관의 세균과 피부의 세균은 서로 다른 영역일 가능성도 있습니다.

그렇다고 유산균이 쓸모없다는 뜻은 아닙니다. 유산균을 임신과 수유 기간에 엄마가 복용하거나, 아직 아토피가 생기지 않은 영아 시기에 아이가 미리 복용하면 아토피의 예방에 도움이 될 수 있습니다.

유산균의 복용을 고려하고 있다면 아토피가 생기기 전에 미리 엄마와 아이가 함께 복용하면 됩니다. 특히 부모님의 아토피가 유전될까 걱정된다면 임신 시기부터 유산균을 복용하면서 미리 관리해 아이의 아토피에 도움을 줄 수 있습니다.

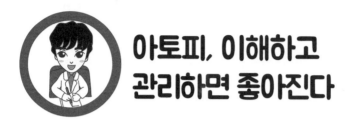

아토피, 이해하고
관리하면 좋아진다

지금까지 아토피에 대한 긴 이야기를 해보았습니다. 아토피는 신경 쓰고 관리해야 할 게 참 많죠? 열과 감기, 비염도 그렇지만, 아토피도 쉬운 질환은 아닙니다. 하지만 분명한 사실이 하나 있습니다.

우리 아이의 아토피는 이해하고 관리하면 좋아질 수 있습니다. 포인트는 꾸준한 관리입니다.

아토피는 단숨에 좋아지지는 않습니다. 우리 아이의 약한 피부 면역력이 건강해지기 위해서는 충분한 시간이 필요합니다. 하지만 피부 면역력의 방향을 잘 잡아서 꾸준히 관리해주면, 우리아이의 민감하고 약한 피부 면역력은 건강해질 수 있습니다. 그리고 이렇게 우리 아이의 아토피도 좋아질 수 있습니다.

그리고 **이 과정 동안 불필요한 약물의 사용과 치료는 줄여주세요.** 스테로이드 연고는 꼭 필요할 때에만 사용하고, 의존해서는 안됩니다. 피부 면역력의 방향을 잡아주기 위해 한약을 복용하더라도, 한번에 고치겠다는 생각으로 지나치게 복용해서는 안 됩니다.

아토피는 긴 여정의 질환이고, 이 여정 동안 현명하고 영리하게 관리해야 합니다. 그리고 부모님의 건강한 생각과 여유 있는 마음이 있다면 우리 아이의 아토피는 분명 좋아질 수 있습니다.

아이의 소화기계 기능은 먹은 음식물을 받아들이고 내보내는 소화력입니다. 소화기계 면역력은 바로 우리가 먹는 음식으로부터 우리의 몸을 지키는 작용입니다.

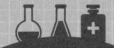

3부 5장

소화기계 면역력,
잘 먹고 잘 크자

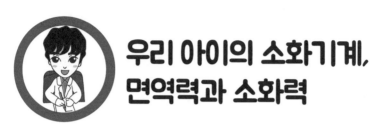

우리 아이의 소화기계, 면역력과 소화력

우리 아이의 소화기계, 면역력과 소화력

면역력의 세 축

이번 장에서는 소화기계의 면역력에 대해서 살펴봅니다. 소화기계 면역력은 지금까지 살펴본 호흡기계 면역력, 피부 면역력과 함께 우리 몸을 지키는 면역력의 세 축 중 하나입니다. 호흡기계 면역력은 바깥 공기로부터 몸을 보호하고, 피부 면역력은 바깥 환경과 몸의 경계를 만든다면, 소화기계 면역력은 우리가 먹는 음식으로부터 몸을 지키는 작용을 합니다.

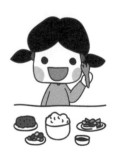

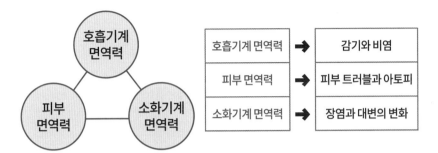

보통 '면역력'이라고 하면 감기와 아토피를 떠올리지만, 우리가 매일 먹는 음식에 포함되어 있는 여러 가지 물질과 병균으로부터 우리의 몸을 지키는 작용 역시 면역력의 중요한 기능입니다. 그리고 이러한 면역력의 작용은 장염으로 나타납니다. 그래서 소화기계의 면역력은 장염을 중심으로 장염을 건강히 이기는 방법과 소화기계 면역력을 키우는 방법을 알아보겠습니다.

소화기계의 가장 중요한 기능, 소화력

우리 아이의 소화기계의 기능에는 면역력과 함께 중요한 기능이 한 가지 더 있습니다. 먹은 음식물을 받아들이고 내보내는 '소화력'입니다.

우리가 음식을 먹는 이유는 우리 몸에 필요한 영양분을 얻기 위해서 인데요. 먹은 음식을 소화해 필요한 영양분을 흡수하고, 남은 찌꺼기는 바깥으로 내보내는 힘이 바로 소화기계의 소화력입니다. 소화력이 건강해야 아이가 음식을 잘 먹고, 섭취한 음식으로부터 키와 체중이 잘 자랄 수 있습니다.

소화력 역시 면역력처럼 단계를 거쳐 차근차근 발달합니다. 지금부터 아이의 소화력이 성장하는 흐름을 살펴보면서 건강한 소화력을 만드는 방법을 살펴보겠습니다.

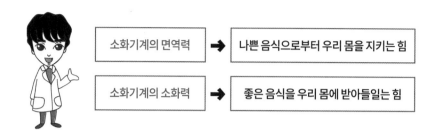

| 소화기계의 면역력 | ➡ | 나쁜 음식으로부터 우리 몸을 지키는 힘 |
| 소화기계의 소화력 | ➡ | 좋은 음식을 우리 몸에 받아들이는 힘 |

소화기계의 두 가지 힘, 면역력과 소화력

우리 아이의 소화기계가 건강하게 성장하기 위해서는 면역력과 소화력의 두 가지 힘이 균형을 이루면서 잘 발달해야 합니다. 면역력이 나쁜 음식으로부터 우리 몸을 지키는 힘이라면, 소화력은 좋은 음식을 우리 몸에 받아들이는 힘입니다. 이 두 힘 모두 우리 아이가 건강하게 자라기 위해서 꼭 필요한 힘입니다.

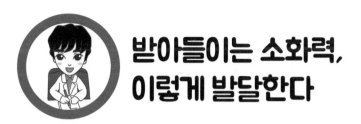

받아들이는 소화력, 이렇게 발달한다

먼저 우리 아이의 받아들이는 소화력이 어떻게 성장하고 발달하는지 살펴보겠습니다. 아이들은 소화기계의 소화력이 점차 발달하면서 모유나 분유, 이유식, 유아식, 그리고 어른 음식 순으로 식생활을 진행합니다. 이러한 흐름을 통해 아이의 소화력이 발달하는 중요한 시기를 알아보고, 각각의 시기에 현명하고 영리하게 대처하는 방법을 알아봅니다.

신생아, 오래 자면 깨워서 먹이자

갓 태어난 신생아 수유에서 가장 기본이 되는 두 가지 원칙이 있습니다.

원칙1 **4시간 이상 자면 깨워서 먹이자**

갓 태어난 아이는 태어나서 며칠 동안 체중이 조금 줄어듭니다. 바깥세상에 적응하면서 체온 조절을 위한 에너지 생산과 수분 손실 등이 원인인데요. 아이가 체중을 회복할 때까지는 아이가 오래 자면 깨워서라도 먹여야 합니다. 탈수를 예방하기 위해서라고 알고 있는 부모님도 있지만, 탈수보다는 아이의 체중을 늘도록 하기 위해서입니다.

이 시기 아이들은 하루 중 대부분을 자면서 보내기 때문에 수유 중에도 조는 경우가 많지요. 이때는 뺨과 귀를 만져 주거나 발바닥을 손가락으로 꾹꾹 눌러 주고, 옷을 갈아 입히거나 기저귀를 갈아주고, 말을 걸거나 노래를 불러 주면서 아이가 졸지 않고 충분히 먹을 수 있도록 해야 합니다.

이런 방법으로 수유를 계속하면 보통 일주일 사이에 출생 시 체중으로 회복합니다. 이때부터는 아이가 오래 자더라도 꼭 깨워 먹이지 않아도 괜찮습니다.

체중을 회복한 후에는 더 유동적으로 아이의 수유 간격을 조절할 수 있는데요. 그렇다 하더라도 자는 아이를 그대로 두거나 배고파 울 때까지 기다리는 것은 좋지 않습니다. 보통 아이가 배고파서 울 때는 배고픔의 마지막 신호일 수 있습니다. 아이는 울기 전에 배고픔을 표현하기 위해 보채거나 엄마에게 신호를 보냅니다. 아이가 배고파서 울기 전에 미리 그 신호를 알고 수유하는 것이 좋습니다.

모유 수유를 하는 경우 수유 간격이 너무 길면 모유가 늘어야 할 시기에 충분히 만들어지지 않을 수 있습니다. 수유 간격이 너무 길어지지 않도록 자주 수유를 하는 것이 좋습니다. 신생아 시기는 이렇게 보통 하루 8~12회 정도 수유하는 것이 적당합니다.

원칙 2 **수유 간격은 2시간 이상으로!**

아이가 2시간 이하의 짧은 간격으로 자주 먹게 되면 한번에 충분한 양을 먹지 못하고, 영양이 충분한 후유(수유의 뒷부분에 나오는 모유)를 충분히 먹을 수 없습니다. 아이가 보채고 울면 배가 고프다는 신호이긴 하지만, 수유를 한 지 얼마 안 되었는데도 아이가 운다면 젖을 물리기보다는 아이에게 다른 불편한 점이 없는지 먼저 확인해주세요. 그리고 정말 배가 고파서 우는 것처럼 보이더라도 5분씩 간격을 두고 조금씩 늘린다는 생각으로 수유 간격을 늘려 주세요.

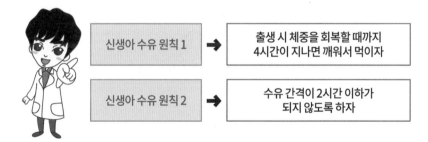

| 신생아 수유 원칙 1 | → | 출생 시 체중을 회복할 때까지 4시간이 지나면 깨워서 먹이자 |
| 신생아 수유 원칙 2 | → | 수유 간격이 2시간 이하가 되지 않도록 하자 |

이상의 두 원칙은 대부분의 아이에게 적용할 수 있지만, 그렇지 않은 아이들도 있습니다. 특히 미숙아의 경우 영양 섭취가 더 필요할 수 있고, 배가 고프다는 표현도 잘 못할 수 있습니다. 그리고 정상 임신 기간에 태어난 아이도 소화력이 조금 미숙한 경우 식생활이 달라질 수 있습니다. 이러한 경우에는 의사 선생님과 함께 아이에게 가장 도움이 되는 영양 계획과 식사 일정을 짜 보세요.

우리 아이는 충분히 먹고 있나요?

아이의 수유가 익숙해지면 점차 규칙적인 수유 스케줄을 만들고, 수유량이 조금씩 늘게 됩니다. 그러면 이제 아이가 자라면서 필요한 만큼 충분히 먹는지, 또는 양은 잘 늘고 있는지가 궁금할 텐데요. 아이들의 소화력과 식생활이 발달하는 흐름을 살펴보겠습니다.

① 신생아는 한 번에 60~90cc, 3~4시간 간격으로 먹습니다.

처음 줄어든 체중이 회복할 때까지 수유 간격은 최소 2시간 이하, 4시간이 넘지 않도록 해주세요.

② 생후 1개월이 되면 4시간 간격으로, 한 번에 120cc 정도 먹습니다.

모유 수유를 하는 경우는 수유량을 명확히 알기 어려운데요. 아이가 충분한 시간 동안 먹고, 잘 자는지 아이의 반응과 스케줄을 살펴보면서 수유를 진행합니다.

③ 한 달에 30cc 정도 늘고, 생후 6개월이 되면 한 번에 180~240cc 정도 먹습니다.

체중이 적은 아이들은 뱃고래가 작으므로 수유량이 더 적습니다. 이러한 아이들은 체중에 100~150을 곱한 값을 아이가 하루 동안 먹는 수유량으로 참고합니다.

④ 아이의 키와 체중이 잘 느는지 확인하세요.

아이의 체중은 생후 100일을 전후로 출생 시 체중의 2배가 되어 6~7kg, 이유식을 시작할 때쯤에 7~8kg, 돌에 이르면 출생시의 3배인 10kg, 키는 약

75cm로 자랍니다.

⑤ 모유를 먹는 아이, 분유를 먹는 아이의 성장

모유를 먹는 아이는 첫 4~6개월 동안 분유를 먹는 아이들보다 더 통통해 보일 수 있는데요. 생후 9~12개월에는 분유를 먹는 아이보다 더 말라 보일 수도 있습니다.

⑥ 아이가 대소변을 잘 보는지 확인해주세요.

대소변으로 아이가 충분히 먹는지 확인할 수 있습니다. 아이가 먹는 양이 부족하면 대소변 횟수가 평소보다 줄어들 수 있지요. 신생아는 하루 평균 소변은 6회 이상, 대변은 3~4번 정도 봅니다.

⑦ 무엇보다 중요한 것은 아이의 반응입니다.

아이는 말을 못해도 배가 고프고, 부르다는 신호를 끊임없이 보냅니다. 이 신호를 잘 알아듣는 아이와의 소통이 가장 중요합니다.

이상 살펴본 내용들은 모두 '평균'입니다. 실제 아이들의 식생활은 아이의 소화력, 체질, 건강 상태에 따라 다양한 모습으로 나타납니다. 그래서 평균과 다르더라도 걱정할 필요가 없습니다. 평균 수치는 참고만 하면 됩니다. 더 중요한 것은 아이의 반응입니다. 아이가 적게 먹더라도 배고파 하지 않고, 잘 자라고 있다면 괜찮습니다. 몸집이나 뱃고래가 큰 아이들은 평균보다 더 많이 먹을 수도 있지요. 각각의 경우에 대해서 좀 더 자세히 살펴보겠습니다.

소화기계

수유량이 적은 아이, 괜찮을까요?

수유량이 적은 경우, 혹시 아이에게 문제가 있는 것은 아닌지 걱정이 됩니다. 수유량이 적은 아이들은 보통 소화력의 발달이 느리거나 몸집이 작아서 뱃고래도 작은 경우입니다. 하지만 아이의 양이 적더라도 배고파하지는 않습니다. 아이들은 적은 양이라도 자신에게 필요한 만큼 충분히 먹습니다. 만약 부족해 배가 고프면 엄마에게 의사 표현을 하지요.

소화력의 발달이 느리더라도 너무 걱정하지 마세요. 지금은 먹는 양이 적더라도, 소화력이 어느 정도 수준 이상으로 발달하면, 잘 먹고 양이 많아지는 시기가 분명 옵니다. 이때까지는 아이의 페이스가 느리더라도 서두르지 말고 여유있게 따라가야 합니다.

사실 안 먹겠다는 아이를 억지로 먹이는 방법은 없습니다. 억지로 더 주면 아이의 소화력에 부담을 주게 되고, 아이도 심리적으로 식사 시간을 싫어하게 됩니다. 그러면 소화력과 식생활 발달이 더 느려지게 됩니다.

따라서 다른 아이들에 비해 수유량이 적더라도 걱정을 조금 줄여주세요. 그리고 육아 서적이 아닌 우리 아이를 기준으로 생각해주세요. 지금은 아이의 소화력과 식생활 발달이 조금 느리더라도 도착 지점은 같습니다.

분유 수유, 960cc 넘지 말아야 한다?

미국소아과학회에서는 아이가 분유를 많이 먹으면 비만의 위험이 있으므로 하루 먹는 분유의 양이 960cc를 넘지 않기를 권고합니다. 하지만 하루에 1,000cc 넘게 먹는 아이들도 꽤 많습니다. 체구가 큰 아이, 초반 성장 속도가 특히 빠른 아이는 신체의 요구량이 크기 때문에 자주 배고파하고, 1,000cc를 넘기는 경우가 종종 있습니다. 이러한 아이들은 대체로 자라면서 성장 속도가 조금씩 주춤해지면 수유량도 조금씩 줄게 됩니다.

따라서 아이가 배고파하고, 많이 먹으려 하면 1,000cc가 넘어도 괜찮습니다. 아이가 필요로 하는데 먹이지 않고 배고픈 채로 놔두는 것은 오히려 아이의 성장에 필요한 재료를 충분히 주지 않는 것과 같습니다.

하지만 여기에는 중요한 조건이 있습니다. 아이가 올바른 식습관을 가지고 있어야 한다는 것입니다. 아이가 울고 보챌 때마다 달래느라 젖을 먹이거나 분유를 먹여 수유량이 늘면 안됩니다. 그리고 아이가 울고 젖병을 찾을 때는 꼭 배가 고파서가 아니라 빨고 싶은 욕구일 수도 있습니다. 따라서 젖병을 찾을 때마다 수유로 달래면 안 됩니다.

만약 이렇게 잘못된 식생활로 인해서 960cc를 초과하게 된다면, 이때는 교정이 필요합니다. 하지만 아이가 울 때 여러 방법으로 달래도 소용이 없고, 정말 배가 고픈 상태라면 960cc를 넘겨도 괜찮습니다.

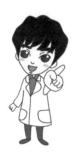

아이가 배고파하면 960cc를 넘을 수 있습니다	성장 속도가 조금씩 줄어들면 수유량도 점차 줄어듭니다.
우는 아이를 달래기 위해 960cc 넘으면 안됩니다.	아이가 배고프지 않아도 먹으면 비만의 위험이 있습니다.

이유식 언제 시작하나요?

아이의 이유식 준비

아이가 자라면서 몸집이 커지고, 뱃고래가 커지면 당연히 먹는 양이 늘어나게 되는데요. 이제부터는 모유나 분유와 같은 유동식만으로는 충분하지 않습니다. 그래서 어른 음식과 같은 고형식을 시작해야 합니다. 하지만 딱딱해서 씹고 삼키기 어려운 고형식을 바로 시작하기는 힘들어서 이유식이라는 중간 단계를 거치게 됩니다.

그럼 아이가 이유식을 시작할 준비가 되었는지는 어떻게 확인할 수 있을까요?

① 목을 가눌 수 있어야 한다

이유식을 시작하기 위해서는 아이가 의자에 앉아서 고개를 어느 정도 움직일 수 있어야 합니다. 아이들은 일반적으로 생후 3~4개월부터 목을 가눌 수 있습니다.

② 부모님이 먹는 음식에 관심을 보인다

부모님 또는 형제가 밥을 먹을 때 계속 쳐다보거나 손을 뻗고, 먹고 싶어하는 행동을 보이면 이유식을 시작할 수 있습니다.

③ 숟가락의 음식을 받아먹을 수 있어야 한다

지금까지는 모유 또는 분유를 빨아 삼켰다면, 이유식부터는 숟가락을 이용해야 합니다. 숟가락의 이유식을 입안에 받아 혀에서 목까지 이유식을 넘겨 삼킬 수 있어야 하지요. 아직 아이는 이 과정이 힘들 수 있습니다. 아직 이유식을 시작할 준비가 안 된 아이는 음식을 목까지 넘기지 못하고 다시 뱉는 것도 이러한 이유 때문입니다.

④ 출생시 체중의 2배가 된 시기가 적당

아이들은 대체로 출생시 체중의 2배까지 성장해 체중이 6~7kg이 되었을 때 이유식을 시작할 준비가 됩니다.

첫 이유식

아이들은 보통 생후 4~6개월쯤에 이유식을 시작할 준비가 됩니다. 그래서 생후 4개월이 지나면 서서히 아이의 반응을 살피면서, 초기 이유식을 시도할 수 있습니다. 이유식의 시작은 아래와 같이 하는 것이 좋습니다.

① 첫 이유식은 미음으로 시작합니다.

② 모유나 분유를 약간 먹이고, 티스푼 절반 정도의 미음을 먹입니다. 그리고 양을 늘려 모유나 분유로 마무리합니다.

③ 이유식은 아이가 음식을 배우는 과정입니다. 그래서 처음부터 많이 먹일 필요는 없습니다. 아이가 잘 먹으면 양을 조금씩 늘려 주세요.

④ 만약 아이가 이유식을 거부하고 뱉어내면 억지로 먹이지 말고 1주일 후에 다시 시도해주세요. 아이가 이유식을 먹을 준비가 안 되었는데 억지로 먹일 수는 없습니다.

삼키는 연습을 하자

아이가 이유식을 시작하고 초기 → 중기 → 후기 이유식으로 진행하면서 점차 소화기계의 소화력을 키워가게 되는데요. 이 과정에서 아이의 소화력에 관심을 둘 두 가지 포인트가 있습니다.

소화기계

첫 번째 포인트는, 아이가 음식을 삼키는 기능입니다.

지금까지 모유, 분유와 같은 유동식만을 먹었기 때문에 고형식처럼 덩어리 음식을 바로 삼키기가 어렵습니다. 그래서 이유식을 통해 고형식을 삼키는 연습을 하는데요. 처음에는 묽은 미음의 형태로 시작해 초기 → 중기 → 후기로 진행하면서 점점 단단한 음식을 삼키는 연습을 통해 음식을 삼키는 방법을 배웁니다.

따라서 삼키는 기능을 중심으로, 삼키기 힘들어하면 묽게 먹이고, 잘 삼키면 좀 더 짙게 먹이는 연습을 해주세요. 아이들은 평균적으로 초기, 중기, 후기 이유식을 시작하는 시기가 있지만, 이 시기를 그대로 따라가기보다는 아이가 잘 삼키는지 보면서 이유식을 진행하는 것이 좋습니다.

이유식을 먹는 시기가 되면서 유치가 하나 둘 나기 시작하는데요. 점차 과일이나 간식 정도는 이빨로 한번씩 깨물어 먹을 수 있습니다. 하지만 이유식을 씹어먹기는 힘들 때입니다.

실제로 이유식은 완전한 고형식이 아닌 묽은 죽 형태이기 때문에 씹지 않고 삼킵니다. 무엇보다 삼키는 기능을 먼저 연습하는 시기인데요. 아이가 입을 오물거리며 씹는듯한 모습을 보일 수는 있지만, 치아가 꽤 나더라도 아직은 음식을 씹기에 이른 시기입니다. 본격적인 씹는 연습은 이유식이 아니라 유아식에서 시작합니다.

두 번째 포인트는 음식의 종류입니다.

아이는 이유식을 통해서 여러 가지 음식의 맛을 알게 됩니다. 이때 배우는 음식의 맛이 미각에 입력되어 아이의 평생 식습관에 영향을 주게 되지요. 가능하면 다양한 종류의 음식을 골고루 여러 번 접할 수 있도록 해주세요. 한 종류의 음식을 이유식 각 단계에서 여러 번 접해야 하고, 연속되는 식사로 접하기보다 번갈아 접할 수 있도록 하는 것이 좋습니다.

아이가 이유식을 먹는 시기에 다양한 음식을 많이 접할수록, 만 2~3세에 나타나는 편식이 줄어듭니다. 따라서 아이의 이유식은 다음과 같은 점들을 염두에 두고 진행해주세요.

초기 이유식

한 가지 종류의 음식을 퓨레 형태로 으깨거나 갈아서, 아이가 음식의 맛과 향을 느낄 수 있도록 해주세요.

중기 이유식

3mm 정도의 크기로 만들어서 아이가 식감을 느끼게 해주세요.

후기 이유식

좀 더 크기를 크게 만들고 다른 식재료와 섞어서 여러 가지 맛을 함께 느끼게 해주세요.

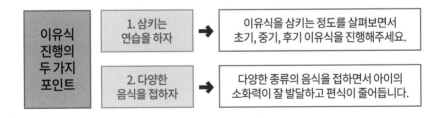

이유식을 진행하는 다섯 가지 팁

이유식을 진행할 때 도움되는 다섯 가지 팁을 알려드립니다.

TIP 1 처음 미음을 잘 먹으면 바로 고기를 추가해주세요.

이 시기 아이들에게 가장 부족하기 쉬운 영양소는 철분입니다. 아이가 태어날 때 엄마에게 몇 개월 동안 사용할 철분을 미리 물려받고 태어나지만, 이유식을 시작할 시기가 되면 철분이 바닥나게 되지요. 미음을 잘 먹는다면 바로 고기를 추가해 먹도록 해주세요. 고기는 지방을 제거하지 않아도 괜찮습니다. 아이의 성장과 발달, 특히 뇌 발달에는 지방이 필수입니다.

TIP 2 아토피가 있어도 이유식을 미루지 마세요.

앞에서도 살펴본 내용인데요. 이유식을 늦게 시작하고 새로운 음식을 늦게 접할수록, 음식 알러지가 나타날 가능성이 커집니다. 아이에게 아토피가 있더라도 반응을 주의 깊게 살펴보면서 이유식을 진행해주세요.

TIP 3 알러지 반응을 확인하는 방법

아이들은 새로운 음식을 접할 때 알러지 반응이 나타날 수 있습니다. 알러지 반응은 설사, 두드러기, 구토 등으로 나타납니다. 그러면 당분간 알러지 반응을 일으킨 음식을 피해야 합니다. 두드러기에 대해서는 뒤에서 좀 더 자세히 살펴보겠습니다.

TIP 4 첫 돌이 되기 전에는 우유를 피해 주세요.

일반적으로 우유는 알러지를 유발할 수 있어 피해야 한다고 알려졌지만 그렇지 않습니다. 돌 이전에 우유를 매일 주기적으로 마실 경우 아이의 신장에 부담을 줄 수 있고, 철분 결핍 위험이 상승합니다. 그래서 돌 이전에는 가급적 우유를 피하는 것이 좋습니다.

하지만 돌이 되기 전이라 해도 빵이나 음식에 포함된 우유를 한 번씩 먹는 것은 괜찮습니다. 그리고 우유로 만든 요구르트, 치즈와 같은 발효 식품도 괜찮습니다.

TIP 5 첫 돌이 되기 전에는 꿀, 과일 주스를 피해 주세요.

꿀은 '보툴리즘'이라는 균의 감염 위험이 있어서 돌 이전에 먹어서는 안 됩니다. 그리고 시중에서 판매하는 과일주스는 설탕이 많이 들어있기 때문에 가능하면 과일 주스를 피하는 것이 좋습니다. 집에서 직접 만드는 과일 주스는 먹어도 괜찮습니다.

유아식, 씹는 연습을 하자

아이가 초기, 중기, 후기 이유식을 진행한 후 첫 돌을 전후로 어른 음식의 형태와 가까운 유아식을 시작하게 됩니다. 이 시기에도 두 가지 중요한 포인트가 있습니다.

첫 번째 포인트, 이제부터는 본격적으로 씹는 연습을 합니다.

이유식은 씹지 않아도 되도록 만들어진 죽 형태의 음식이었기 때문에 씹지 않고 삼키는 연습을 위주로 했다면, 유아식부터는 삼키기 전에 아이가 직접 씹어서 삼키기 좋게 만들어야 합니다. 하지만 처음부터 어른 반찬을 바로 씹기는 힘듭니다. 아이는 아직 치아가 충분히 나지 않았고, 턱의 힘도 약하기 때문입니다. 그래서 아이가 먹기 편하도록 작고 부드럽게 반찬을 만들어 주는 것이 좋습니다.

초기 → 중기 → 후기로 점진적으로 진행하면서 삼키는 연습을 했던 이유식처럼, 유아식도 점진적으로 진행하면서 아이가 서서히 씹는 연습을 해야 합니다. 특히 아이는 아직 고기를 씹기가 힘듭니다. 그래서 특히 더 신경 써 부드럽게 만들어줘야 합니다. 처음에는 갈거나 다져서 만들어주고, 익숙해지면 작은 고기 조각을 연하고 부드럽게 해 씹는 연습을 시켜주세요. 고기 씹는 연습을 하면서 만 4~5세 정도가 돼야 어른처럼 고기를 씹어 먹을 수 있습니다.

두 번째 포인트는, 음식의 형태입니다.

이유식 단계에서는 여러 가지 종류의 음식을 섞어 접했는데요. 이제는 이유식에 들어있는 음식을 바깥으로 꺼내야 합니다. 하지만 역시 처음부터 원래의 음식 형태 그대로 먹기는 어렵습니다. 고기는 씹기가 어렵고, 채소는 쓴맛 때문에 먹기 힘들어합니다. 특히 한식은 재료 본연의 맛을 살린 나물과 구이 형태의 음식이 많은데요. 이유식만 먹던 아이에게 이러한 형태의 음식은 생소할 수밖에 없습니다.

따라서 씹는 연습과 마찬가지로 음식의 형태 역시 점진적인 변화를 줘야 합니다. 이유식과 비슷한 덮밥의 형태로 만들어서 반찬을 밥 위에 얹어 먹게 해주거나, 또는 볶음밥, 주먹밥으로 만들어주면 좋습니다. 반찬은 여러 가지 레시피를 사용해 아이가 흥미를 보이도록 만들어주세요. 아이가 싫어하는 음식이 있더라도 피하지 말고 여러 형태로 만들어 주면서 아이가 익숙해지도록 해야 합니다.

이렇게 아이가 서서히 여러 가지 음식과 친해지며 새로운 음식을 접할수록 나중에 나타날 편식을 줄일 수 있습니다.

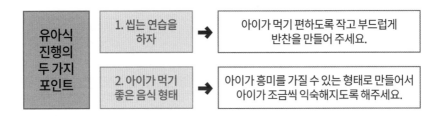

편식, 아이의 취향이 생기다

편식과의 전쟁

유아식을 진행하면서 여러 가지 음식을 먹어 본 아이는 점점 자신의 취향이 생겨납니다. 지금까지 엄마가 주는 대로 먹었다면, 조금씩 좋아하는 음식과 싫어하는 음식을 명확히 구별하고, 점차 독립성이 생기면서 음식에 대한 의사 표현도 분명해집니다. 그래서 보통 만 2~3세 정도가 되면, 아이가 편식을 시작합니다.

이유식과 유아식 시기에 여러 음식의 종류와 형태에 대한 연습을 충분히 못 하면 편식이 더 잘 나타날 수 있고, 연습을 충분히 했더라도 이 시기에는 편식이 생기기 쉽습니다. 아이에게 편식이 생기면, 부모님에게는 골고루 먹여야 한다는 압박감과 안 먹겠다고 짜증을 내는 아이에 대한 화가 겹치면서 마음이 복잡해집니다. 아이에게 교육하고, 쫓아다니면서 먹이거나, 아이가 원하는 걸 해주겠다고 회유까지 하면서 편식과의 전쟁을 하게 되지요.

하지만 아이의 편식에 생각의 전환이 필요합니다. 아이의 성향을 인정해 줘야 합니다. 처지를 바꿔서 생각하면, 부모님도 분명 싫어하는 음식이 있을 겁니다. 그런데 누군가 끼니마다 싫어하는 음식을 먹으라고 강요한다면 어떨까요? 아이도 마찬가지로 싫어하는 음식은 먹기 싫습니다. 그런데 엄마가 식사마다 먹으라고 강요하고 혼내면, 엄마가 나한테 왜 이러나 싶을 거예요. 그러면 식사 시간은 아이에게 점점 싫어하는 시간으로 바뀝니다.

아이가 거부하는 음식을 억지로 먹이기보다는 아이의 눈높이에 맞추는 노력이 필요합니다. 편식을 개선하기 위해서는 앞에서 살펴본 음식의 종류와 형태에 익숙해지기 위한 과정을 다시 시작해야 합니다. 처음에는 맛과 식감이 느껴지지 않을 정도로 살짝 섞고, 아이가 잘 먹으면 조금씩 재료의 크기와 비율을 늘려가면서 음식과 친해지도록 해주세요.

골고루 먹는 습관과 편식

"하지만 골고루 먹어야 하잖아요. 영양소는요?" 아이가 채소나 고기를 전혀 안 먹을 정도로 지나치게 심하지 않다면 편식을 한다고 영양 불균형이 나타나지는 않습니다. 혹시 편식이 너무 심해 영양 불균형이 우려된다면, 부족한 영양소를 직접 보충해주면 됩니다.

편식, 길게 보고 관리하자

편식은 한두 달 노력으로 고쳐지지 않습니다. 적어도 초등학생 시기까지는 꾸준히 편식을 개선하기 위한 노력이 필요합니다. 아이의 편식을 지금 당장 고쳐야겠다는 마음으로 접근하면 아이도 부모님도 힘들고, 오히려 아이의 식생활과 소화력의 방향이 틀어질 수 있습니다.

편식 개선은 급하게 생각하지 말고 여유 있게 진행해주세요. 방향을 바르게 잡아 꾸준히 노력하면 우리 아이의 편식은 분명히 좋아질 수 있습니다

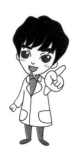

아이의 편식을 먼저 인정해주세요.	누구나 싫어하는 음식은 먹기 싫습니다.
그리고 편식은 길게 보고 관리해야 합니다.	아이가 싫어하는 음식에 익숙해지도록 점진적으로 노출해 주세요.

배가 불러도 더 먹는 아이

어린 아이들은 배가 부르면 더 먹지 않습니다. 하지만 만 3세가 넘으면 배가 불러도 더 먹습니다. 이 시기가 되면 음식에 대한 여러 가지 경험과 함께 뱃고래가 커지고, 독립성이 생기면서 식욕이 생리적인 욕구를 넘어 발달하게 됩니다. 다시 말해, 만 3세가 넘으면 배가 불러도 먹고 싶은 음식이 있으면 더 먹게 됩니다.

아이가 배가 불러도 더 먹는 경향은 부모님에 의한 외부적인 통제가 많은 영향을 줍니다. 아이가 배불러 먹지 않고 남기려고 할 때 부모님이 남기지 말고 먹어야 한다고 가르치는 경우가 많지요. 부모님은 아이의 건강과 성장을 위해서 더 먹기를 원하지만, 아이는 생리적 신호보다 부모님의 통제와 같은 외부 신호를 더 우선시하면서 원래 가지고 있던 식욕 조절 능력을 잃어버

릴 수 있습니다.

따라서 잘 먹지 않는 아이에게는 억지로 먹이기보다, 아이의 눈높이에 맞춰 아이가 먹을 수 있는 만큼만 주세요. 얼마나 먹을지 아이가 스스로 결정해야 합니다. 부모님에 의해서 억지로 먹는 아이는 식사량을 스스로 조절하는 방법을 배우지 못하고, 식사 시간을 싫어하게 됩니다. 아이가 먹을 수 있는 만큼 스스로 결정하고 덜어서 먹도록 해주세요.

또 아이가 먹고 싶은 음식이 없어서 배가 부르지 않아도 남기는 경우가 있습니다. 이러한 아이들에게는 흥미를 보이고 충분히 먹을 수 있도록 아이가 좋아하는 다양한 음식을 만들어 주세요.

아이의 식생활을 부모님이 원하는 대로 억지로 끌고 갈 수는 없습니다. 부모님이 아이의 눈높이에 맞춰 노력하는 만큼 아이는 올바른 식생활과 건강한 소화력을 만들 수 있습니다.

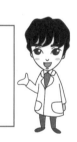

아이가 먹을 수 있는 만큼만 먹게 해주세요.

만 3세가 넘으면 배가 불러도 더 먹을 수 있습니다.

아이를 억지로 더 먹게 하면 식욕 저절 능력을 잃게 됩니다.

얼마나 먹을 지 스스로 덜어서 먹게 해주세요.

내보내는 소화력,
이렇게 발달한다

이번에는 우리 아이의 '내보내는 소화력 발달'에 관해서 살펴보겠습니다.

내보내는 소화력은 아이가 먹은 음식에서 몸에 필요한 영양분을 받아들이고, 남은 찌꺼기를 대변으로 만들어 바깥으로 내보내는 소화력입니다. 대변은 내보내는 소화력의 상태의 상태를 판단할 수 있는 중요한 수단입니다. 아마 모든 부모님들이 아이의 대변을 관찰해 괜찮은지, 문제가 있는 건 아닌 건지 고민해본 적이 있을 겁니다. 정상 대변은 어떤 모습인지, 어떤 대변 상태가 문제가 있는지 함께 알아보겠습니다.

우리 아이의 첫 번째 대변

배내똥(태변)

우리 아이가 태어나서 처음으로 보는 대변이 바로 배내똥입니다. 배내똥은 아이가 엄마의 배 속에 있으면서 삼킨 양수, 태지, 점액, 그리고 태아의 털과 피부 세포 등으로 만들어진 아이의 첫 장내 배설물입니다.

배내똥은 검은색이나 검녹색의 끈적끈적한 형태로, 세균이 하나도 없어 냄새가 나지 않습니다. 뭔가 이상한 형태의 대변이지만, 배내똥은 아이의 소화기계가 잘 작용하고 있다는 의미입니다. 만약 아이가 태어난 후 24시간 이내에 배내똥이 보이지 않으면, 아이의 위장관에 문제가 있다는 의미이기 때문에 정확한 검사가 필요합니다.

하지만 배내똥이 나오는 시기는 보통 출산 2~3일 동안이고, 아이와 어머니가 산부인과에 있는 시기이기 때문에 배내똥을 직접 눈으로 확인하기는 어렵습니다. 그리고 아이가 모유나 분유를 먹기 시작하면서 산부인과에서 퇴원하는 2~3일 후에는 아이의 대변이 검은색 〉 암녹색 〉 노란색 순으로 차츰 변합니다. 그리고 이 과정에서 아이의 소화기계에 세균들이 자리 잡기 시작하고, 대변의 냄새가 조금씩 생깁니다.

아이의 대변이 변하는 모습

모유를 먹는 아이의 대변

모유를 먹는 아이의 대변은 노란색입니다. 보통 황금색 대변이라고 하는데요. 살짝 달콤한 냄새가 나고 심하지 않습니다. 형태는 무른 편이어서 설사처럼 보일 수 있습니다. 그리고 씨앗처럼 멍울진 덩어리들이 보이는 경우도 있습니다.

생후 몇 주 동안은 먹으면 바로 대변을 보는 아이들이 많습니다. 생후 첫째 주부터는 하루 평균 4회 정도 대변을 봅니다. 수유를 진행하면 점차 아이의 대변 횟수가 규칙적으로 변하고, 점차 일정한 시간에 대변을 보게 됩니다.

이렇게 몇 주가 지나면 며칠에 한 번씩 또는 일주일에 한 번씩 대변을 보는 아이들도 있습니다. 그러나 대변이 부드럽고 아이가 편하게 대변을 본다면 정상입니다.

간혹 모유 수유하는 아이의 대변이 녹색을 띠는 경우가 있습니다. 엄마가 평소 먹던 음식과 다른 음식을 먹었을 때 아이의 대변이 녹색 빛을 띠는 경우가 있는데요. 아이에게 다른 증상이 없고 컨디션이 좋다면 걱정하지 않아도 괜찮습니다.

밝은 녹색과 함께 거품이 있는 녹변이 나타나는 경우도 있습니다. 수유 시간이 짧아 탄수화물이 많은 전유를 위주로 먹고, 지방이 풍부한 후유를 먹지 못한 경우 녹변이 나타날 수 있습니다. 녹변이 보이면 한쪽 젖을 충분히 빨고 나서 다른 젖을 빨도록 하는 방법으로 아이에게 충분한 시간을 들여 수유해주세요. 아이의 성장과 발달을 위해서 충분한 지방이 필요하기 때문에 영양분이 풍부한 후유까지 먹게 하는 것이 좋습니다.

분유를 먹는 아이의 대변

분유를 먹는 아이의 대변은 노란색이지만, 갈색에 더 가깝습니다. 형태는 모유를 먹는 아이에 비해 약간 되직한, 치약과 비슷한 점도를 보입니다. 냄새는 모유에 비해 강하고 독할 수 있지만, 이유식에 비해서는 덜합니다. 분유를 먹는 아이는 모유를 먹을 때보다 변비가 나타날 가능성이 큽니다. 변비에 대해서는 뒤에서 더 자세히 살펴보도록 할게요.

모유에서 분유로 바꾼 아이의 대변

모유에서 분유로 바꾸면 색깔은 어두워지고 형태가 되직합니다. 냄새도 좀 더 심해집니다. 모유에서 분유로 바꿀 때는 몇 주에 걸쳐서 서서히 진행하는 것이 좋습니다. 서서히 바꿔야 아이의 소화기계가 분유에 잘 적응할 수 있고, 변비가 생기지 않습니다. 그리고 엄마의 가슴이 붓고 통증과 염증이 생기는 것도 줄일 수 있습니다.

이유식을 시작한 아이의 대변

이유식을 시작하면 더 어두운 갈색이 되고, 냄새가 심하며 형태가 더 되직합니다. 하지만 아직 덩어리로 나오지 않고, 죽과 같은 형태입니다.

처음에는 아이가 먹은 음식을 대변에서 볼 수 있습니다. 대변에 섞인 당근과 콩 등이 소화되지 않고 그대로 보이는 것인데요. 처음 이유식을 접한 아이가 아직 받아들이는 소화력이 미숙하기 때문인데, 성장하면서 소화력이 향상되면 이러한 모습이 점차 줄어듭니다. 그리고 이유식을 시작하면 고형식을 먹고, 수분의 섭취가 줄어들면서 변비가 생길 수 있는 시기이기도 합니다.

아이의 대변 횟수에 '정상'은 없다

아이가 태어나서 모유나 분유를 먹고, 이유식으로 진행하면서 대변의 형태가 변하는 동안 대변 횟수가 이렇게 변합니다.

— 생후 첫 주 동안 하루에 4회 이상의 대변을 봅니다.

— 생후 3개월까지는 하루에 2회 이상 대변을 보거나, 일주일에 1회 보기도 합니다.

— 만 2세까지 하루에 최소 1회 정도 규칙적으로 대변을 봅니다.

하지만 아이의 대변 횟수에 '정상'은 없습니다. 지금 살펴본 횟수는 평균적인 아이들의 대변 횟수일 뿐입니다. 횟수는 아이들마다 모두 다르게 나타납니다. 같은 아이라도 아이가 먹는 음식과 소화기계의 상태에 따라 대변 횟수가 달라질 수 있습니다.

따라서 아이의 대변 횟수가 중요하지는 않습니다. 3일에 한 번씩 대변을 봐도 편하게 보면 괜찮습니다. 특히 모유를 먹는 아이들은 별다른 문제 없이 일주일 동안 대변을 못 보는 경우도 있습니다. 그러나 매일 대변을 보더라도 힘들게 본다면 아이의 변비를 의심할 수 있습니다.

아이가 매일 대변을 보지 못해도 잘 먹고, 잘 놀고, 대변을 편하게 본다면 문제가 없습니다.

아이의 대변이 이상해요

아이가 설사를 한다면

설사의 가장 흔한 원인은 장염인데요. 과일이나 주스를 많이 먹었을 때, 약물이나 음식 알러지 등에 의해서도 나타날 수 있습니다. 설사는 보통 자연스럽게 좋아지는 경우가 많습니다. 따라서 심하지 않는 설사는 하루나 이틀 정도 별다른 치료 없이 지켜봐도 괜찮습니다. 하지만 설사가 심하거나 며칠 지나도 그대로인 경우 병원에서 정확한 진찰을 받아보세요. 설사하는 동안은 수분 손실이 크기 때문에 물을 충분히 마시는 것이 중요합니다.

장염에 관해서는 뒤에서 자세히 살펴보겠습니다.

아이의 대변이 딱딱하다면

아이의 대변이 염소 똥처럼 딱딱해 보이고, 아이가 대변을 볼 때 힘들어 보이면 변비의 가능성이 있습니다. 변비가 있으면 대변을 보기 힘들어서 보채거나 힘을 많이 주고 울 수도 있습니다. 아이의 배에서 딱딱한 대변 덩어리가 만져질 수 있고, 딱딱한 대변이 항문을 통과하면서 살갗이 찢기면 대변에 피가 묻어 나오기도 합니다.

만약 딱딱한 대변이 지속하거나 대변을 볼 때 힘들어하면 변비 관리가 필요합니다. 하지만 한두 번 정도 딱딱한 대변을 보거나, 대변을 볼 때 약간 힘을 주는 모습이라면 걱정하지 않아도 괜찮습니다. 변비에 관해서는 뒤에서 더 자세히 살펴보도록 하겠습니다.

아이의 대변이 녹색이라면

위장관의 운동이 빨라져 대변에 쓸개즙이 남아있을 때 녹색 대변이 나타납니다. 모유를 먹는 아이가 젖을 충분히 빨지 않아 전유만 먹게 되면 전유의 유당이 장운동을 빠르게 해 녹변이 나타날 수 있습니다. 분유를 먹는 아이에게 녹변이 나타났다면, 다른 분유로 바꿔 먹이는 것도 도움이 될 수 있습니다.

아이가 놀라거나 장염에 걸리면, 또는 여러 가지 원인에 의해 장운동이 빨라지면 녹변이 나타날 수 있습니다. 아이가 녹변을 봐도 다른 문제가 없고 컨디션이 좋다면 걱정하지 않아도 괜찮습니다.

아이의 대변이 붉은 색이라면

항문과 가까운 하부 위장관에서 출혈이 있을 때 붉은 대변이 나타날 수 있고, 대변의 모습에 따라 다음과 같은 원인을 생각할 수 있습니다.

1. 정상 대변 형태에서 약간 붉은 빛을 띠는 경우 ⇒ **우유 알러지 가능성**
2. 딱딱한 대변에 피가 조금 묻은 경우 ⇒ **변비로 항문에 상처가 나거나 치질 가능성**
3. 설사와 함께 피가 섞여 있을 때 ⇒ **세균성 감염에 의한 장염 가능성**

아이의 대변이 이렇게 빨간 색을 띠면, 바로 병원에서 정확한 진찰을 받아 보세요.

아이의 대변이 검은색이라면

짜장면처럼 검은 대변이라면 상부 위장관의 출혈에 의한 것일 수 있습니다. 상부 위장관의 출혈로 나온 혈액이 위장관을 통과해 검게 변하는 것이지요. 이러한 출혈은 심각한 상태이기 때문에 검은 대변이 보이면 병원에서 정확한 진찰을 받아야 합니다. 아이가 빈혈이 있어 철분제를 복용하는 경우에도 검은 대변이 나타날 수 있습니다.

아이의 대변이 흰색이라면

아이의 대변에 쓸개즙이 거의 포함되지 않았을 때 흰색 대변이 나타납니다. 대변에 쓸개즙이 없다는 것은 쓸개관이 막혔을 가능성을 의미합니다. 아이가 하얀색 대변을 보면 병원에서 정확한 진찰을 받아야 합니다.

간혹 처음 우유를 많이 마셨을 때 제대로 소화되지 못해 흰색 대변이 나타나는 경우도 있습니다. 이러한 경우는 우유를 마시지 않으면 원래대로 돌아갑니다. 그리고 우유를 조금씩 다시 마시면 소화가 잘 되면서 흰 변이 나타나지 않습니다. 장염에 걸린 후 지방이 많이 포함된 음식을 먹고 지방이 충분히 소화되지 않았을 때도 흰색을 띠는 지방변이 나타날 수 있습니다.

대소변 가리기, 기다리고 따라가자

대소변 가리기 교육

바깥으로 내보내는 소화력의 발달에서 가장 중요한 이정표는 대소변 가리기입니다. 아이가 어릴 때는 대소변을 참지 않고 기저귀에 싸지만, 소화력이 점차 발달하면서 대소변을 스스로 조절할 수 있게 되고, 변기 사용법을 배웁니다. 이 과정이 '대소변 가리기'인데요. 아이가 대소변 가리기를 잘하기 위한 두 가지 포인트가 있습니다.

첫 번째 포인트는 '아이가 준비될 때까지 기다리기'입니다.

앞서 살펴본 소화력의 다른 기능들이 그렇듯이, 대소변 가리기 역시 아이가 준비되지 않으면 시작할 수 없습니다. 그래서 아이의 준비를 기다려야 하는데요. '몸의 준비'와 '마음의 준비'로 나누어볼 수 있습니다.

몸의 준비

먼저 몸의 준비는 아이가 대소변을 보고 싶다는 느낌을 인지하고 참을 수 있는 소화력 기능의 발달입니다. 몸의 준비가 되면 아이가 대소변을 참는 모습과 표정을 보이거나 의사 표시를 하면서 엄마에게 신호를 보냅니다. 그리고 아이가 신호를 보내는 이때가 대소변 가리기 교육을 시작할 때입니다.

빠른 아이는 생후 18개월에, 늦은 아이는 생후 30개월에 이러한 신호를 보이는데요. 혹시 아이에게 몸의 준비가 늦게 나타나더라도 절대 불안해하고 걱정하지 마세요. 대소변 가리기는 누구나 자연스럽게 배우는 기능이고, 조금 늦더라도 아이의 발달에 전혀 문제가 없습니다.

아이가 신호를 보이면 아이를 변기로 데려가 몇 분간 앉아있게 합니다. 아이가 대소변을 잘 보면 칭찬을 해주고, 잘 보지 못해도 격려해주고 칭찬해주세요.

마음의 준비

변기에 앉기 싫어하는 아이라면 억지로 앉히지 말고, 마음의 준비가 될 때까지 기다려주세요. 몸의 준비가 되더라도 바로 대소변 가리기 교육을 시작할 수 있는 것은 아닙니다. 교육을 시작하기 위해서는 아이에게 마음의 준비도 필요합니다.

아이는 지금까지 기저귀에 변을 보다가 변기라는 새로운 환경을 접하고 있습니다. 그만큼 생소하고 두려울 수 있지요. 어른이라도 익숙한 집이 아닌 다른 곳에서 대변을 보기 힘든 경우가 있는데요. 아이에게는 그 이상으로 훨씬 힘든 새로운 도전입니다. 그래서 아이가 마음의 준비를 할 수 있도록 돕는 것이 중요합니다.

아이의 마음 준비는 이렇게 도울 수 있습니다.

① 부모님이 변기를 사용하는 모습을 자주 보여주세요.

② 좋아하는 장난감이 변기를 사용하는 모습을 놀이처럼 보여주세요.

③ 대소변 가리기와 관련된 동영상과 책을 보여주세요. 아이를 위한 동영
  상은 인터넷에서 쉽게 찾을 수 있습니다.

④ 아이 전용 변기를 준비하고, 변기를 아이가 좋아하도록 꾸며주세요.

⑤ 기저귀에 본 대변을 변기에 버리고 "안녕~"하고 인사하는 놀이도 좋습니
  다. 이때 변기 물은 놀이가 끝난 뒤에 내리는 것이 좋습니다. 아이들은 변
  기 물이 내려가는 소리와 모습을 무서워하는 경우가 많기 때문입니다.

기다리자

만약 아이가 변기 사용을 싫어하면 마음의 준비를 할 수 있도록 2주 정도
위와 같은 준비를 하면서 기다려주세요. 그리고 아이에게 의사를 물어본 후
변기를 사용하겠다고 하면 다시 시도하고, 여전히 거부하면 2주 동안의 과
정을 다시 반복합니다. 그동안은 기저귀에 대소변을 봐도 괜찮습니다. 대소
변을 보면 엄마에게 꼭 알려달라고 말하고, 칭찬을 듬뿍 해주세요. 아이가 변
기 사용을 크게 거부하지 않더라도 대소변 가리기를 교육하는 동안은 마음
의 준비 과정을 함께 해줄수록 더 빨리 익숙해질 수 있습니다.

아이의 대소변 가리기를 제대로 하기까지는 평균 3~6개월 정도의 시간이
걸립니다. 일반적으로 밤 대변을 먼저 가리고, 낮 대변을 가리며 다음으로 낮
소변, 마지막으로 밤 소변을 가리게 되지요.

아이에 따라 소변은 변기에 보지만, 변기 사용이 익숙하지 않아 낮 대변이
소변보다 늦어질 수도 있습니다. 아직 대변을 볼 마음의 준비가 되지 않아서
입니다. 그리고 밤 소변은 아이에 따라 만 5~6세까지도 가리지 못하는 경우

도 있으니 조급하게 생각할 필요는 없습니다. 만 5~6세까지는 밤 소변을 보더라도 야뇨증이 아닙니다.

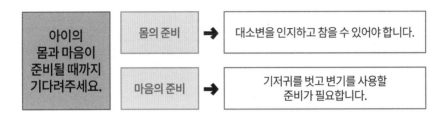

아이의 페이스를 따라가자

대소변 가리기 과정에서 기억해야 할 두 번째 포인트가 있습니다. 대소변 가리기는 아이의 페이스를 따라가야 합니다. 아이가 대소변을 완벽히 가리기 위해서는 3~6개월 정도의 긴 시간이 걸리고, 여러 번 실수하면서 차츰 배워갑니다. 그리고 이 과정을 절대 억지로 끌고 가는 것은 안 됩니다. 대소변을 가리는 새로운 생활 습관을 아이의 몸이 잘 배우고 마음 편히 익숙해지려면 아이의 페이스를 잘 따라가야 합니다. 따라서 절대 조급해하지 말고 천천히, 여유 있게 진행해주세요.

대소변 가리기는 부모님이 억지로 시키는 것이 아니라 아이가 스스로 해내야 합니다. 그리고 어떤 아이이든지 결국 해내는 과정입니다. 부모님의 역할은 아이가 몸과 마음의 준비를 잘 할 수 있도록 방향을 잘 잡아주는 것으로 충분합니다.

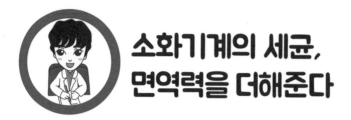

장내 세균총

우리 아이의 소화기계를 이해하기 위해서 꼭 기억해야 하는 중요한 요소가 있습니다. 바로 장내 세균총입니다.

위장관은 우리 몸에 있는 세균 대부분이 사는 곳입니다. 위장관에 사는 세균은 몸에서 중요한 역할을 담당하는데요. 이 세균들을 특별히 장내 세균총이라고 부릅니다. 위장관 속 각각의 위치에서 다음과 같은 작용을 합니다.

① 입과 혀, 잇몸 표면에는 각각 서로 다른 세균들이 살고, 입 안에 사는 세균들의 작용과 함께 우리가 섭취한 음식의 소화가 시작합니다.

② 강한 위산 작용으로 세균이 없다고 여긴 위와 식도에도 여러 세균이 살고 있습니다. 이 세균들은 위산과 호르몬을 생산해 우리 몸의 면역력에

도움을 줍니다.

③ 소장에는 상대적으로 적은 수의 세균이 살고 있지만, 영양소를 분해하고 흡수하는 중요한 역할을 합니다.

④ 대장은 우리 몸에서 가장 많은 세균이 사는 곳입니다. 대장의 세균은 음식의 소화를 돕고, 우리 몸을 지키는 면역 작용을 수행합니다.

이렇게 위장관 곳곳에 사는 장내 세균총은 우리 몸의 면역력과 소화력에 중요한 작용을 합니다. 우리 아이의 건강한 소화기계를 위해서는 장내 세균총을 잘 이해하고 활용해야 합니다

장내 세균총이 아이를 지킨다

장내 세균총의 면역력 작용

장내 세균총은 우리 몸의 위장관에 안정적인 서식처를 유지하면서 몸과 공존합니다. 장내 세균총이 한번 만들어지면 우리가 먹는 음식을 바꾸거나 새로운 세균이 침범하더라도 위장관에 사는 세균에는 큰 변화가 나타나지 않습니다. 이러한 장내 세균총의 안정성은 소화기계의 면역력에 중요한 작용을 합니다.

우리 몸의 위장관에는 우리가 먹는 음식을 통해 매일 수많은 종류의 세균들이 들어오는데요. 위장관에 사는 세균들은 외부에서 침입하는 세균들로부터 자신들의 서식처를 빼앗기지 않기 위해서 침입한 세균들을 싸워 물리쳐야 합니다. 이러한 작용이 바로 우리 몸을 나쁜 세균들로부터 지키는 작용이지요. 다시 말해서, 자신을 지키기 위한 장내 세균총의 작용이 곧 우리 몸을 지키는 작용이자 면역력입니다.

소화기계

실제로 세균들의 작용에서 비롯한 면역력이 없다면, 몸의 면역력도 제대로 작용할 수 없을 정도로 우리 몸의 면역력에서 중요한 역할을 담당합니다. 위장관에 사는 장내 세균총은 바깥 환경으로부터 위장관에 침입한 나쁜 세균들을 이겨내기 위한 중요한 무기입니다. 그리고 이 세균들이 아이의 면역력을 단단하게 만들어 천식, 꽃가루 알러지와 같은 알러지 질환을 줄이는 효과도 가지고 있습니다.

소화를 돕는 장내 세균총

장내 세균총은 면역력뿐만이 아니라, 소화력을 더해 주는 작용도 합니다. 우리가 섭취한 음식의 열량 중 15%는 위장관에 사는 세균들의 도움으로 얻는데요. 세균들이 자신을 지키는 힘이 면역력으로 작용하는 것처럼, 스스로 생존하기 위해 만든 성분들이 우리 몸에서 중요한 영양분과 재료가 됩니다. 실제로 혈관을 흐르는 피 속의 화학물질 중 절반 이상이 세균의 활동으로 얻어진 물질입니다. 이 중에는 세균의 도움이 없다면 얻을 수 없는 필수적인 물질들도 있습니다.

이처럼 위장관에 사는 세균은 소화기계의 면역력과 소화력에 중요한 역할을 합니다. 우리 아이의 건강한 소화기계를 위해서 건강한 장내 세균총을 만들어야 하는 이유이지요.

장내 세균총, 만 3세 이전에 만들어진다

아이의 몸에서 중요한 작용을 하는 장내 세균총은, 아이가 태어나서 바깥 환경을 접하는 과정을 통해 서서히 만들어집니다. 특히 아이가 태어나서 3

년 동안의 기간이 중요한데요. 아이의 몸은 단 하나의 세균도 없는 무균 상태에서 출발해 3년 동안 서서히 수많은 세균이 자리 잡습니다.

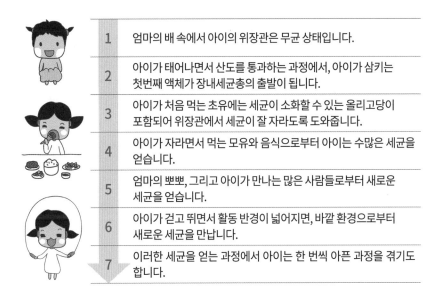

1	엄마의 배 속에서 아이의 위장관은 무균 상태입니다.
2	아이가 태어나면서 산도를 통과하는 과정에서, 아이가 삼키는 첫번째 액체가 장내세균총의 출발이 됩니다.
3	아이가 처음 먹는 초유에는 세균이 소화할 수 있는 올리고당이 포함되어 위장관에서 세균이 잘 자라도록 도와줍니다.
4	아이가 자라면서 먹는 모유와 음식으로부터 아이는 수많은 세균을 얻습니다.
5	엄마의 뽀뽀, 그리고 아이가 만나는 많은 사람들로부터 새로운 세균을 얻습니다.
6	아이가 걷고 뛰면서 활동 반경이 넓어지면, 바깥 환경으로부터 새로운 세균을 만납니다.
7	이러한 세균을 얻는 과정에서 아이는 한 번씩 아픈 과정을 겪기도 합니다.

소화기계

아이는 이렇게 새로운 세균들을 만나면서 장내 세균총의 기초를 만들어갑니다. 세균총을 만들어가는 생후 3년은 세균만이 아니라, 아이 몸의 모든 기초적인 생리 기능이 발달하는 시기이기도 합니다. 앞서 살펴본 호흡기계의 면역력도, 생후 3년 동안 면역력 2단계까지 성장하면서 기초 면역력이 만들어집니다. 그리고 이러한 면역력, 여러 가지 생리 기능의 발달과 함께 아이의 몸이 세균을 받아들이면서 건강한 면역력을 만들어 가게 됩니다.

그래서 아이의 건강한 장내 세균총은 생후 3년이 중요합니다. 이 시기 동안 만드는 건강한 장내 세균총은 아이의 건강한 소화기계와 면역력의 기초가 됩니다.

항생제가 파괴하는 장내 세균총

아이의 위장관 안에서 웬만한 식생활 변화와 세균 침입에도 흔들리지 않고, 안정성을 유지하는 장내 세균총을 단번에 파괴하는 무서운 무기가 있습니다. 앞에서도 여러 번 살펴본 항생제입니다.

단 한 번의 항생제의 복용으로도 위장관에 사는 전체 세균 수의 20~50%, 전체 세균 종의 3분의 2를 사라지게 할 수 있습니다. 마치 3년 동안 잘 가꾸어 놓은 숲이 단 한 번의 화재로 모두 타버리는 것과 비슷합니다. 산불이 일어나면 불이 닿는 곳이라면 어떤 나무도 남지 않고 모두 타버리듯이, 항생제 또한 아이를 아프게 하는 나쁜 세균, 좋은 세균을 가리지 않고 한꺼번에 죽입니다.

3년이란 긴 시간 동안 건강한 장내 세균총을 잘 만들어도, 단 한 알의 항생제 복용으로 장내 세균총이 파괴될 수 있습니다. 그리고 이렇게 파괴된 장내 세균총이 다시 회복하기 위해서는 오랜 시간이 필요하고, 심지어 원래대로 회복하지 못하는 경우도 있습니다.

한번의 항생제 복용으로	1	장내세균총의 20~50%가 죽습니다.
	2	전체 세균 종류의 3분의 2가 사라집니다.
	3	아이의 위장관에는 더 나쁜 세균이 자리잡습니다.

강해지는 나쁜 세균들, 내성

항생제 복용으로 좋은 세균과 나쁜 세균이 모두 죽어버린 아이의 위장관에는 전보다 더 나쁜 세균이 자리 잡는데요. 이 부작용이 항생제의 내성입니다.

항생제는 나쁜 세균을 거의 모두 죽이지만, 완벽하게 죽이지는 못합니다. 살아남은 변종은 이제 항생제를 먹어도 죽지 않습니다. 항생제를 많이 사용할수록 아이의 몸에는 항생제가 듣지 않는 내성을 가진 균이 많아지게 되고, 이 내성균은 나중에 아이에게 정말 항생제가 필요할 때 효과를 없게 만듭니다.

더 안타까운 것은 최근 아이들에게 나타나는 항생제 내성이 정말 필요해서 사용한 항생제가 아닌, 감기나 장염 등을 위해 불필요하게 처방된 항생제 때문이라는 것입니다. 따라서 불필요한 항생제는 반드시 줄여야 합니다. 불필요한 항생제를 줄이는 것으로도 내성을 줄이고, 건강한 소화기계 면역력을 만들 수 있습니다.

장내 세균총을 더해주는 유산균

건강한 장내 세균총을 만들기 위해 가장 많이 찾는 방법이 바로 유산균입니다. 요즘은 위장관에 좋은 세균을 공급해주기 위해서 유산균을 많이 복용하는데요. 최근 유산균에 대한 연구가 활발히 이루어지면서 유산균과 아니라 유산균의 먹이가 되는 섬유질까지 함께 들어간 유산균 제품이 많습니다. 유산균과 유산균의 먹이를 함께 공급하면 좋은 세균들이 더 효과적으로 자리 잡을 수 있다는 것이지요.

이러한 유산균도 도움이 될 수 있지만, 더 좋은 방법이 있습니다. 좋은 세균들과 세균들의 먹이까지 풍부하게 포함하고 있는 '건강한 음식'입니다. 사실 우리 아이들은 이미 음식을 통해 몸에 필요한 영양분과 좋은 세균들을 얻고 있습니다. 음식에는 여러 종류의 세균과 세균의 좋은 먹이가 풍부하게 포함되어 있는데요. 유산균 한 봉지보다 김치 한 조각을 먹는 것이 아이에게는 더 좋은 효과가 있습니다.

따라서 건강한 음식을 골고루 잘 먹는 것이 중요합니다. 아이가 먹는 음식은 아이의 성장만이 아니라 소화기계 면역력에도 중요한 역할을 합니다.

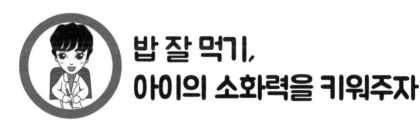

밥 잘 먹기,
아이의 소화력을 키워주자

밥을 잘 먹고 쑥쑥 자라게 하는 소화력

아이들이 잘 먹고 잘 자라는 것만으로도 부모님들의 걱정이 절반으로 줄어듭니다. 아마도 모든 부모님들이 아이에게 바라는 모습이지 않을까 싶습니다. 하지만 실제로 밥을 잘 먹지 못하는 아이들이 참 많습니다. 밥을 잘 안 먹고 물고만 있고, 먹는 양이 적고, 꼭 먹여줘야 하고, 그마저도 편식이 심한 아이. 많은 부모님들이 걱정하는 아이의 식생활 모습입니다.

아이가 밥을 잘 먹기 위해서는 어떻게 해야 할까요? 우리 아이의 건강한 식생활을 위해서는 건강한 소화력을 키워야 합니다. 그리고 건강한 소화력을 만들기 위해서는 지금 우리 아이에게 부족한 부분을 정확하게 파악해 더 해주고, 키워주는 영리한 관리가 필요합니다.

아이의 건강한 소화력을 키우기 위해 어떻게 해야 하는지 자세하게 살펴봅니다.

우리 아이의 소화력을 파악하자

먼저 우리 아이가 밥을 잘 먹지 않는 원인을 알아야 합니다. 밥을 잘 안 먹는 아이는 부족한 소화력의 기능이 있습니다. 그래서 우리 아이에게 어떤 소화력이 부족한 지를 정확하게 파악해야 합니다. 소화력은 다음과 같은 3가지 측면에서 분석합니다.

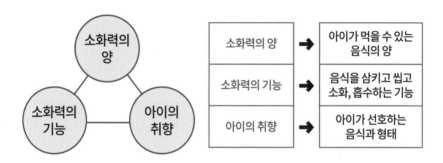

① 소화력의 양은 아이가 먹을 수 있는 음식의 양입니다.

뱃고래의 크기와 음식을 소화, 흡수하는 소화력의 기능에 따라 아이들이 한번에 먹을 수 있는 소화력의 양이 달라집니다. 잘 안 먹는 아이들 중에는 소화력의 양이 적은 아이들이 있지요. 그래서 아이가 한번에 먹을 수 있는 양이 어느 정도인지 먼저 파악해 주세요. 아이가 평소 밥과 반찬을 어느 정도 먹고, 아침, 점심, 저녁에 먹는 식사량과 간식의 양을 파악해서 하루에 얼마나 먹는지 아이 소화력의 양을 알아야 합니다.

② 소화력의 기능은 아이가 음식을 삼키고 씹고 소화, 흡수하는 기능입니다.

아이는 이유식을 먹으면서 삼키는 기능을, 유아식을 먹으면서 씹는 기능을 연습합니다. 이렇게 기본적인 소화력 기능은 차근차근 발달하면서 만 4~5세 정도에 완성되는데요. 우리 아이가 지금 어느 정도로 삼키고 씹을 수 있는지 파악해 주세요.

또 아이들에 따라 씹고 삼킨 음식을 소화하고 흡수하는 기능의 차이가 있습니다. 소화, 흡수하는 기능이 부족한 아이는 많은 양을 먹을 수 없고, 같은 양을 먹어도 키와 체중이 잘 늘지 않습니다.

③ 아이의 취향은 아이가 선호하는 음식의 종류와 형태입니다.

아이들은 이유식과 유아식을 진행하면서 여러 가지 종류와 형태의 음식을 접하고 배워 가는데요. 이러한 과정에서 아이마다 선호하는 음식의 종류가 다르고, 같은 재료로 만든 음식이라도 어떤 형태로 만드는지에 따라 잘 먹기도 하고 안 먹기도 합니다. 그리고 이 과정을 어떻게 진행하는지에 따라서 만 2~3세 정도에 나타나는 편식의 정도가 달라집니다. 따라서 지금 우리 아이가 어떤 음식을 좋아하고 어떤 형태의 음식을 잘 먹는지 아이의 취향을 파악하는 것이 중요합니다. 아이가 밥 잘 안 먹는 모습이 소화력의 양과 기능의 문제가 아니라, 취향의 문제라면 해결책의 방향이 달라지기 때문입니다.

우리 아이의 소화력 상태를 파악하자

혹시 아이의 소화력 상태가 조금 아쉽더라도 너무 걱정할 필요는 없습니다. 지금 아이의 소화력 상태를 출발점으로 삼아 부족한 소화력을 보충하고 관리해주면 아이의 소화력이 건강하게 성장할 수 있습니다.

그럼 각각의 소화력 기능에 관해서, 그리고 부족한 기능을 어떻게 더해줄 수 있는지 자세히 살펴보겠습니다.

다 먹으라고 강요하지 말자

소화력의 양, 조금씩 키우자

첫 번째는 소화력의 양입니다. 먹는 양이 적은 아이들을 말하는데요. 소화력의 양이 적은 아이들은 밥을 물고 있을 때가 많습니다. 부모님의 마음은 빨리 삼키고 몇 숟가락 더 먹으면 좋을 것 같은데, 아이의 마음과 소화력은 그렇지 않습니다. 이제 배가 부르고 입안에 음식이 있기 때문에 더 주지 말라는 아이의 의사표시입니다. 그러니 아이에게 다 먹으라고 강요하지 마세요. 먹는 양이 적더라도 아이는 필요한 만큼 충분히 먹습니다. 지금 우리 아이가 먹는 양이 아이의 소화력 양입니다. 특히 만 3세 이하의 아이들은 뱃고래의 크기가 정해져 있으므로 소화력 양 이상은 먹을 수 없습니다. 그런데도 더 많이 먹기를 강요하면 아이에게 다음과 같은 문제가 생기게 됩니다.

식사 시간을 싫어하게 됩니다

부모님이 억지로 더 먹게 하면 아이는 식사 시간을 점차 싫어하게 됩니다. 그리고 먹는 것 자체가 부정적인 경험으로 남습니다. 즐거워야 할 식사 시간이 아이에게는 힘들고 짜증 나는 시간이 될 수 있지요.

배가 불러도 더 먹으면서 식욕조절능력을 잃게 됩니다

다 먹으라고 교육받는 아이들은 배가 불러도 더 먹는 식습관이 반복되면서 자신이 타고난 자연스러운 식욕조절능력을 점차 잃게 됩니다. 그래서 좋아하는 음식이 있으면 배가 불러도 더 먹고 과식하는 좋지 않은 식습관을 가질 수 있지요. 과식은 아이의 비만으로 이어질 수도 있습니다.

소화력의 발달을 방해할 수 있습니다

아이의 소화력이 소화할 수 있는 양을 넘어서 먹게 되면 음식을 제대로 소화할 수 없습니다. 그러면 소화기계의 부담이 커지면서 소화력의 발달이 더 늦어지고, 심하면 소화력 기능에 문제가 생길 수 있습니다.

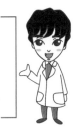

소화력의 양보다 더 먹기를 강요하면?
아이는 식사 시간을 싫어하게 됩니다.
배가 불러도 더 먹으면서 식욕조절능력을 잃게 됩니다.
아이의 소화력 발달을 저해할 수 있습니다.

먹을 만큼만 주자

아이를 위해서 한 숟가락이라도 더 먹이려는 부모님의 노력이 오히려 아이의 소화력과 식생활 발달에 좋지 않은 영향을 줄 수 있습니다. 아이에게 다 먹으라고 강요하지 마세요.

아이의 식생활은 부모님의 바람이 아닌 지금 우리 아이의 페이스를 따라가야 합니다. 그래서 아이가 먹을 수 있는 만큼만 먹게 해주세요. 조금 느리더라도 아이의 페이스를 잘 따라가면 앞으로 우리 아이의 소화력은 건강하게 성장할 수 있습니다.

그리고 여기서 중요한 포인트가 하나 있는데요. 소화력의 양이 적은 아이는 음식의 질을 더 신경 써야 합니다. 소화할 수 없는 많은 양을 먹이기보다, 소화할 수 있는 양을 양질의 식사로 먹는 것이 더 중요합니다. 적은 양을 먹더라도 아이에게 필요한 영양분을 골고루 섭취하면, 우리 아이의 키와 체중, 그리고 소화력이 건강하게 성장할 수 있습니다.

아이가 삼킬 수 있는 음식을 주자

두 번째는 소화력의 기능입니다. 음식을 삼키고 씹고, 소화 흡수하는 소화력 기능의 발달이 느린 아이들이 있습니다. 먼저 삼키는 기능부터 살펴봅니다.

앞서 살펴본, 아이는 이유식을 먹으면서 삼키는 기능을 연습한다는 사실, 기억하시죠? 하지만 아이들에 따라 삼키는 기능의 발달이 느린 아이들이 있습니다. 이러한 아이들은 이유식을 다른 아이들처럼 진행하면 먹기 힘들어할 수 있고, 돌이 지나고 유아식으로 넘어갔을 때 잘 먹지 못하는 경우가 많습니다. 이러한 아이들은 이유식을 조금 늦게까지 진행해도 괜찮습니다.

아이는 삼킬 수 없는 음식을 억지로 먹을 수 없습니다. 부모님에게는 밥을 씹고 삼키는 일이 아주 쉬운 일이지만, 아직 소화력의 기능이 충분히 발달하지 못한 우리 아이에게는 힘들 수 있습니다. 만약 무리하게 이유식을 진행하면 이유식보다 먹기 쉬운 모유나 분유를 더 찾게 됩니다.

그래서 아이가 다음 단계의 이유식을 먹기 힘들어하면 이전 단계의 이유식을 먹게 하는 것도 방법입니다. 유아식으로 넘어간 뒤 먹기 힘들어하면 잠시 후퇴해서 후기 이유식으로 돌아가거나 덮밥 형태로 만들어 아이가 삼키기 편하게 만들어도 좋습니다. 삼키는 소화력을 키우기 위해서는 삼킬 수 있는 음식으로 충분히 연습을 해봐야 합니다.

소화력의 양과 마찬가지로 소화력의 기능 역시 아이의 페이스를 따라가야 합니다.

아이가 씹을 수 있는 음식을 주자

이렇게 이유식으로 삼키는 기능을 잘 발달시키면 다음은 유아식의 단계입니다. 앞에서도 살펴봤듯이, 유아식부터는 아이가 직접 씹어서 삼키기 좋게 만들어야 합니다. 이 과정을 통해 죽 형태의 음식이 아닌 밥과 반찬을 먹으며 씹는 연습을 하게 되지요.

그런데 많은 부모님들이 유아식을 진행하면서 씹기 연습을 건너뛰고, 바로 어른들이 먹는 것과 같은 음식을 주는 경우가 많습니다. 아이는 아직 어른 음식을 씹어 먹기 힘들고, 씹기가 힘들면 당연히 삼킬 수도 없으므로 뱉어 버리는 경우가 많습니다. 이러한 아이들은 입으로 씹는 과정을 요리 과정에서 해야 합니다. 아이가 씹을 수 있는 작고 부드러운 음식으로 씹고 삼키는 연습을 시켜주세요. 아이가 처음부터 크고 질긴 음식을 씹어서 삼키기는 어렵습니다. 처음에는 부드럽고 작은 음식으로 씹고 삼키는 연습을 해봐야 합니다.

특히 고기는 아이들이 가장 씹기 힘들어하는 음식입니다. 고기를 잘 씹고 삼키기 위해서는 만 4~5세 정도는 되어야 합니다. 그 전에는 아이가 씹기 편하도록 부드럽고 작게 만들어주세요. 특히, 우리나라의 고기 반찬은 씹기 힘든 불고기나 구이 형태가 많기 때문에 아이가 먹기 편하게 만들어 주는 것이 좋습니다.

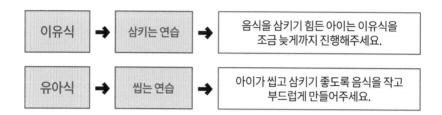

이렇게 소화력 기능의 발달이 느린 아이들에게는 먹을 수 있는 음식을 주는 것이 관리의 포인트입니다. 실제로 밥을 잘 안 먹는 아이들 중에는 아이에게 먹기 힘든 음식으로 식사하는 경우가 많습니다. 지금 우리 아이가 어떤 음식을 먹을 수 있는지, 소화력의 기능이 어느 정도인지를 파악해서 아이의 눈높이에 맞춰 식생활을 진행해주세요.

부족한 소화력의 기능을 더해주자

아이가 입에서 씹고 삼킨 음식은 위장관을 통과하면서 소화된 후 아이의 몸으로 흡수됩니다. 그런데 밥을 잘 안 먹는 아이들 중에는 소화하고 흡수하는 위장관의 기능이 부족한 경우가 많습니다. 소화하는 기능이 부족하면 아이가 한 번에 소화할 수 있는 식사의 양이 적기 때문에 소화력의 양이 적어집니다. 흡수하는 기능이 부족하면 같은 양의 음식을 먹어도 아이의 몸이 받아들이는 양이 적기 때문에 키와 체중이 잘 자라지 못합니다.

이러한 아이들은 부족한 소화력의 기능을 더해줘야 합니다.

소화력의 기능 더해주기는 한의학의 방법을 사용합니다. 아이에게 부족한 소화기계의 소화 흡수하는 기능을 더해주는 방법인데요. 이와 함께 소화기계의 기능이 원활하게 작용할 수 있도록 잡아주기 방법도 함께 사용합니다.

① 소화력의 기능 더해주기

한의학적인 관점에서 소화력은, 오장육부의 비위(脾胃)가 담당하는 기능입니다. 한의학에서 비위는 우리 몸에서 기(氣)의 원천이 되는 장부인데요, 비위의 기를 보충하면 부족한 소화력의 기능을 더해줄 수 있습니다. 소화력의 기능이 좋아지면 소화력 양도 차츰 늘어납니다.

② 소화력의 방향 잡아주기

아이의 식생활을 바르게 진행하지 못하면 아이의 비위에 습(濕), 담음(痰飮), 어혈(瘀血)과 같은 소화력을 저해하는 요소가 생기고, 소화력의 방향이 틀어집니다. 소화력이 방향이 틀어지면 구토, 복통, 구취, 두드러기와 같은 소화기계 증상이 자주 나타나거나 대변에도 영향을 줄 수 있습니다. 그래서 소화력의 기능을 방해하는 요소들을 제거해 소화력 기능이 바르게 성장할 수 있도록 방향을 잘 잡아줘야 합니다.

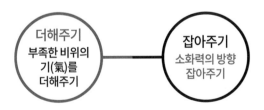

편식, 아이의 취향을 존중하자

편식도 취향

마지막으로 살펴볼 것이 바로 아이의 취향입니다. 아이의 편식인데요. 편식은 잘 먹는 아이들의 부모님들도 조금씩 고민하는 부분입니다. 우리 아이가 편식하지 않고, 주는 대로 골고루 잘 먹는 모습은 모든 부모님들의 바람입니다. 하지만 부모님 마음처럼 쉽지는 않지요. 아이의 편식을 과연 어떻게 관리해야 할까요?

편식 관리의 기본 원칙은 앞에서도 언급했던 취향의 존중입니다. 아이가 싫어하는 음식을 억지로 먹이지 마세요. 안 먹겠다는 음식을 강요한다고 잘 먹지 않습니다. 한두 번은 억지로 삼킬 수도 있지만, 아이는 그 음식에 부정적인 생각이 강해지면서 결국 음식을 더 싫어하고 거부하게 됩니다. 편식은 싫어하는 음식에 익숙해지도록 좀 더 영리하게 접근해야 합니다.

편식을 잡는 방법

아이의 편식을 영리하게 관리할 수 있는 방법을 소개합니다. 시금치를 예로 들어서 살펴보겠습니다.

[1단계] 아이가 모르게 아주 조금씩 맛보게 해주세요.

아이가 좋아하는 음식에 안 보이고, 맛도 느껴지지 않을 정도로 시금치를 약간 섞어서 먹게 해주세요. 불고기 양념이나 햄버그스테이크, 또는 죽이나 수프에 살짝 갈아서 넣어주는 것도 좋습니다. 아이가 다 먹고 난 후 시금치가 들어갔다고 말하는 방법입니다. 좋아하는 음식을 맛있게 먹은 아이가 시금치 맛이 나쁘지 않다는 느낌이 들도록 하는 것입니다.

2단계 음식의 형태를 다르게 해서 맛을 느끼게 해주세요.

아이가 시금치와 조금 친해지면 이제는 시금치의 맛을 느껴볼 단계입니다. 이때 시금치의 형태 그대로가 아닌 아이가 잘 먹는 음식 형태로 만들어주세요. 국수, 만두피, 쿠키, 수프와 같은 형태를 활용하면 좋습니다.

국수나 만두피에 잘게 다진 시금치를 조금 갈아 넣고, 초록 빛깔이 나게 해 아이가 잘 먹으면 섞는 비율을 조금씩 높여주세요. 이때 아이가 만드는 과정에 직접 참여하면 더 좋습니다.

3단계 이제 직접 시금치를 먹어 보면서 식감을 느낄 단계입니다.

시금치의 맛에 익숙해지면 이제는 형태를 바꾸지 않고, 직접 시금치를 먹게 하면서 식감과 형태에 익숙해질 단계입니다. 시금치를 무쌈말이의 끈으로 사용하거나, 김밥에 시금치를 넣어 만들어주세요. 아직 시금치를 통으로 먹기 힘들면 작게 잘라 아이가 잘 먹는 다른 음식에 섞어 주셔도 좋습니다.

4단계 마지막으로 시금치만 먹어보는 최종 단계입니다.

시금치의 형태와 식감에 익숙해지면 이제는 시금치나물과 같은 온전한 시금치 형태를 먹게 합니다. 처음에는 아이가 좋아하는 재료를 함께 넣어서 프라이팬에 볶아서 먹게 해주세요. 데쳐서 먹는 시금치나물은 마지막으로 시도하는 단계입니다.

소화기계

편식 개선은 시간이 필요해

많은 부모님들이 아이가 싫어하는 음식을 3단계 또는 4단계로 주시는 경우가 많습니다. 하지만 아이의 편식을 개선하기 위해서는 조금씩 노출하는 단계부터 시작해 수십 번의 노출이 필요합니다. 각 단계는 아이에 따라서 한두 번의 연습으로 충분하거나 10번 이상의 연습이 필요할 수도 있고, 한 가지 종류의 음식이 아닌 여러 가지 형태의 음식을 만들어줘야 합니다. 그리고 이렇게 한 가지 음식에 익숙해지기 위해서 적어도 수개월에서 1년까지의 시간이 필요할 수도 있지요. 편식은 길게 보면서 꾸준한 관리가 필요한 교육입니다.

실제로 아이들이 편식하는 음식은 한두 종류만이 아닙니다. 아이가 골고루 잘 먹기 위해서는 적어도 초등학교 시기까지 지속적인 노력이 필요합니다. 아이가 초등학생이 될 때까지 편식을 관리해야 하다니, 한숨이 나올 법도 한데요. 하지만 매번 밥상에서 아이에게 다그치기보다, 아이가 서서히 익숙해지도록 부모님이 먼저 노력해주면 아이의 편식이 훨씬 빨리 개선될 수 있습니다.

그러나 이 시간을 줄일 방법도 물론 있습니다. 바로 이유식과 유아식 시기부터 노력하는 방법입니다. 아이가 음식을 배우기 시작하는 이유식과 유아식은 바로 위에서 설명한 1단계부터 4단계까지의 단계를 자연스럽게 거칠 수 있는 시기입니다. 그래서 바로 이 시기를 이용해 아이가 다양한 음식을 먹어보면서 건강한 식생활을 만들면 아이의 편식이 생기지 않도록 관리할 수 있습니다.

변비 끙끙, 시원하게 응가하기

대변을 바깥으로 내보내는 소화력이 원활하게 작동하지 못할 때 생기는 문제! 바로 변비입니다.

실제로 변비로 고생하는 아이들이 상당히 많은데요. 대변을 잘 보다가 갑자기 변비가 생기는 아이들이 있고, 어릴 때부터 변비가 지속해서 약을 오랫동안 복용하는 아이들도 있습니다. 우리 아이의 변비! 어떻게 관리해야 할까요?

우리 아이 변비일까요?

먼저 우리 아이의 대변이 어떤 모습을 보일 때 변비라고 할 수 있는지 알아보겠습니다.

① 아이가 많은 힘을 줘 불편해 보일 때

② 아이가 힘들어하고, 짜증을 내거나 울 때

③ 대변이 작고 건조한 토끼 똥 같을 때

④ 아이의 배에서 딱딱한 변이 만져질 때

⑤ 대변에 피가 묻어 나올 때

아이들이 대변을 볼 때 힘을 주고 얼굴이 조금 붉게 변하면 변비가 아닙니다. 아직 내보내는 소화력이 미숙해서 대변을 보는 방법을 잘 모르기 때문에 나타나는 모습일 뿐, 실제 많은 아이들이 대변을 볼 때 이렇게 힘을 줍니다

그리고 대변을 보는 기간이나 횟수는 중요하지 않습니다. 아이가 3일에 한 번씩 대변을 보더라도 힘들지 않게 대변을 본다면 변비가 아닙니다. 그러나 아이가 매일 대변을 보더라도 딱딱한 변을 힘들게 본다면 변비로 의심할 수 있습니다.

따라서 며칠에 한 번씩 대변을 보는지보다 대변을 '힘들게 보는지'가 아이의 변비에 더 중요한 기준입니다.

갓난아이도 변비가 생겨요

이유식을 시작하지 않은 갓난아이도 변비가 생길 수 있습니다. 특히 모유보다는 분유 수유를 하는 경우에 변비가 생기기 더 쉽습니다. 모유를 먹는 아이는 거의 변비가 나타나지 않습니다.

모유를 먹는 아이는 변비가 없어

모유는 지방과 단백질의 완벽한 균형으로 아이의 대변을 부드럽게 만듭니

다. 간혹 모유를 먹는 아이들이 일주일까지 대변을 보지 않는 경우도 있는데 하지만 생후 6주가 지나면 대변에 변화가 생기는 아이들이 있는데요. 모유의 성분이 변하고 변을 부드럽게 만드는 윤활 성분이 줄어들면서 1~2주 동안 대변을 안 보기도 합니다. 하지만 모유를 먹는 아이에게 자연스럽게 나타나는 모습이기 때문에 걱정하지 않아도 괜찮습니다.

이런 과정을 통해 아이는 스스로 힘을 주면서 대변보는 연습을 하게 되고, 시간이 갈수록 점차 익숙하게 됩니다.

분유를 먹는 아이의 변비

분유는 모유에 비해 변비가 더 잘 나타납니다. 분유는 모유보다 소화가 잘 안 되기 때문에 대변이 더 크고 단단하게 만들어지는 경향이 있습니다. 그리고 분유에 포함된 특정 단백질이 아이에게 변비를 일으키는 경우가 있습니다. 분유를 먹는 아이에게 변비가 나타나면 이렇게 해주세요.

① 수유를 하는 사이에 아이에게 물을 마시게 해주세요. 분유를 묽게 타서는 안 됩니다.
② 아이에게 배 마사지와 다리 운동을 자주 해주세요.
③ 분유의 특정 성분에 반응할 수 있으므로 분유를 바꿔보세요.
④ 변비가 좋아지지 않는다면 과일 주스를 조금씩 마시게 해주세요.

변비에 먹는 과일 주스

과일은 일반적으로 이유식을 시작하는 4~6개월 이후에 시작합니다. 하지만 변비가 심한 아이들에게는 좀 더 일찍 먹일 수 있습니다. 미국소아과학회에서는 변비가 심한 경우, 생후 1개월 이상의 아이들에게 과일 주스를 먹이라고 권고합니다.

과일 주스는 시중에서 판매하는 제품보다 집에서 사과나 배 등 섬유질이 풍부한 과일로 직접 만들어주세요. 생후 1개월 아이는 25g 정도까지, 1개월마다 25g씩 늘려 4개월에는 100g까지 먹일 수 있고, 8개월 아이는 150g 정도를 먹일 수 있습니다. 과일 주스를 먹일 때는 꼭 의사 선생님과 상담 후 먹이는 것이 좋습니다.

이유식, 변비가 생기기 쉬워요

이유식을 시작하는 시기는 변비가 생기기 쉬운 시기입니다. 고형식을 먹기 시작하면서 아이의 대변이 전보다 단단해집니다. 특히 이유식의 주재료인 쌀은 섬유질이 적은 음식인데, 이유식을 시작하면서 모유, 분유를 줄이면 수분 섭취도 부족해지면서 변비가 생기기 쉽습니다.

아이의 대변 상태를 잘 보면서 다음과 같이 이유식을 진행해 주세요.

① 아이가 대변을 보기 힘들어하면 배 마사지와 다리 운동을 자주 해주세요.
② 이유식에 섬유질이 부족하지 않도록 채소와 과일을 충분히 먹게 해주세요.
③ 모유나 분유를 줄이면서 수분 섭취가 부족하지 않도록 물을 충분히 마시게 해주세요.

아이의 이유식을 진행하면서 이유식의 양이 충분히 늘지 못하면 변비가 생길 수 있습니다. 아이가 자라면서 뱃고래가 커지면, 소화력의 양도 증가하는데요. 이유식의 양이 소화력의 양만큼 함께 증가하지 못하면 변비가 생길 수 있습니다. 아이가 먹는 모유나 분유가 많은 경우 이유식의 양이 충분히 늘지 못할 수도 있습니다.

이런 경우에는 모유, 분유를 줄이고 이유식을 더 늘려주세요. 아이의 대변이 잘 만들어지기 위해서는 아이가 고형 음식을 충분히 섭취해야 합니다. 아이가 섭취하는 고형 음식의 양이 소화력의 양만큼 충분히 증가해야 대변이 잘 만들어지고, 편하게 변을 볼 수 있습니다. 그리고 이때 모유, 분유가 줄어드는 만큼 수분 섭취가 줄어들기 때문에 물을 충분히 마시도록 해주세요.

아이가 충분히 먹고 있나요?

잘 먹어야 잘 나온다

유아식, 어른 음식으로 진행한 만 2~3세 이상의 아이에게 변비가 있다면 가장 먼저 확인해야 하는 사항이 있습니다. 우리 아이가 지금 충분히 먹고 있나요?

아이의 대변이 잘 만들어지기 위해서는 아이가 충분한 양의 음식을 먹어야 합니다. 아이가 먹는 음식의 양이 충분하지 않으면, 대변이 크고 잘 만들어지지 못해 변비가 생길 수 있습니다. 대변이 잘 만들어져야 아이가 힘을 줘 대변을 편하게 볼 수 있습니다. 다이어트를 하는 어른들에게 변비가 생기는 것과 비슷합니다.

소화력이 아직 미숙한 아이들은 받아들이는 소화력이 내보내는 소화력에 비해 느리게 발달할 수 있는데요. 이때 아이가 먹는 양이 대변을 내보낼 만큼 충분하지 못하면 변비가 생깁니다. 특히 밥을 잘 안 먹는 아이들은 바르지 않은 식생활로 소화력이 제대로 발달하지 못해 변비가 생기기 쉽습니다.

이런 아이들은 받아들이는 소화력을 더해주면 변비가 좋아질 수 있는데요. 그 전에 앞에서 알려드린 식생활 관리를 먼저 사용할 수 있습니다.

① 액체 음식을 줄이고, 고체 음식을 늘려 주세요.

변비가 있는 아이들 중에는 우유나 분유와 같은 액체 음식을 많이 먹는 경우가 있습니다. 아이들은 소화력의 양이 정해져 있어 액체 음식을 많이 먹으면 당연히 고체 음식의 양이 줄어들어 변비가 생길 수 있습니다. 따라서 액체 음식의 양을 조금씩 줄이고, 고체 음식의 양을 늘려 주세요. 단, 물은 충분히 마시도록 해야 합니다.

② 과일을 많이 먹게 해주세요.

아이들의 식사량을 갑자기 늘리기는 쉽지 않습니다. 이때 사용하는 방법이 바로 과일입니다. 과일의 섬유질은 아이의 위장관에서 수분을 흡수해 대변의 부피를 크고 부드럽게 만들어 대변을 편하게 볼 수 있습니다. 사과와 배, 키위와 같은 과일을 주스나 퓌레 형태로 만들어 매일 먹게 하거나 푸룬 주스도 좋습니다.

그리고 식생활 조절과 함께 다리 운동, 배 마사지를 하거나 따뜻한 물에 좌욕을 해주세요. 심하지 않은 변비는 이렇게 생활 관리를 통해 좋아질 수 있습니다.

잘 먹는데도 변비가 있는 아이

밥을 잘 먹고 식사량이 적지 않은데도 변비가 있는 아이들이 있습니다. 이런 아이들은 내보내는 소화력 발달이 느린 경우입니다. 대변을 잘 보기 위해서는 복부와 소화기계의 근육을 잘 사용해서 장 운동이 원활하게 작동해야 하는데요. 내보내는 소화력이 부족한 아이들은 이러한 힘주기가 쉽지 않습니다. 이런 변비는 내보내는 소화력을 더해주는 치료가 필요합니다. 그리고 다음과 같은 생활 관리가 도움이 됩니다.

① 운동을 많이 해주세요.

실컷 뛰어놀면 자연스럽게 장운동이 원활해집니다. 운동을 많이 하면 복부의 근육량이 많아지고, 자연스럽게 여러 부위의 근육을 쓰기 때문에 대변을 볼 때 힘을 주기 편해집니다.

② 힘주는 연습을 해주세요.

변의가 생길 때 또는 식사 후 하루에 2~3번씩 변기에 앉아 힘주는 연습을 해주세요. 아이가 대변을 보지 못하더라도 잘 했다는 칭찬도 중요합니다.

③ 섬유질은 적당히

잘 먹는데 대변을 보지 못하는 아이가 섬유질을 지나치게 많이 섭취하면 대변의 크기가 더 커져서 오히려 대변을 보기 힘들 수 있습니다.

소화기계

아이의 소화력을 더해주자

생활 관리로 아이의 변비가 좋아지지 않거나, 변비가 심하다면 본격적인 변비 치료가 필요합니다. 변비 치료는 서양 의학의 방법과 한의학의 방법을 함께 사용합니다. 서양의학의 방법을 사용해 단단히 뭉친 대변을 밖으로 내보내는 치료를 하고, 한의학의 방법을 사용해 부족한 소화력의 기능을 더해주는 치료를 함께 합니다.

서양 의학의 변비 치료

먼저 서양 의학의 치료는 뭉친 대변을 바깥으로 내보내는 완화제입니다. 변비가 심하고 오래가는 아이들은 항상 딱딱한 대변이 대장을 채우고 있기 때문에 대장이 항상 조금 늘어나 있는 상태입니다. 늘어난 대장 때문에 아이가 점점 둔감해지고, 대변을 내보내는 신호를 제대로 인식하지 못하게 되지요. 그러면 내보내는 소화력이 제대로 작동하지 못합니다.

서양 의학의 변비 치료는 완화제를 사용해 꽉 차있는 대변을 바깥으로 내보내 '내보내는 소화력'이 제대로 작동할 수 있는 환경을 만들어줍니다. 완화제는 병원에서 처방을 받거나 약국에서 처방전 없이도 구입할 수 있습니다.

한의학의 변비 치료

한의학에서는 아이의 소화력이 제대로 작동하도록 치료합니다. 아이의 소화력에 따라 받아들이고, 내보내는 소화력을 더해줘 대변을 편하게 볼 수 있게 합니다.

첫째로, 잘 먹지 않는 아이들은 '받아들이는 소화력'을 더해줘 아이가 잘 먹도록 소화력의 양을 늘려줍니다. 아이가 먹는 양이 늘어나면 대변이 잘 만들어지고, 좀 더 편하게 볼 수 있습니다.

둘째로, 아이의 내보내는 소화력을 더해 대변을 편하게 보도록 치료합니다. 변비가 있는 아이들은 소화기계 근육의 운동성이 둔감하고 부족한 경우가 많습니다. 그래서 둔감하고 부족한 소화력을 더해줘 내보내는 소화력이 제대로 작동하도록 도와줍니다.

이렇게 서양 의학의 방법으로 꽉 차있는 대변을 내보내고, 한의학의 방법으로 부족한 소화력을 더해주는 치료를 하면 아이의 변비에 많은 도움이 될 수 있습니다.

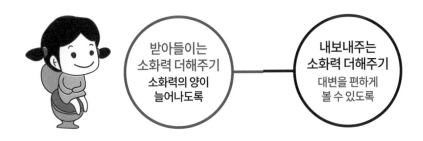

받아들이는 소화력 더해주기
소화력의 양이 늘어나도록

내보내주는 소화력 더해주기
대변을 편하게 볼 수 있도록

소화기계

물을 많이 마시자

변비가 있는 아이들 중에는 물을 잘 안 마시는 아이들이 많습니다. 아이가 물을 잘 안 마셔서 수분이 부족하면, 몸은 부족한 수분을 보충하기 위해 위장관에서 더 많은 수분을 흡수합니다. 그러면 아이의 대변이 건조해지고 딱딱해져서 변비가 생길 수 있습니다. 따라서 아이가 물을 충분히 마실 수 있도록 해주세요.

물을 잘 마시지 않는 아이라도 자주 권해 조금씩이라도 마시게 해야 합니다. 물을 잘 마시지 않으면 아래와 같이 해주세요.

① 아이들에 따라 물의 취향이 다를 수 있습니다. 생수, 보리차, 결명자차, 둥굴레차와 같이 여러 종류의 물을 권해 아이가 좋아하는 물을 찾아주세요.

② 과일 주스를 자주 마시게 해주세요. 과일에는 수분과 함께 변비에 도움이 되는 섬유질이 함께 들어있습니다. 시중에서 판매하는 제품보다는 직접 갈아 만들어주는 것이 좋습니다.

③ 배 청이나 매실 청을 물에 섞어서 살짝 달게 만들어 주세요. 200cc 물 한 컵에 티스푼 하나 정도로 만듭니다.

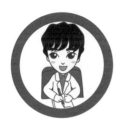

장염, 면역력의 흐름을 따라가자

매년 날씨가 추워지면 장염을 일으키는 로타바이러스, 노로바이러스가 유행한다는 뉴스를 자주 볼 수 있습니다. 장염은 감기만큼이나 아이가 자주 걸리는 질환입니다. 그리고 감기만큼 불필요한 약물을 많이 복용하는 질환이기도 합니다 그래서 이번에는 우리 아이가 장염에 걸렸을 때 불필요한 약물의 사용을 줄이는 방법을 알아보겠습니다.

장염에서 면역력의 작용은 설사와 구토로 나타나는데요. 바로 이러한 면역력의 흐름을 잘 따라가면서 현명하게 대처하면 불필요한 약물을 줄이고 건강하게 장염을 이겨낼 수 있습니다. 그럼 장염에 관해 자세히 알아봅니다.

장염은 소화기계가 걸린 감기

호흡기계가 병균에 감염된 상태가 감기라면, 소화기계가 병균에 감염되어 걸리는 것이 바로 장염입니다. 감기와 마찬가지로 장염도 바깥 환경에서 바이러스나 세균이 침입해 나타나는 질환인데요. 주로 로타바이러스, 노로바이러스와 같은 바이러스가 원인이고, 아직 소화기계 면역력이 약한 아이들이 많이 걸립니다.

그리고 장염은 감기처럼 가을과 겨울에 많이 걸립니다. 장염이 음식으로 인한 식중독과 연관이 되면서 여름에 많이 걸릴 것 같은 생각이 들지만, 실제로는 감기처럼 날씨가 추워지면서 유행하는 질환입니다. 그리고 감기와 마찬가지로 시간이 지나면 자연스럽게 낫습니다.

장염도 감기처럼 대부분 바이러스가 원인이기 때문에 장염을 치료하는 약은 없습니다. 장염에 걸리면 설사와 구토로 아이가 며칠 앓을 수 있지만, 1~2주일 정도면 자연스럽게 낫습니다.

가벼운 설사와 구토는 장염이 아닐수도

콧물을 약간 흘리고 훌쩍인다고 해서 감기로 생각하지 않는 것처럼, 약간의 설사와 구토를바로 장염으로 생각하지는 않습니다. 아이는 아직 소화기계의 기능이 미숙하기 때문에 일시적으로 컨디션이 저하되거나 음식에 대한 반응으로 한두 번 설사나 구토를 할 수 있습니다.

장염을 이겨내면서 아이의 소화기계 면역력이 성장해

아이들은 감기를 건강하게 이겨내면서 호흡기계의 면역력을 키워가는 것처럼, 장염을 건강하게 이겨내면서 소화기계의 면역력이 성장합니다. 이렇게 장염은 저절로 낫고 덤으로 소화기계의 면역력도 키울 수 있다면 이제 장염을 두려워할 필요는 없겠지요? 그럼 계속해서 건강하게 장염을 이겨내는 방법을 알아보겠습니다.

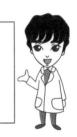

> 장염은 소화기계가 걸린 감기입니다.
>
> 장염은 가을과 겨울에 많이 걸립니다.
>
> 장염은 시간이 지나면 자연스럽게 낫습니다.
>
> 장염을 건강히 이겨내면서 소화기계의 면역력이 성장합니다.

설사를 멈추는 지사제는 그만

콧물과 기침이 감기를 이겨내는 건강한 면역 작용인 것처럼 설사도 마찬가지입니다. 설사는 아이의 몸이 장염을 이겨내는 건강한 면역 작용입니다. 우리 몸은 설사를 통해 많은 양의 대변을 한번에 내보내 소화기계에 침입한 병균과 병균이 만든 독소를 바깥으로 쫓아냅니다. 그래서 설사를 억지로 멈추면 장염 회복에 해로운 영향을 줄 수 있습니다.

이제는 아이의 장염에 지사제를 사용하지 않습니다. 지사제는 설사를 치료하지 않고 오히려 부작용을 줄 수 있습니다. 마치 해열제로 열을 떨어뜨리는 것과 비슷한 모습입니다. 지금 당장은 설사가 멈춰 괜찮아 보이지만, 지사제가 오히려 장 운동을 저하하고 장 속에 병균이 더 오래 머무르게 해 장염을 이기는 건강한 면역 작용을 방해합니다.

지사제와 함께 많이 사용하는 또 다른 약물이 있는데, 바로 항생제입니다.

아이들이 걸리는 장염은 대부분 바이러스가 원인이기 때문에 항생제와는 관계가 없습니다. 감기와 마찬가지로 항생제 역시 장염을 치료하는 게 아니라 부작용을 줄 뿐입니다.

이제부터는 아이가 장염에 걸렸을 때 불필요한 약물의 사용을 줄여주세요. 지사제와 항생제는 장염을 치료하는 약물이 아닙니다. 장염을 이겨내는 것은 우리 아이의 면역력입니다. 면역력을 바르게 이해하고, 그 흐름을 따라가면 불필요한 약물의 사용을 줄이고, 장염을 건강하게 이길 수 있습니다.

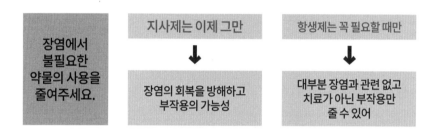

장염, 물을 많이 마시자

중요한 장염 관리, 탈수 예방

장염은 기본적으로 설사라는 면역력의 흐름을 거스르지 않고 잘 따라가야 하지만, 이러한 면역 작용도 지나치면 오히려 해를 끼칠 수 있습니다. 아이의 장염에서 가장 중요한 관리, 바로 탈수 예방입니다.

우리 몸의 70%는 물로 이루어져 있습니다. 그런데 아이가 장염에 걸려 설사나 구토가 심하면 몸의 수분 손실이 커지고, 탈수가 나타날 수 있습니다. 우리 몸의 중요한 구성 성분인 물이 부족해지면 몸이 정상적으로 작용할 수 없는데요. 특히 심한 탈수는 아이에게 치명적인 해를 줄 수도 있습니다. 따라서 탈수가 나타나지 않도록 확인하고 예방하는 것이 무엇보다 중요합니다.

탈수를 예방하자

먼저 탈수 현상을 확인하는 방법은 모세혈관 충혈시간을 이용합니다. 간단히 설명하면, 아이의 손가락이나 발가락 끝을 부모님의 손톱으로 꾹 눌러 하얗게 변한 부분이 다시 붉게 돌아오기까지 걸리는 시간을 말합니다. 이 시간이 2초 이상 걸리면 탈수를 의심할 수 있지요. 먼저 부모님의 손가락으로 시험해본 후 아이의 손가락과 비교해보세요.

입과 혀가 말라 있거나, 울어도 눈물이 나오지 않고, 8시간 이상 소변을 보지 않거나, 체중이 줄어드는 경우에도 탈수를 의심할 수 있는데요. 모세혈관 충혈시간을 통해서 확인하는 것이 가장 정확합니다.

탈수를 예방하기 위해서는 물을 충분히 마셔야 합니다. 물을 충분히 마시면 대부분 탈수가 나타나지 않습니다. 그래서 장염에 걸리면 물을 충분히 많이 마시는 것이 가장 중요합니다. 만약 설사가 심하거나 가벼운 탈수가 의심되면 전해질 용액이 도움됩니다.

전해질 용액은 수분 흡수가 잘되도록 전해질과 포도당이 들어있는 제품입니다. 병원에서 처방받거나, 처방전 없이 약국에서 구할 수 있습니다. 설사가 심하거나 탈수 증상이 있을 때 예방과 치료를 위해 전해질 용액을 마시는 것이 물보다 더 도움이 됩니다. 하지만 아이의 설사가 심하지 않거나, 물을 잘 마셔 탈수의 위험이 없는 경우에는 전해질 용액을 마실 필요가 없습니다. 그리고 전해질 용액의 맛은 짜기 때문에 아이가 마시기를 꺼릴 수 있습니다. 그러면 용액을 시원하게 해서 주거나, 아이가 잘 먹는 주스와 전해질 용액을

1:2의 비율로 섞어 주세요.

탈수가 일어나면 병원으로

만약 아이에게 탈수가 의심되면 밤중이라도 응급실에 가야 합니다. 집에 전해질 용액이 있고, 아이가 마실 수 있는 상태라면 먼저 전해질 용액을 마시게 하고, 응급실에 가는 것이 좋습니다. 집에 전해질 용액이 없다면 따로 사기보다는 바로 병원에 가는 것이 좋습니다. 탈수가 있는 경우에는 병원에서 수액 보충을 통해 빠르게 탈수를 치료하기도 합니다.

탈수에 관해 조금 어려운 이야기도 있었는데요. 지금은 이 내용만 꼭 기억해두세요. "아이가 장염에 걸리면 물을 충분히 마시자. 물을 충분히 마시면 탈수는 대부분 나타나지 않는다."

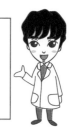

장염에서 가장 중요한 관리는 탈수의 예방!

장염은 기본적으로 설사라는 면역 작용의 흐름을 따라가면서

설사가 지나치게 작용해서 혹시 탈수가 나타나는지 지켜봐주세요.

탈수의 예방을 위해서는 물을 충분히 마시는 것이 가장 중요합니다.

심한 구토는 이렇게

장염에 걸리면 아이가 구토를 할 수 있습니다. 구토는 설사와 함께 나타나는 경우가 많지만, 설사 없이 구토만 나타나는 장염도 있습니다. 그러면 체했다고 생각해 손을 따거나, 집에 있는 한방 소화제를 먹이는 경우도 있는데요.

체한 상태가 아니라 장염의 가능성도 있어서 먼저 구별할 필요가 있습니다. 체와 장염을 구별하는 방법은 조금 뒤에서 살펴보고, 지금은 장염으로 구토가 심할 때 어떻게 해야 하는지에 대해서 먼저 알아보겠습니다.

설사와 비슷한 구토

구토 역시 관리의 큰 틀은 설사와 같습니다. 구토는 장염을 이겨내기 위한 아이 몸의 면역 작용입니다. 장염으로 인해 소화력이 저하되어 음식을 소화할 수 없기 때문에 음식을 먹지 말라는 아이 몸의 강한 의사표시입니다. 그래서 일반적인 장염에서는 구토를 멈추는 치료를 하지 않습니다. 간혹 구토가 너무 심해 탈수가 나타나는 경우에만 약물 사용을 신중히 고려합니다.

또한 설사와 마찬가지로 구토가 심하면 수분 손실과 함께 탈수의 위험이 있습니다. 그래서 장염으로 인한 구토가 일어날 때도 충분한 물을 마시는 것이 가장 중요합니다. 하지만 설사와 조금 다른 점이 있습니다. 아이의 구토가 너무 심한 경우 물만 마셔도 토할 수 있어 수분 보충이 곤란한데요. 구토할 때는 물을 마시는 방법이 따로 있습니다. 다음과 같이 해주세요.

① 구토하던 아이가 안정되면 물을 조금씩, 천천히 마시게 해주세요. 급하게 마시면 다시 구토를 할 수 있기 때문에 조금씩 천천히 마시는 것이 포인트입니다.
② 구토가 심하면 전해질 용액을 마시게 해주세요.
③ 물만 마셔도 토하는 경우 물이나 전해질 용액을 티스푼으로 5cc씩 2~3분에 한 번씩 마시게 해주세요. 잘 마시면 양을 조금 늘려서 5분에 한 번

씩 30cc 정도 마시게 해주세요. 얼음 조각을 천천히 빨아 먹게 해주시는 것도 좋습니다.

④ 아이가 전해질 용액을 먹기 힘들어하면, 시원하게 주거나 주스와 1:2의 비율로 섞어 주세요.

구토 관리 방법

아이의 심한 구토는 보통 1~2일 정도면 좋아집니다. 이 시기 동안 아이에게 탈수가 나타나지 않도록 수분 보충을 해주고, 혹시라도 탈수가 의심되면 병원에서 정확한 진찰과 처치를 받아야 합니다.

구토를 관리하는 한 가지 팁이 있습니다. 구토가 줄고 장염이 조금씩 회복되면 아이는 식욕이 돌아오면서 갑자기 많이 먹게 되는 경우가 있습니다. 하지만 아직 장염으로 손상된 소화기계의 기능이 충분히 회복되지 않은 상태입니다. 이때 음식을 많이, 급하게 먹다가 다시 구토하는 경우가 있는데요. 구토가 줄고 아이의 식욕이 돌아와도 며칠은 많이 먹지 않도록 아이의 식생활을 조절해주세요.

죽이 아닌 평소 음식을 먹자

예전에는 장염에 걸린 아이에게 미음이나 죽을 먹였습니다. 장염으로 저하된 소화기계의 소화력을 위해 부드러운 음식을 먹게 하는 의도였는데요. 지금도 자극이 적고 부드러운 음식을 먹는 큰 틀의 변화는 없지만, 조금 바뀐 부분이 있습니다.

장염에 걸리면 미음이 아닌 아이가 먹던 평소 음식을 주세요. 이제는 장염에 걸렸을 때 무조건 미음을 추천하지는 않습니다. 장염에 걸린 아이는 잘 먹고 충분한 영양을 공급받아야 손상된 장 점막과 소화력을 빨리 회복할 수 있습니다. 아이가 음식을 잘 먹는다면 미음보다는 평소 먹던 음식을 주는 것이 더 좋습니다. 그런데 여기에는 몇 가지 조건이 있습니다.

① 기름진 음식이나 주스, 탄산음료, 군것질 등은 피하고, 평소 먹던 한식으로 주세요.
② 아이가 먹기 싫어하면 억지로 먹을 필요는 없습니다.
③ 아이가 밥보다 죽을 더 잘 먹으면 죽을 주셔도 괜찮습니다.
④ 만약 구토를 하면 밥은 먹지 말고 물만 조금씩 마시게 해주세요.

장염 음식 조절 TIP

장염은 아무래도 음식을 소화하는 위장관의 감염 질환이기 때문에 먹는 음식에 좀 더 주의할필요가 있습니다. 그래서 음식을 어떻게 조절해야 하는지 몇 가지 팁을 알려드립니다.

TIP 1 모유와 분유, 그대로 주세요.

모유나 분유를 먹는 아이들도 평소처럼 모유와 분유를 그대로 주면 됩니다. 분유를 먹는 아이는 설사가 심할 경우 유당이 포함되어 있지 않은 '설사 분유'를 먹을 수 있습니다. 설사 분유는 영양이 충분하지 않기 때문에 장염이 좋아지면 다시 원래 먹던 분유를 먹여야 합니다.

`TIP 2` **음료수와 주스를 피해 주세요.**

시중에서 판매하는 음료수에는 단순 당이 너무 많이 함유되어 있는데, 단순 당은 설사를 더 심하게 할 수 있습니다.

`TIP 3` **우유, 마셔도 괜찮아요.**

아이들의 일반적인 장염에는 우유를 마셔도 괜찮습니다. 그러나 설사가 심한 경우 일시적으로 유당 불내증이 생겨 소화가 잘 안될 수 있습니다. 이때는 병원에서 진찰하고, 우유를 잠시 중단할지 결정합니다.

`TIP 4` **이온음료를 피해 주세요.**

보통 장염에 걸리면 수분을 더 빨리 보충하기 위해 이온음료를 종종 마시는데요. 실제로 이온음료는 다른 음료수처럼 단순당이 많이 들어있어 장염에는 도움이 되지 않습니다. 흡수되지 않고 위장관에 남은 단순당은 삼투압을 높여 설사를 더 심하게 할 수 있습니다.

`TIP 5` **과일, 먹어도 괜찮아요.**

장염에 걸리면 과일을 피하는 경향이 있는데요. 장염에서 과일을 먹어도 괜찮습니다. 단, 과일을 미리 실온에 꺼내 차갑지 않게 주고, 양은 지나치지 않게 적당히 줍니다.

`TIP 6` **매실액을 마시게 해주면 도움이 됩니다.**

매실은 한의학에서 설사에 도움되는 한약재로 사용하는데요. 매실액을 물에 타서 마시게 해주면 도움이 됩니다. 매실액에도 설탕이 많으므로 조금만 마시게 해주세요.

TIP 7 **백초를 먹는 것도 도움이 됩니다.**

약국에서 판매하는 백초 시럽을 상비약으로 많이 가지고 있는데요. 백초 시럽은 사실 한약재로 만들어진 약물이기 때문에 장염에 도움이 되는 약재가 들어가 있습니다. 따라서 장염에 걸렸을 때 백초 시럽을 먹는 것도 도움이 됩니다.

흐름을 따라가는 건강한 장염 치료

지금까지 살펴본 여러 질환에 대해서 한의학 치료를 '더해주기', '잡아주기', '덜어주기'라는 세 가지 측면에서 살펴봤는데요. 장염은 잡아주기와 덜어주기의 두 가지 방법으로 관리합니다.

먼저 소화기계의 수(水) 대사를 바로잡습니다. 아토피에서도 수 대사를 바로잡는 치료를 한 것처럼 장염에서도 수 대사를 통해 바로잡는 치료를 합니다. 물론 아토피와는 조금 다른 소화기계에 집중하는 치료이지요.

장염은 소화기계의 기능이 저하되고, 설사와 구토로 수분 손실을 일으키기 때문에 한의학의 수 대사를 바로잡는 치료가 장염 회복에 도움이 됩니다.

두 번째로 위장관의 과도한 염증을 덜어줍니다. 감기와 아토피에 사용한 청열(淸熱) 방법을 장염에서도 사용하는데요. 장염에서는 비위의 염증을 줄여주는 청열 방법을 사용합니다. 한의학은 치료해야 할 장부에 따라 청열의 방법이 달라집니다.

한의학에서는 오래전부터 장염을 치료해왔습니다. 한의학의 장염 치료는 우리 몸의 기혈순환의 흐름과 면역력의 방향을 거스르지 않고 아이 몸의 흐름을 따라갑니다. 그래서 아이의 몸에 큰 부작용이 없이 장염의 회복을 돕고, 건강하게 장염을 이겨내면서 소화기계의 면역력이 성장할 수 있습니다.

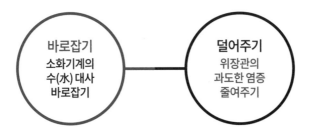

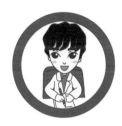

체증, 막힌 기운을 뚫어주자

우리 아이가 체했어요

아이를 키우면서 자주 사용하는 표현이 바로 체(滯), 즉 '체하다', '체증' 등 인데요. 실제로 '체했다'는 표현은 여러 의미로 사용합니다. 배가 아프거나 설사를 하면서 아이의 소화기계 상태가 평소와는 다를 때, 또는 아이의 손이 갑자기 차가워질 때도 체했다는 표현을 쓰지요.

하지만 아이가 체했다고 병원에 가면 아이의 상태를 명쾌하게 설명하지 않습니다. 보통 소화불량이나 위염이라는 소견을 듣거나 소화제 또는 위염 약을 처방받습니다. 그리고 약을 먹어도 증상의 변화가 없으면 바늘로 손을 따 주기도 하는데요. 손을 어떻게 따 줘야 하는지 인터넷을 아무리 검색해도 명확한 지침을 찾기 어렵습니다.

누구나 한 번쯤은 경험하는 체증이고, 흔한 증상인데, 왜 명확한 내용을 찾을 수 없을까요? 그 이유는 바로 체증이 한의학에만 있는 개념이기 때문입니다. 앞서 살펴본 태열과 비슷한 경우인데요. 체증은 한의학에서만 사용하는 개념이기 때문에 일반 소아청소년과나 내과에서 정확한 설명을 듣기가 어렵습니다. 그리고 모두 아시다시피 한의사와 양의사 사이에는 교류가 그다지 많지 않아서 아이를 키우시는 부모님들이 체증에 관한 명확한 정보를 얻기가 어렵습니다. 그래서 이번에는 이러한 체증을 정리해보겠습니다.

체는 소화력이 막힌 상태

한의학에서 체는 막혔다는 의미입니다. 우리 몸에서 기혈순환이 흐름이 원활하지 못하고 막혔을 때, 체했다는 표현을 사용합니다. 체는 우리 몸의 오장육부 어디서든 나타날 수 있지만, 일반적으로 표현하는 '체한 상태'는 오장육부 중 비위의 기운이 막힌 것을 말합니다.

한의학에서 소화기계에 해당하는 비위의 중요한 기능 중 하나는 먹은 음식을 아래로 잘 내려주는 기능인데요. 비위의 기운이 원활하지 못해 아래로 내려가는 기운이 막히게 되면 마치 음식이 명치 부위에 걸려서 내려가지 않는 듯한 답답한 기분이 들면서 심하면 통증과 함께 구토를 하기도 합니다.

그리고 기혈 순환의 흐름이 막히면 손발, 얼굴과 같은 말초로의 순환이 원활하게 이루어지지 못하면서 얼굴이 창백해지거나 손발이 차가워지고, 두통과 어지러움을 동반하기도 합니다. 이렇게 체한 모습은 보통 1~2일 정도면 좋아지고, 아래로 내려주는 소화력이 약한 아이들에게 많이 나타나는 경향이 있습니다.

쉽게 설명하면, 체증은 비위의 기운, 즉 소화력의 작용이 막혀서 나타나는 증상입니다. 아이가 체하면 토하고 배가 아프고 손발이 차가워질 수 있습니다.

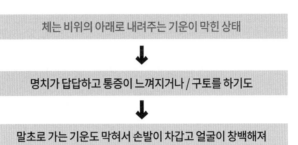

체와 장염을 구별하자

체증은 장염과 증상이 비슷해 구별이 필요합니다. 체와 장염 모두 구토 증상을 동반하는데요. 많은 부모님들이 장염에 설사를 떠올릴 뿐 구토하는 장염에 익숙하지 않아 구토를 동반한 장염을 체한 상태라고 잘못 생각하는 경우가 많습니다. 하지만 체와 장염은 다른 질환입니다.

체는 소화기계의 소화력 중 운동 기능이 막힌 상태라면, 장염은 감염으로 인해 소화기계에 염증이 생긴 상태입니다. 이 두 가지 질환은 다음과 같은 특징들로 구별할 수 있습니다.

① 먼저 설사 또는 열을 동반하면 장염의 가능성이 큽니다.
② 식사 후, 특히 많이 먹거나 급하게 먹은 후에 구토했다면 체의 가능성이 큽니다.
③ 장염은 전체적인 복통을 호소하고 배를 만져주면 아이가 편안해 하지만, 체는 배꼽 위쪽의 복통을 호소하고, 만지면 아파하는 경우가 많습

니다.

④ 체는 보통 1~2일 정도면 좋아지고 구토를 지속하지 않지만, 장염은
2~3일 이상 증상이 지속하는 경우가 많습니다.

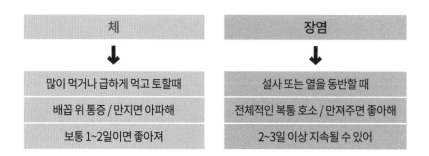

아이의 손이 평소보다 차가울 때도 체했다고 여기는 경우가 많은데요. 체
했을 때 손이 차가워질 수 있지만, 손이 차갑다고 해서 체한 상태는 아닙니
다. 아이가 체하면 윗배가 답답하거나 토하는 증상이 반드시 나타나야 하고,
손이 차가워지는 증상이 꼭 나타나는 것은 아닙니다. 그리고 손이 차가워질
때는 체했을 수도 있지만, 감기나 장염으로 열이 오를 때도 손이 차가워질
수 있습니다. 무엇보다 외부 환경의 변화에 의해서도 아이들의 손이 쉽게 차
가워질 수 있습니다. 즉, 아이의 체는 손이 차가워지는 증상보다 구토 또는
복통이 함께 나타나야 합니다.

막힌 소화력을 뚫어주자

체증은 한의학 개념의 질환이고, 한의학으로 치료가 잘 되는 질환입니다.
체는 소화력의 막힌 기운을 뚫어주고, 소화력이 다시 원활하게 작용하도록
치료를 해주는데요. 이를 위해 한약 치료와 막힌 기혈순환을 뚫어주는 침 치

료를 함께 해주면 아이의 체증에 많은 도움이 됩니다.

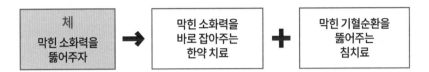

아이가 저녁을 먹고 체해 병원에 가기 힘들 때는 집에서 손을 따 주기도 하는데요. 손을 따 주는 방법은 막힌 기혈 순환을 뚫어주는 침 치료의 효과입니다. 아이의 손을 따 줄 때는 다음과 같이 해주세요.

① 바늘보다는 사혈침을 사용하세요. 집에 있는 바늘보다는 약국에서 판매하는 사혈침을 사용하는 것이 더 위생적이고 안전합니다.

② 엄지 또는 검지 손톱의 안쪽 모서리의 조금 아래쪽을 바늘로 콕 찔러주세요. 엄지손가락의 혈 자리는 소상혈, 집게손가락은 상양혈이라는 혈 자리입니다. 발가락도 같은 위치의 혈 자리를 자극하면 도움이 됩니다.

③ 아이가 살짝 놀랄 정도로 자극을 주세요. 꼭 피가 나오지 않아도 괜찮습니다. 손을 따는 이유는 혈 자리를 자극해 막힌 기운을 뚫어주기 위해서입니다. 피가 나올 때까지 계속 찌르거나 피가 나오도록 일부러 짤 필요는 없습니다.

합곡혈을 눌러주자

손을 따는 방법 외에 혈자리를 눌러서 지압하는 방법도 있습니다. 바로 합곡혈을 지압하는 방법인데요. 소화가 안 될 때 엄지와 검시 손가락 사이의 움푹 들어간 자리를 꾹 누르는 방법입니다. 합곡혈은 경락에서 문과 빗장의 작용을 하는 혈자리로, 합곡혈을 자극하면 막힌 기운의 흐름을 틔어 주는 효과가 있습니다.

발에도 합곡혈과 비슷한 작용을 하는 혈자리가 있습니다. 엄지와 검지 발가락 사이에 있는 태충혈입니다. 손과 발에서 두 혈자리가 모두 비슷한 위치에 있지요? 이렇게 양 손과 발의 네 군데 혈자리를 경락의 관문이라는 의미에서 사관혈(四關穴)이라고 부르고, 체해서 한의원에 가면 꼭 자침하는 자리입니다. 이 혈자리를 기억해두고 아이가 체했을 때 눌러서 지압을 해주세요. 평소 소화가 잘 안 될 때도 자극하면 도움이 됩니다.

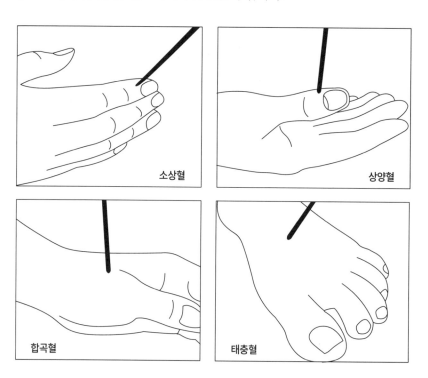

소상혈

상양혈

합곡혈

태충혈

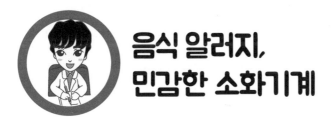

음식 알러지, 민감한 소화기계

소화기계 면역력의 민감한 반응

아이의 소화기계 면역력이 미숙해 특정 음식에 민감하게 반응하는 것을 음식 알러지라고 합니다.

음식 알러지 증상은 두드러기, 구토, 설사로 나타나는데요. 보통 아이가 처음 먹는 음식에서 반응하기 때문에 보통 이유식과 유아식을 진행하는 만 1세 전후에 나타나는 경우가 많습니다. 그래서 이 시기에는 음식에 대한 반응을 주의 깊게 살피며 식생활을 진행해야 합니다. 전체 아이들의 5~10% 정도에서는 이러한 음식 알러지가 나타날 수 있습니다.

하지만 꼭 처음 먹는 음식에만 음식 알러지가 나타나는 것은 아닙니다. 그동안 잘 먹고 별다른 문제가 없었던 음식에 민감하게 반응하는 경우도 있습니다. 아이의 컨디션이 저하되어 면역력이 평소보다 민감해지면 괜찮았던 음식에도 알러지 반응이 나타날 수 있습니다.

음식 알러지는 우유, 달걀, 견과류를 먹고 나타날 때가 가장 많고, 새우, 생선과 같은 해산물과 딸기, 토마토 등 채소와 과일에서도 자주 나타납니다. 그리고 알러지를 잘 일으키지 않는 음식에 알러지 반응이 나타나기도 하고, 음식에 포함된 색소 첨가물 때문에 나타나기도 합니다.

두드러기로 나타나는 음식 알러지

음식 알러지로 가장 많이 나타나는 증상은 두드러기입니다. 음식 알러지는 소화기계 면역력의 민감한 반응이지만, 섭취한 음식이 소화기계에서 몸으로 흡수되어 피부로 증상이나타납니다. 이러한 두드러기는 보통 갑자기 나타나 부모님을 놀라게 하는데요. 다음과 같은 특징들로 앞서 살펴본 피부 트러블과 구별합니다.

① 특정 음식을 섭취한 후 몇 분에서 2시간 사이에 갑자기 나타나고,
② 넓은 부위가 붉어지면서 부어오르는 특징이 있습니다.
③ 몸의 어느 부위라도 나타날 수 있는데요. 특히 얼굴, 눈꺼풀, 귀, 입 주변에 자주 나타나고, 팔다리나 몸통에 나타나는 경우도 많습니다.
④ 두드러기가 나면 많이 가려울 수 있습니다.
⑤ 두드러기 증상과 함께 눈 가려움, 눈물, 콧물, 재채기가 함께 나타날 수 있습니다.

심하지 않은 두드러기 증상은 특별한 치료 없이 원인 음식을 피하면 며칠

사이에 자연스럽게 좋아집니다. 혹시 가려움이 심할 경우 약물을 복용할 수 있는데요. 낮에는 병원에서 진찰을 받은 후 처방 받을 수 있고, 밤이나 주말에는 약국에서 처방전 없이도 구매할 수 있습니다.

음식 알러지는 가벼운 증상으로 나타나기도 하지만, 심각한 증상을 동반하는 경우도 있습니다. 만약 두드러기와 함께 호흡곤란, 목이 꽉 막힌 느낌, 실신, 심한 설사나 구토, 등의 증상이 나타나면 한밤중이라도 응급실에서 정확한 진찰을 받아야 합니다.

알러지를 일으킨 음식은 피하자

음식 알러지가 심할 때 증상을 줄여주는 치료는 있지만, 음식 알러지가 나타나지 않도록 완전히 낫게 해주는 약은 없습니다. 가장 중요한 관리는 알러지를 일으킨 음식을 피하는 것입니다.

그래도 다행인 점은 대부분의 음식 알러지가 자연스럽게 좋아진다는 것인데요. 아이가 자라면서 소화기계의 면역력이 성장하면 저절로 음식 알러지가 없어지는 경우도 많습니다. 아이들에게 가장 많이 나타나는 우유, 달걀 알러지는 대체로 청소년기 이전에 좋아집니다.

알러지를 일으킨 음식은 보통 6개월에서 1년 후 다시 시도할 수 있습니다. 아이가 먹어서 증상이 나타나지 않는다면 앞으로는 먹어도 괜찮습니다. 하지만 다시 증상이 나타나면 6개월에서 1년 정도 후에 다시 시도하는 과정을 반복해 주세요. 원인 음식을 피하는 동안 영양소는 다른 음식으로 섭취합니다.

음식 알러지 걱정으로 우유, 달걀, 견과류, 생선, 새우와 같은 음식을 늦게 시작하는 경우가 있는데요. 연구 결과에 따르면 이러한 음식에 대한 노출이 늦을수록 음식 알러지가 생길 가능성이 더 커지게 됩니다. 알러지가 자주 나타나는 음식이라도 평균적인 시기에 따라 이유식을 진행하는 것이 좋습니다. 음식 알러지가 나타나더라도 해당 음식을 중단하면 바로 좋아지므로 앞으로 주의 깊게 관리하면 아이에게 문제가 생기지는 않습니다.

민감한 면역력을 바로잡자

음식 알러지 관리는 원인 음식을 피하고, 소화기계의 면역력이 성장하기를 기다리는 것이 관리의 기본 원칙인데요. 민감한 면역력을 바로 잡아주는 적극적인 치료가 필요할 때가 있습니다. 음식 알러지가 갑자기 심하게 나타날 때입니다.

원래 음식 알러지가 없었거나 한두 음식만 관리하는 것으로 괜찮던 아이가 문제가 없던 음식들로 인해 갑자기 알러지 반응이 심하게 나타나는 경우가 있습니다. 아이의 컨디션이 저하되거나 소화기계의 상태가 갑자기 저하되면서 소화기계의 면역력이 민감해지는데요. 이러한 음식 알러지는 소화기계의 면역력을 바로 잡아주는 치료가 필요합니다.

소화기계의 면역력 바로잡기는 한의학의 방법을 사용합니다. 바로잡기 치료의 큰 틀은 비염, 아토피와 유사합니다. 아이의 소화기계의 면역력 방향을 틀어지게 만든 습(濕), 담음(痰飮), 어혈(瘀血)과 같은 문제점을 개선해서 소화기계의 기혈 순환을 원활하게 만들어줍니다. 증상 조절은 서양 의학의 방법을 사용합니다. 아이의 두드러기가 갑자기 심하게 일어날 때 알러지 증상을 가라 앉히는 약물을 복용하면 바로 증상을 억제할 수 있습니다.

이렇게 한의학의 바로잡기와 서양의학의 증상 조절 방법을 함께 활용해 아이의 음식 알러지 증상을 효과적으로 관리할 수 있습니다.

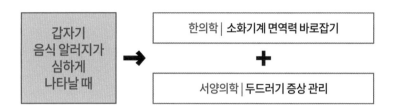

감기, 비염, 아토피, 장염 뿐만 아니라 다른 감염 질환들에서도 우리 아이가 복용하는 불필요한 약물을 줄일 수 있습니다.

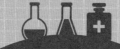

3부 6장

아이의 감염 질환,
약을 줄이자

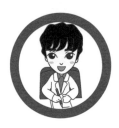

수족구병을 낫게 하는 약은 없다

저절로 낫는 수족구병

수족구병은 이름 그대로 아이의 손발과 입에 수포가 생기는 질환입니다. 아이들이 자라면서 한두 번은 걸리는데요. 수족구병이 유행한다는 뉴스와 함께 일반적인 감기와는 달리 아이의 몸에 수포가 생기고, 입 안이 아파 음식을 잘 먹지도 못하므로 부모님의 걱정이 큰 질환이기도 합니다.

하지만 수족구병은 걱정하지 않아도 되는 질환입니다. 특별한 치료 없이 7일에서 10일이면 깨끗하게 낫기 때문입니다.

수족구병을 낫게 하는 약도 없습니다. 그래서 아이가 수족구병에 걸렸다면 걱정을 줄이고, 불필요한 약물을 줄여주세요.

물을 잘 마시자

아이의 수족구병에서 중요한 관리는 물 마시기입니다. 수족구병으로 생긴 입 안의 통증 때문에 물을 마시기 힘든 경우가 많습니다. 하지만 아이가 거부하더라도 물을 마시게 해야 합니다. 물을 마시지 않으면 탈수의 위험이 있기 때문입니다. 아이가 통증으로 마시기 힘들어하면 시원한 물이나 얼음, 아이스크림을 조금씩 먹게 해줘도 괜찮습니다. 감염 질환에 걸렸을 때는 가능하면 찬물을 피하는 것이 좋지만, 충분한 수분 섭취로 탈수가 생기지 않게 하는 것이 우선입니다.

통증이 심하면 해열제

수족구병에서 사용할 수 있는 약이 한 가지 있는데요. 바로 해열제입니다. 입 안의 수포로 통증이 심할 때 해열제를 복용하면 진통 작용으로 통증이 줄어듭니다. 아이가 통증으로 물을 마시기 힘들어 하면 해열제를 주세요.

합병증은 드물어

수족구병은 합병증이 거의 나타나지 않지만 드물게 뇌수막염, 심근염과 같은 합병증이 나타나기도 합니다. 합병증은 의사 선생님을 믿고 맡겨 주세요. 미리 약을 먹더라도 합병증을 예방할 수는 없습니다. 혹시라도 심각한 증상이 보이면 빨리 병원에 가서 필요한 치료를 받는 것이 최선입니다.

수족구병은 저절로 낫는 질환입니다.

수족구병을 낫게 하는 약은 없습니다.

아이가 물을 충분히 마시도록 해주세요.

입을 많이 아파하면 해열제를 복용하게 해주세요.

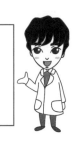

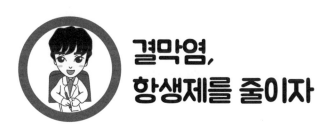

결막염,
항생제를 줄이자

결막염은 원인에 따라 감염성 결막염과 알러지성 결막염으로 나누는데요. 먼저 감염성 결막염을 살펴보겠습니다. 감염성 결막염은 눈의 가장 바깥쪽 경계인 결막에 병균이 침입해서 염증이 생기는 질환입니다. 결막에 염증이 생기면 눈이 빨개지고 노란 눈곱이 많이 낍니다. 가려움, 꺼끌꺼끌한 불편함을 들게 하고, 아침에는 눈곱이 많이 생겨 눈을 뜨기도 어렵습니다. 뉴스에서 종종 접하는 크게 유행한다는 결막염이 바로 감염성 결막염이지요. 혹시 가족 중에 결막염에 걸린 사람이 있다면, 전염을 막기 위해 접촉을 줄여야 합니다.

저절로 낫는 감염성 결막염

이러한 결막염은 약을 복용하지 않아도 저절로 낫습니다. 대부분 바이러스에 의한 결막염이 많아서 약은 따로 없습니다. 세균성인 경우 항생제가 도움될 수 있지만, 꼭 필요하지는 않습니다. 세균성 결막염 역시 항생제를 쓰지 않아도 대부분 자연스럽게 낫습니다.

따라서 아이가 결막염에 걸렸을 때 항생제의 복용을 줄여주세요. 안타깝게도 감염성 결막염은 불필요한 항생제를 많이 복용하는 질환 중 하나입니다. 항생제를 사용할 경우에는 복용하는 약이 아닌 안연고나 점안제를 사용하는 것이 더 좋습니다. 결막염은 전신적인 질환이 아니라 우리 몸의 극히 일부인 눈에만 나타나는 질환이기 때문에 항생제를 복용할 필요는 없습니다. 꼭 항생제가 필요한 경우, 눈에만 제한적으로 사용하면 충분합니다.

결막염, 감기와 함께 나타나기도

결막염은 아이들의 감기 초기에 동반하는 경우가 많습니다. 2장 〈감기〉부분에서 살펴본 내용인데요. 아이가 열이 나고 콧물이 날 때 눈이 약간 붉어지고 눈곱이 많이 생길 수 있습니다. 이런 경우 아이의 감기 증상이 진행함에 따라 결막염도 자연스럽게 좋아지기 때문에 별다른 치료가 필요하지 않습니다.

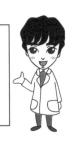

> 결막염에서 항생제의 복용을 줄여주세요.
>
> 결막염은 저절로 낫는 질환입니다.
>
> 항생제를 사용할 때는 안연고, 점안제를 사용해주세요.
>
> 감기 초기에 나타나는 결막염은 약을 복용하지 않아도 됩니다.

결막염에 도움 되는 눈 마사지

결막염에 걸려 눈곱이 많이 생기면 눈 마사지가 도움이 됩니다. 그림에서 보는 것처럼, 눈물은 눈의 바깥쪽에서 분비되고, 눈 전체를 촉촉하게 적신 후 안쪽으로 모여 코로 빠지는데요. 눈물이 빠지는 이 길을 원활하게 만들어 눈곱이 생기는 것을 줄이는 것입니다.

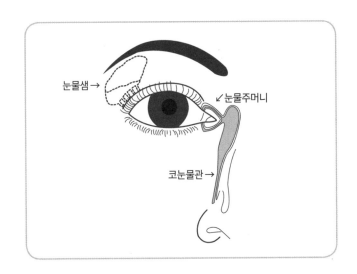

결막염은 전염성이 매우 크기 때문에 눈 마사지 전후 손을 깨끗하게 씻어

주세요. 그리고 아이의 눈에 눈곱이 많이 생겼을 때는 거즈나 부드러운 천에 물을 묻혀 살살 제거해주시면 됩니다.

마사지는 두 가지 방법이 있습니다.
① 눈 안쪽을 만져보면 조그만 주머니 같은 게 있는데요. 눈물주머니입니다. 이 주머니를 엄지나 검지로 부드럽게 마사지해주세요.
② 눈물주머니 아래 코 옆으로 난 코눈물관을 아래로 쓸듯이 부드럽게 마사지합니다.

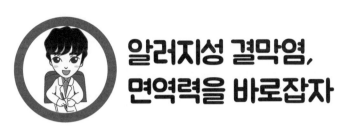

알러지성 결막염, 면역력을 바로잡자

알러지성 결막염은 앞에서 살펴본 알러지성 비염과 유사한 질환입니다. 비염이 코의 민감한 반응이라면, 결막염은 눈이 외부 물질에 민감하게 반응해서 나타납니다. 보통 눈이 붉어지고 눈곱이 많이 생기며 눈이 까끌한 증상이 나타나고, 알러지의 특징인 가려움이 나타납니다. 병균에 의한 감염이 아닌 알러지 질환이기 때문에 전염성은 없습니다.

알러지성 결막염은 민감하게 반응하는 원인 물질이 존재하기 때문에, 알러지를 일으킨 원인을 찾고 이에 대한 노출을 줄여야 합니다. 하지만 알러지의 원인을 찾기 어려운 경우가 많고, 원인을 알더라도 피하기 어려운 때가 더 많습니다. 봄철 꽃가루로 알러지 증상이 생긴다고 학교에 가지 않을 수는 없으니까요. 그래서 알러지성 결막염은 아이가 힘들지 않도록 치료가 필요한데요. 역시 알러지성 비염과 비슷한 '바로잡기'와 '덜어주기'의 방법을 사용합니다. 바로잡기는 한의학의 방법, 덜어주기는 한의학과 서양 의학의 방법을 두루 사용하지요.

서양 의학 치료

먼저 심하지 않은 증상은 서양 의학의 덜어주기 방법을 사용합니다. 병원에서 처방을 받거나 처방전 없이 약국에 가면 알러지성 결막염에 사용하는 점안액을 구할 수 있습니다. 이 점안액은 염증과 가려움을 줄여주는 약물인데요. 심하지 않은 알러지성 결막염은 이 점안액만으로도 충분히 관리할 수 있습니다. 점안액과 함께 눈 위에 시원한 찜질을 해주면 눈 증상에 도움이 됩니다.

가능하면 먹는 약은 쓰지 않도록 합니다. 먹는 약보다 눈에 직접 넣는 점안액을 사용하는 것이 더 효과가 좋고, 부작용도 적습니다. 먹는 약은 아이 몸 전체에 영향을 주기 때문에 부작용 가능성이 더 커집니다.

한의학 치료

증상이 심하면 한의학의 방법을 사용해서 면역력의 방향을 잡아줍니다. 알러지성 결막염은 매년 증상이 반복되는 경우가 많고, 일상생활을 불편하게 합니다. 이럴 때는 한의학의 방법을 함께 사용해 틀어진 면역력의 방향을 잡아줄 필요가 있습니다. 면역력의 방향을 바로 잡으면 가려움도 자연스럽게 줄어듭니다.

덜어주기 → 서양의학 + 한의학으로 가려움 줄여주기		증상이 가벼우면 먼저 서양의학의 방법으로 관리해주세요.
잡아주기 → 한의학으로 면역력의 방향 잡아주기		증상이 지속되고 심하면 틀어진 면역력의 방향을 잡아주세요.

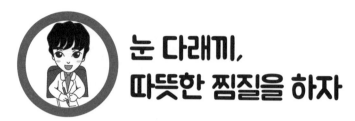

눈 다래끼는 눈꺼풀에 염증이 생기는 질환입니다. 눈꺼풀 안쪽에는 여러 분비물이 나오는 샘이 있는데요. 이 샘이나 속눈썹 뿌리에 염증이 생기면 좁쌀처럼 조그만 덩어리가 생기고, 아이가 눈을 깜빡일 때마다 통증을 느낄 수 있습니다.

약 없이도 좋아져

눈 다래끼는 별다른 치료가 없어도 1~3주 정도면 저절로 좋아집니다. 그러나 결막염처럼 불필요한 항생제를 많이 쓰는 질환이기도 하지요. 항생제가 눈 다래끼에 도움이 된다는 연구 결과는 없습니다. 드물게 합병증이 생겼을 경우 항생제를 사용할 수 있지만, 일반적인 눈 다래끼에서는 항생제가 필요 없습니다. 혹시 항생제를 사용하더라도 결막염과 마찬가지로 점안제를 사용하는 것이 좋습니다. 실제 점안제를 사용한 항생제 성분이 먹는 것보다 눈에 더 빠르고 정확하게 도달합니다.

따뜻한 찜질

눈 다래끼가 나면 약물보다 더 도움이 되는 좋은 방법이 있습니다. 바로 따뜻한 찜질입니다. 따뜻한 찜질이 고름을 바깥으로 나오게 해 눈 다래끼가 빨리 낫도록 돕습니다. 부드러운 가제 수건을 따뜻한 물에 적셔 짜고, 5~10분씩 하루에 4차례 정도 눈 다래끼가 있는 부위에 올려 주세요. 그리고 아이가 너무 뜨겁지 않도록 주의합니다.

낫지 않으면 절개하기도

간혹 눈 다래끼가 줄지 않고 지속하는 경우가 있는데요. 이때는 병원에서 절개해 고름을 제거합니다. 그러나 앞서 살펴본 다른 질환들과 마찬가지로 미리 항생제를 먹는다고 절개할 정도의 증상까지 예방할 수 있는 것은 아닙니다.

눈다래끼에서 항생제의 복용을 줄여주세요.

눈다래끼는 저절로 낫는 질환입니다.

항생제를 사용할 때는 점안제를 사용해주세요.

항생제보다 따뜻한 찜질을 해주는 것이 더 도움이 됩니다.

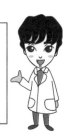

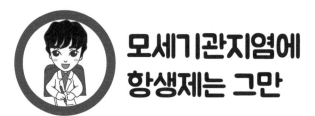

모세기관지염은 기관지의 작은 가지인 '세기관지'에서 발생하는 감염 질환입니다. 일반 기관지염도 걱정이 되는데 '모세'라는 말이 붙어 더 걱정됩니다. 하지만 생각만큼 심각한 질환은 아닙니다. 어린 아이들이 걸리는 기관지염을 보통 모세기관지염이라고 부릅니다. 보통 만 2세 이하의 면역력 1, 2단계의 아이들이 자라면서 한번쯤 걸리는 질환입니다.

저절로 낫는다

모세기관지염에 걸린 아이는 보통 기침을 하게 되고, 쌕쌕, 그르렁 소리를 내거나 심하면 숨 쉬기 힘들어하는 경우도 있습니다. 하지만 걱정하지 않아도 괜찮습니다. 아이의 기침이 1~3주 정도 지속할 수 있지만, 모세기관지염은 저절로 낫기 때문입니다. 모세기관지염을 낫게 해주는 약은 따로 없고, 약물을 복용해도 빨리 낫지 않습니다.

약을 줄이자

안타깝게도 모세기관지염은 아이들이 불필요한 항생제를 많이 복용하는 질환입니다. 아이의 기침이 심하고 쌕쌕 소리가 들리면 안타까운 마음에 항생제를 찾게 되는 경우가 많습니다. 하지만 모세기관지염은 바이러스가 원인이기 때문에 항생제를 복용할 필요가 없습니다. 그리고 기관지 확장제 역시 사용하지 않는 것이 좋습니다. 기관지를 넓혀주면 기침이 줄어든다는 생각에 기관지 확장제를 종종 사용하는데요.

기관지 확장제를 사용해 좁아진 기관지 통로를 넓히면 병균이 쉽게 아이 몸 깊숙이 침입할 수 있습니다. 그래서 일반적인 기관지염에서는 기관지확장제를 사용하지 않습니다. 단, 호흡이 많이 힘든 경우에는 아이의 호흡이 우선이기 때문에 일회적으로 사용할 수 있습니다.

기침을 편하게 하도록 돕자

기관지염에서 필요한 것은 약물이 아니라 아이가 기침을 편하게 할 수 있도록 관리하는 것입니다. 모세기관지염은 어린 아이들이 주로 걸리기 때문에 기침을 편하게 하도록 관리하는 것이 가장 중요합니다. 기침 관리 방법은 〈2장 감기〉에서 살펴본 방법과 같습니다.

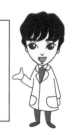

> **모세기관지염, 항생제 복용을 줄여주세요.**
>
> 모세기관지염에서 항생제는 전혀 효과가 없습니다.
>
> 항생제를 복용하지 않아도 저절로 낫습니다.
>
> 심한 기침은 편하게 하도록 관리해 주세요.

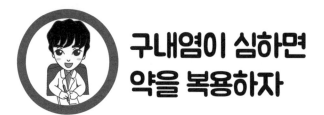

구내염이 심하면 약을 복용하자

구내염은 헤르페스바이러스에 감염되어 입술과 입 주변에 물집이 생기는 질환입니다. 물집이 생긴 부위는 통증과 불편감이 나타납니다. 구내염은 아이들이 자라면서 여러 차례 걸릴 수 있습니다.

첫 번째 구내염

첫 구내염은 입 주변과 입 안까지 물집이 생기고, 열이 나기도 하면서 증상이 심할 수 있습니다. 하지만 보통 약을 먹지 않아도 1~2주일 정도면 회복되고, 입의 상처는 3주 안에 좋아집니다.

재발하는 구내염

첫 구내염에서 회복된 후 구내염을 일으킨 바이러스는 완전히 없어지는

게 아니라 아이의 몸속에 살면서 면역력이 약해질 때마다 재발합니다. 그래서 아이들이 여러 차례 구내염에 걸릴 수 있고, 특히 면역력이 약한 아이들이 자주 걸리게 됩니다. 재발하는 구내염은 첫 구내염에 비해 증상이 심하지 않고, 주로 입술 주변에만 물집이 나타납니다. 그리고 별다른 치료가 없어도 7~10일 정도면 자연스럽게 좋아집니다.

항바이러스제 복용

구내염은 약을 먹지 않아도 저절로 낫는 질환이지만, 증상이 심하면 항바이러스제가 도움됩니다. 특히 아이의 첫 구내염에서 열이 나고 통증이 심하면 항바이러스제를 먹어도 됩니다. 하지만 구내염의 증상이 가볍거나 재발하는 구내염으로 입 주변 물집만 생기는 경우는 항바이러스제를 먹지 않아도 괜찮습니다.

구내염은 입 안에 염증이 생기고 아이가 입 안을 아파한다는 점에서 수족구병과 비슷한데요. 수족구병과 마찬가지로 물을 충분히 마시는 것이 중요합니다. 수족구병과 같은 방법으로 관리하면 됩니다.

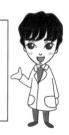

구내염은 증상이 심하면 약을 복용할 수 있습니다.

열이나고 입 안을 많이 아파하면 항바이러스제가 도움이 됩니다.

증상이 심하지 않고 물집만 생기는 경우에는 약을 복용하지 않습니다.

아이가 입을 아파하더라도 물을 충분히 마시게 해주세요.

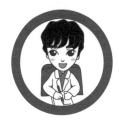

요로감염, 항생제가 필요해

요로감염은 아이의 요로기계에 염증이 생기는 질환입니다. 요로기계는 소변을 만들어 저장하고, 바깥으로 내보내는 신체 기관들을 말하는데요. 신장, 요관, 방광, 요도가 바로 요로기계에 해당합니다. 아이의 요로기계는 아직 미숙하고, 면역력이 약하므로 어른보다 더 쉽게 걸릴 수 있습니다.

요로감염에 걸린 아이는 열이 많이 나고, 요로기계가 있는 아랫배와 옆구리에 통증, 불편함을 호소하고, 소변을 자주 보거나 또는 잘 못 보면서 통증을 호소할 수 있습니다. 하지만 어린 아기는 열 외에 다른 증상이 나타나지 않기도 합니다. 그래서 어린 아기들이 다른 증상을 보이지 않고 열만 많이날 때는 요로감염을 의심하고, 필요한 검사를 할 수 있습니다.

항생제가 필요해

요로감염의 원인은 세균입니다. 요로기계에는 원래 세균이 살지 않습니다. 하지만 요도를 타고 세균이 올라가 방광이나 신장에 침입하면 요로감염에 걸릴 수 있습니다. 그러나 바깥에서 침입하는 세균보다는 대부분 아이의 대장과 요도 입구에 있는 세균이 요로기계에 침입해 감염을 일으킵니다.

아이의 대변을 뒤에서 앞으로 닦거나(특히 여자아이), 기저귀를 차는 아이가 대변을 보고 대변의 일부가 요로기계로 들어갈 때 세균이 침입해 요로감염이 생길 수 있습니다.

아이가 요로감염에 걸렸을 때는 세균을 없애는 항생제를 복용합니다. 그리고 아이의 신장에 염증과 상처를 만들 수 있어 요로기계와 신장 상태를 확인하기 위한 검사가 필요한 경우도 있습니다.

요로감염은 8% 정도의 아이들에서 재발할 수 있는데요. 재발을 예방하기 위한 관리 방법은 다음과 같습니다.

재발을 예방하는 관리법

① 가능하면 모유 수유를 해주세요.

② 대변은 앞에서 뒤를 향해 닦아주세요.

③ 물을 충분히 마시며 소변을 규칙적으로 보고, 참지 않도록 합니다.

④ 속옷은 자극이 적은 부드러운 면 제품이 좋습니다.

⑤ 향이 있는 비누와 목욕제는 피하는 것이 좋습니다.

⑥ 변비가 있는 아이들은 변비를 관리해주세요.

요로감염, 걱정하지 마세요

요로감염은 다른 질환들과 달리 항생제를 사용하고 증상도 심할 수 있지만, 걱정하지 않아도 괜찮습니다. 항생제는 올바르게 사용하면 효과가 아주 좋은 약물입니다. 요로감염은 항생제를 사용해야 하는 질환이고, 항생제를 제때 사용하면 요로감염이 잘 치료되어 아이에게 별다른 문제를 일으키지 않습니다.

항생제가 제 효과를 낼 수 있도록 평소 항생제가 필요 없는 질환에 항생제를 쓰지 말아야 하는 것은 물론입니다. 항생제를 남용해 아이의 몸에 내성이 생기면 요로감염처럼 항생제가 필요한 상황에서 효과가 작거나 없을 수도 있습니다. 그래서 항생제는 아이에게 꼭 필요할 때만 사용해야 합니다.

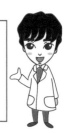

요로감염에서는 항생제를 복용합니다.

요로감염은 세균이 원인인 질환입니다.

그래서 요로감염의 치료에는 항생제를 사용합니다.

요로감염은 제 때 치료하면 아이에게 별다른 문제는 없습니다.

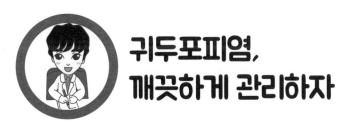

귀두포피염, 깨끗하게 관리하자

귀두포피염은 아이의 귀두와 포피(귀두를 덮는 피부)에 염증이 생기는 질환입니다. 귀두포피염에 걸리면 아이의 고추 끝이 빨갛게 부으면서 가렵거나 아파하고, 소변을 볼 때 통증을 호소합니다. 심하면 아이의 고추 끝에 고름이 차 있는 경우도 있는데요. 남자아이들은 자라면서 귀두포피염에 한두 번씩 걸리는 경우가 많습니다.

약보다 위생

귀두포피염은 위생이 원인인 경우가 많습니다. 포경 수술을 하지 않은 어린아이들은 아직 포피가 귀두 뒤쪽으로 완전히 젖혀지지 않는데요. 귀두와 포피 사이의 공간에 쉽게 쌓이는 분비물을 위생적으로 관리하지 못하면 피부를 자극해 염증이 생길 수 있습니다.

아이가 귀두포피염에 걸리면 위생 관리가 가장 중요합니다. 아이의 고추를 깨끗하게 잘 관리해주면 귀두포피염은 3~5일 사이에 자연스럽게 좋아집니다. 귀두포피염은 보통 약을 먹지 않고, 염증이 생긴 부위에 연고를 바르며 관리합니다.

귀두포피염의 위생 관리는 다음과 같이 해주세요.
① 소금을 약간 푼 물에 하루에 2~3번씩 좌욕을 해주세요.
② 포피와 귀두 사이는 매일 깨끗하게 씻는 것이 좋습니다.
③ 비누는 피부를 자극할 수 있어 사용하지 않는 것이 좋습니다.
④ 처방받은 연고를 잘 발라주세요.

간혹 귀두포피염에 걸리면 아이의 귀두를 청결하게 관리하기 위해 포피를 귀두 뒤로 억지로 젖히는 경우가 있는데요. 억지로 젖힐 경우 아이의 포경이 잘못 형성되어 오히려 귀두 포피염이 더 자주 나타날 수 있습니다. 포피를 억지로 젖히면 안 됩니다.

기저귀를 갈거나 목욕을 할 때 포피를 부드럽게 한 번씩 뒤로 젖히면 아이가 자라면서 자연스럽게 포피가 귀두 뒤로 넘어가게 됩니다. 아이의 포피가 귀두 뒤로 자연스럽게 넘어가면 씻을 때도 포피를 젖혀 깨끗이 씻기고 잘 말려주세요. 씻을 때 젖힌 포피는 다시 원래로 되돌려 주세요. 되돌리지 않으면 포경이 잘못 형성될 수 있습니다.

귀두포피염은 위생관리가 중요합니다.

귀두포피염은 위생관리를 잘 해주면 며칠 사이에 좋아집니다.

귀두포피염은 약을 복용하지 않고 연고를 사용합니다.

평소에 아이의 포피를 억지로 뒤로 젖히면 안됩니다.

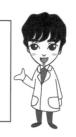

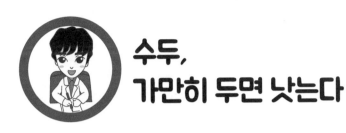

수두, 가만히 두면 낫는다

수두는 아이의 몸에 가려움을 일으키는 물집이 생기는 질환입니다. 아이가 수두에 걸리면 처음에는 열이 나고 목이 아프면서 컨디션이 저하되다가 며칠 후 아이의 피부에 빨간 자국이 나면서 가려움이 나타납니다. 이러한 발진은 점점 물집으로 변하고, 물집은 다시 딱지로 변합니다. 수두는 이 물집과 가려움으로 다른 피부 트러블과 구별할 수 있습니다.

그냥 두면 낫는다

수두는 약을 먹지 않아도 1~2주 사이에 자연스럽게 좋아집니다. 간혹 면역력이 약하거나 합병증 위험이 있는 아이는 항바이러스제를 먹는 경우도 있지만, 평소에 건강한 아이는 먹지 않아도 저절로 낫습니다.

하지만 다음과 같은 경우에는 증상을 덜어주는 약을 먹어도 좋습니다.

① 열이 심해 아이가 힘들어하면 해열제를 주세요.

② 가려움이 심하면 병원에서 약을 처방받아 먹어도 좋습니다.

긁지 않도록

수두는 가려움이 심해서 아이가 많이 긁을 수 있습니다. 수두의 물집은 흉터를 남기지 않고 깨끗하게 낫지만, 아이가 가려워 긁게 되면 흉터가 생길 수 있습니다. 그래서 아이의 손톱은 짧게 자르고, 깨끗하게 관리해주세요. 아이가 많이 가려워하면 가려움을 줄여주는 약물을 먹게 하거나 시원한 마사지도 도움이 됩니다.

수두 예방접종

최근 수두 예방접종을 많이 하는데요. 수두 예방접종은 90%까지 수두를 예방합니다. 하지만 예방접종을 하더라도 수두에 걸릴 수 있습니다. 그러나 예방접종을 한 아이가 걸리는 수두는 그 증상도 가볍게 나타나지요. 혹시 수두에 걸리더라도 수두는 거의 평생 면역이 생기기 때문에 다시 수두에 걸리지 않습니다.

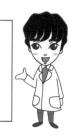

수두는 가만히 두면 낫는 질환입니다.

수두는 약물을 복용하지 않아도 자연스럽게 낫습니다.

열과 가려움이 심할 때는 증상을 덜어주는 약을 복용합니다.

아이가 긁으면 손톱을 짧게 자르고 시원한 찜질을 해주세요.

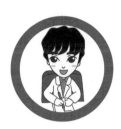

경부림프절염,
목에 뭐가 만져져요

경부림프절염은 아이의 목 옆 림프절에 염증이 생기는 질환입니다. 림프절이란 우리 몸에서 면역 기능을 담당하는 편도와 비슷한 조직입니다. 콩알 크기의 작은 조직이고, 목과 겨드랑이, 사타구니에 많이 분포합니다. 감기에 걸렸을 때 편도가 붓는 것처럼 몸에 병균이 침입하면 림프절이 활발하게 작용하면서 병균과 싸우는 역할을 합니다.

감기에 걸릴 때 생길 수 있어

경부림프절염은 아이의 감기와 함께 나타나는 경우가 많습니다. 아이가 감기에 걸리면 목 옆의 림프절이 콩알처럼 만져지는 경우가 있는데요. 이것이 경부림프절염입니다.

경부림프절염은 별다른 치료가 없어도 아이의 감기가 좋아지면 함께 좋아집니다. 그래서 아이가 감기에 걸렸을 때 목 옆에 뭐가 만져지거나, 병원에서 경부림프절염이 있다는 말을 듣더라도 걱정할 필요가 없습니다. 경부림프절염은 아이 감기에 흔히 동반하는 질환이고, 약을 먹지 않아도 저절로 낫습니다.

간혹 경부림프절염 증상이 심해 림프절이 심하게 붓거나 통증을 호소하는 경우가 있는데요. 이런 경우에는 약을 쓰거나 병원의 치료가 필요할 수 있습니다. 하지만 이런 경우는 많지 않습니다. 지금은 경부림프절염이라는 질환이 있다는 것을 알아두고, 대부분 약을 먹지 않아도 괜찮다는 사실을 기억해 두세요.

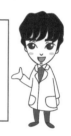

경부림프절염은 목에 있는 림프절에 염증이 생긴 질환입니다.

감기에 걸릴 때 경부림프절염이 함께 나타나는 경우가 있습니다.

목 주변에 콩알같은 림프절이 만져지고 통증이 느껴질 수 있습니다.

대부분의 경부림프절염은 약을 복용하지 않아도 좋아집니다.

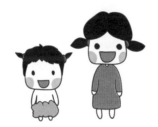

마음 졸이는 엄마를 위한 똑똑한 한방소아과

잘 아파야 건강한 아이

1판 1쇄 발행 2017년 3월 2일
1판 2쇄 발행 2017년 8월 30일

지은이 최민형
펴낸이 권기대
펴낸곳 도서출판 베가북스

총괄이사 배혜진
책임편집 최윤도
디자인 김혜연
마케팅 이상화

출판등록 2004년 9월 22일 제2015-000046호

주소 (07269) 서울시 영등포구 양산로3길 9. 201호 (양평동 3가)
주문 및 문의 02)322-7241 **팩스** 02)322-7242

ISBN 979-11-86137-44-4 (03510)

※ 책값은 뒷표지에 있습니다.
※ 좋은 책을 만드는 것은 바로 독자 여러분입니다. 베가북스는 독자 의견에 항상 귀를 기울입니다.
※ 베가북스의 문은 항상 열려 있습니다. 투고 또는 내용 문의는 vega7241@naver.com으로
　보내주시기 바랍니다.

홈페이지 www.vegabooks.co.kr
블로그 http://blog.naver.com/vegabooks.do
트위터 @VegaBooksCo　　**이메일** vegabooks@naver.com